血液净化治疗护理学

主　编　沈　霞　刘　云

副主编　刘秉成　刘金凤

编　者　（以姓氏笔画为序）

王　恺　　王红梅　　化俊飞　　仲丽丽

刘　云　　刘秉成　　刘金凤　　许方方

李宁霞　　李倩倩　　沈　霞　　张留平

周　艳　　钟惠琴　　祝喜鹰　　徐志玉

彭红艳　　惠　鑫

科学出版社

北京

内 容 简 介

本书由血液净化临床一线的资深护理专家编写。全书共15章，主要包括血液透析的护理、血管通路的护理、透析并发症的护理、特殊血液净化技术操作护理等。详细介绍了血液净化感染控制标准、血液净化治疗患者的营养干预、血液净化设备使用标准及维护、透析液及透析用水质量及监测、血液净化质量管理的标准与指南。每章的案例与习题涵盖本章节重要知识点，使本书更具有系统性和实用性。

本书内容丰富、简明实用，适合血液净化中心护士、肾内科医护人员、血液净化中心（医院）管理者学习参考。

图书在版编目（CIP）数据

血液净化治疗护理学 / 沈霞，刘云主编 . —北京：科学出版社，2018.10
ISBN 978-7-03-058927-9

Ⅰ.①血… Ⅱ.①沈…②刘… Ⅲ.①血液透析 – 护理学 Ⅳ.①R473.6

中国版本图书馆 CIP 数据核字（2018）第 218316 号

责任编辑：程晓红 / 责任校对：李 影
责任印制：李 彤 / 封面设计：吴朝洪

科 学 出 版 社 出版
北京东黄城根北街 16 号
邮政编码：100717
http://www.sciencep.com

天津市新科印刷有限公司 印刷
科学出版社发行 各地新华书店经销
*

2018 年 10 月第 一 版 开本：787×1092 1/16
2023 年 3 月第五次印刷 印张：12 3/4
字数：294 000
定价：66.00 元
（如有印装质量问题，我社负责调换）

前　言

血液净化是目前终末期肾衰竭患者最重要的肾脏替代治疗方法之一，目前该技术的应用已从肾脏病领域扩展到临床各领域，治疗方法也从最初的常规血液透析和腹膜透析发展为一系列的血液净化技术。

作为血液净化技术实施的主要生力军的血液净化专业护士，需要全面掌握血液净化的专科理论知识和基本技能，提高治疗的规范性和安全性，为患者提供专业的优质护理服务，提高患者的生存率及生活质量。血液净化护理已成为一门专业性极强的护理亚专业学科。

为了适应血液透析技术的发展，满足临床护士的专科理论学习，规范专科护理技术，本书着重介绍了血液净化治疗相关的理论知识和临床护理知识，内容包括血液透析的护理、血管通路的护理、透析并发症的护理、特殊血液净化技术操作护理，以及血液净化领域最新的护理技术、理念与方法。本书由南京医科大学第二附属医院牵头，编者均为江苏省各大医院血液净化临床一线的资深护理专家及江苏省血液净化技术培训基地的临床护理专家。编写过程中得到了江苏护理学会霍孝蓉理事长及南京医科大学第二附属医院肾病中心杨俊伟教授的指导和帮助。在此，对本书编写过程中，各位专家、同道的支持和参与表示诚挚的感谢！对于书中存在的错误和疏漏之处，敬请广大同仁批评指正！

沈　霞
南京医科大学第二附属医院血液净化中心
2018年5月

i

目　　录

第1章

血液净化概述

第一节　血液净化疗法的发展史

血液净化（blood purification），即在患者体外通过净化装置除去血液中某些致病物质，净化血液，达到治疗疾病目的的过程，主要包括血液透析、血液滤过、血液透析滤过、血液灌流、血浆置换和免疫吸附等。血液净化疗法是在血液透析基础上发展而来，已有近百年的历史，主要是围绕透析膜和透析器的演变而发展。

古罗马时期，人们发现是毒素和水分在体内堆积导致尿毒症患者死亡，当时尿毒症患者在古罗马皇帝的浴池里通过出汗和蒸汽浴清除体内的毒素和水分。1854年，苏格兰化学家 Thomas Graham 用牛的膀胱膜作为过滤溶质的膜，首次提出了"透析"（dialysis）的概念。1912年，美国 Johns Hopkins 医学院 John Abel 用火棉胶制成管状透析器，对兔子血液透析，这是第一次对活体动物进行的弥散实验，透析器首次被命名为人工肾脏。Love 于1920年和 Necheles 等于1923年用腹膜制成透析膜。1925年，德国 Haas 利用火棉胶制成火棉胶管。第一次世界大战后，很多由战伤导致的急性肾衰竭患者需要透析治疗，促进了人工肾的研制步伐。1926年，首例年轻的尿毒症患者接受透析治疗，之后 Haas 又对2例患者进行透析治疗。

1937年，Thalheimer 用玻璃纸作为透析膜，对犬进行透析，排出尿素200～700mg，推动了血液透析事业的发展。1943年，荷兰 Groningen 大学 William Kolff 用木条制成旋转的鼓膜，缠绕30～40m醋酸纤维素膜，制造了第一个现代转鼓式人工肾，其后10年一直是全球的临床标准。1943年3月至1944年7月，Kolff 治疗15例尿毒症患者，存活1例。

1945年9月，Kolff 治疗1例急性胆囊炎伴急性肾衰竭患者，是历史上第一例由人工肾成功救活的急性肾衰竭患者。第二次世界大战期间，加拿大的 Murray，Delmore 及 Jhomas 等研制成功第一台蟠管（coil）型人工肾并在1946年用于临床治疗肾衰竭患者；MacNeill 于1947年和 Skeggs 于1948年先后报道了平流型透析器。1947年瑞典 Alwall 制成固定式管型透析器；1953年 Engelberg 制成改良型蟠管透析器；1955年 Kolff 制成双蟠管型人工肾。1960年挪威人 Kiil 在平流型透析器基础上制成平板型透析器，其阻力少、不需要血泵，膜一次性使用，消毒方便、价格低廉，促进了人工肾的发展与普及，一直沿用至20世纪70年代。20年后，瑞典学者将 Kill 型透析器改良为小型多层平板型透析器。1967年 Lipps 制成了空心纤维透析器，其体积小，具有透析效率高、除水能力强等优点，一时风靡世界，现已有200多种类型。

战争使透析治疗于20世纪50年代有了很大的发展，透析治疗大大降低了患者的病死率，进一步证明了新型透析机的治疗效果，透析治疗继而在和平年代得到了广泛应用。

20世纪60年代，华盛顿Georgetown大学医院的George Schreiner医师开始为肾衰竭患者提供长期的透析治疗。进行血液透析的一大障碍是没有适当的抗凝血药。1918年Howell等发现肝素，因制剂不纯、使用受限等原因，直到30年代才完成肝素提纯。当初因为没有解决血管通道问题，Kolff治疗慢性肾衰竭无一例成功。1949年瑞典人Alwall做透析动物实验，却未能建立永久性血管通道。1960年美国学者Quinton，Dillard和Sinbner等提出动静脉外分流，这是血液透析史上的突破性进展，标志着慢性透析成为现实。1966年Brescia用手术方法建立了动静脉内瘘，这是透析史上重要的里程碑。此后，不但开始了门诊慢性透析，还建立了家庭透析，并且患者可以自行穿刺。

1964年，透析液中醋酸盐替代碳酸氢盐，有效防止了透析液的沉淀。同年发明了浓缩透析液的配比稀释系统，以后又出现了血液与透析液的监视系统，使人工肾日臻完善。目前人工肾的完整概念除含透析器外，还应包括透析液自动配比系统、血液和透析液监视系统。小型人工肾的研制，其特点是体积小、重量轻、便于携带，可供出差、旅游时使用。1975年日本江良等制成携带型人工肾，同年Kolff研制了穿着型人工肾。1978年日本阿岸三制成夹克式人工肾，总重量4.5kg，可以连续工作。但小型人工肾发展受到抗凝血药、能源和代谢物排泄或再生问题的限制。不过，相信总有一天会有一种小型、高效、能植入体内的人工肾问世。

我国人工肾的研制起步较晚，1957年上海夏其昌医师在我国首次报道Skegg Leonard型人工肾的临床试用。1958年天津马腾骧教授用法国的Kolff人工肾治疗急性肾衰竭；之后不久北京于慧元教授用英国Lucus型人工肾治疗慢性肾衰竭，为我国急、慢性肾衰竭血液透析治疗揭开了序幕。浙江在Ⅱ、Ⅲ型透析机基础上又研制出浙江Ⅵ型（Ｎ型人工肾），这是我国自行研制的最现代化透析机的雏形。1987年广州医疗器械研究所研制出我国第一台LX-1血液滤过机，同年用于临床，推动了我国血液滤过的进展。

1958年天津首先研制出一种管状透析器，20世纪70年代开始生产平板型透析器，70年代末和80年代初空心纤维透析器进入国内。1985年从日本和德国引进生产技术，使我国透析器生产得到迅速发展。90年代以来，国内已生产出多种膜材料的系统产品、血液滤过器和血浆分离器，标志着我国透析器生产达到一个新的水平。关于血液透析用水，1978年浙江研制出电渗析装置，处理水质优于软化水。20世纪80年代以来，我国引进反渗水处理系统，进一步净化透析用水。目前我国已研制出水处理系统全套热消毒设备，使水质达到国际先进水平。

血液净化的发展离不开专业团队的建设。1988年在深圳召开了第一届全国性血液净化会议，并成立了中国透析移植研究会（CDTA），2003年于仲元教授组建中国医院管理学（协会）血液净化管理分会。现在全国多数省市都建立了血液净化专业组织，每年均会召开血液净化专业会议。科研的进步才能推动血液净化的发展，1990年创办《透析与人工器官》专业刊物，1992年创办《肾脏病与透析肾移植杂志》，2002年创办《中国

《血液净化》杂志，相信我国血液净化未来会发展得更好。

第二节 肾脏的生理和病理生理

一、肾脏的生理

人体有两个肾，正常成年人肾的大小约12 cm×6 cm×3 cm，重量为120～150 g，每个肾约有100万个肾单位。肾单位包括肾小球和肾小管，肾小球由一团毛细血管丛和球囊组成。两侧肾血管丛总滤过面积为1.5 m²。肾小球毛细血管壁有三层：毛细血管内皮层、基膜层和外层。基膜是滤过膜的主要屏障，孔径7.5～10 nm（0.0075～0.01 μm），小分子物质及菊粉（相对分子质量5200）可以自由通过该层。肾小管起始于肾小球囊，总长约112 km，分为近曲小管、髓袢和远曲小管，最后连接于集合管，开口于肾盂，汇集于肾盂。

肾小球主要有滤过作用，滤过率125 ml/min，24 h约为180 L。肾小管主要有重吸收功能，将滤液中大部分水、电解质、葡萄糖及其他小分子物质吸收入血液，每天排出尿量仅约2 L。

肾脏的主要功能如下：

1.排泄功能　即排除体内蛋白质代谢终末产物。尿素是主要成分，每天排出约30 g，其次是氨基酸、尿酸（uA）、肌酐（Cr）、肌酸和氨等。排出物中有些属于小分子范畴（如相对分子质量尿素60，肌酐113，尿酸168），还有些蛋白质代谢产物相对分子质量为350～5000，称为中分子物质。一般认为中分子物质是引起尿毒症症状的主要毒性物质。正常肾脏滤过的大分子物质较少，如每天从尿中排出的蛋白质含量不超过150 mg，主要是小分子蛋白。

2.调节体液平衡　肾小球每天滤出尿液180 L，80%在近曲小管被重吸收，重吸收率在近曲小管受尿液渗透压影响，在远曲小管则受抗利尿激素调节，从而保持机体体液平衡。

3.调节电解质平衡　大量电解质随尿液进入肾小管，而钠、钾、钙、镁、碳酸氢盐、氯和无机盐等大部分被重吸收，吸收率受神经、内分泌和体液调节。

4.调节酸碱平衡　人体血液的正常pH为7.35～7.45，肾脏起重要调节作用，主要通过：①回吸收$NaHCO_3$排出氢离子，以维持体内缓冲体系；②排泄氢离子，酸化尿中磷酸盐等缓冲碱，排出可滴定酸；③生成氨，与强酸基结合成铵盐而排出，并保留钠等。

5.分泌生物活性物质　肾脏也是内分泌器官，近球旁细胞分泌肾素，对血压有重要调节作用。肾脏产生的促红细胞生成素（erythropoietin，EPO）可刺激骨髓加速红细胞生成。维生素D_3在肝内羟化为25-OHD_3，在肾脏内再羟化成1,25-（OH）$_2D_3$，才具有调节钙、磷代谢的作用。肾脏还能分泌前列腺素，具有扩张血管，增加肾血流量的作用。此外，肾脏对促胃液素、胰岛素和甲状旁腺素（PTH）的灭活都有影响。

二、急性肾衰竭病理生理

急性肾衰竭（acute renal failure，ARF）是由多种病因引起肾脏排泄功能在短时间内（数小时至数周）急剧下降而出现的一组临床综合征，表现为血尿素氮（BUN）和血清肌酐（Scr）水平升高、水电解质和酸碱失衡及全身各系统症状，可伴有少尿（＜400 ml/24h或17 ml/h）或无尿（＜100 ml/24h）。急性肾衰竭按照病因可分为肾前性、肾性和肾后性3类。

（一）肾前性急性肾衰竭

肾前性急性肾衰竭（prerenal acute renal failure）是指肾脏血液灌流量急剧减少所致的急性肾衰竭。肾无器质性病变，一旦肾灌流量恢复，则肾功能也迅速恢复。所以，这种肾衰竭又称为功能性肾衰竭（functional renal failure）或肾前性氮质血症（prerenal azoremia）。

常见于各型休克早期。由于血容量减少、心泵功能障碍或血管床容积增大，引起有效循环血量减少和肾血管强烈收缩，导致肾血液灌流量和肾小球滤过率（GFR）显著降低，出现尿量减少和氮质血症等内环境紊乱。

（二）肾性急性肾衰竭

肾性急性肾衰竭（intrarenal acute renal failure）是由于各种原因引起肾实质病变而产生的急性肾衰竭，又称为器质性肾衰竭（parenchymal renal failure）。肾性急性肾衰竭是临床常见的危重病症，根据损伤的组织学部位可分为肾小球、肾间质、肾血管和肾小管损伤，其主要病因概括如下。

1.肾小球、肾间质和肾血管疾病　见于急性肾小球肾炎、狼疮性肾炎、多发性结节性动脉炎和过敏性紫癜性肾炎等引起的肾小球损伤；急性间质性肾炎、药物过敏及巨细胞病毒感染等导致的肾间质损伤；肾小球毛细血管血栓形成和微血管闭塞等微血管疾病，以及肾动脉粥样栓塞和肾动脉狭窄等大血管病变。

2.急性肾小管坏死（acute tubular necrosis，ATN）　是引起肾性急性肾衰竭最常见、最重要的原因。导致ATN的因素主要包括以下方面。

（1）肾缺血和再灌注损伤：肾前性急性肾衰竭的各种病因（如休克），在早期未能得到及时的救治，因持续的肾缺血而引起ATN，即由功能性肾衰竭转为器质性肾衰竭。此外，休克复苏后的再灌注损伤也是导致ATN的主要因素之一。

（2）肾中毒：能引起肾中毒的毒物很多，可概括为外源性肾毒物和内源性肾毒物两类。常见的外源性肾毒物包括：①药物。如氨基糖苷类抗生素、四环素族和两性霉素B等，静脉注射或口服X线造影剂也可直接损伤肾小管。②有机溶剂。如四氯化碳、乙二醇和甲醇等。③重金属。如汞、铋、铅、锑、砷等化合物。④生物毒素。如生鱼胆、蛇毒、蜂毒等。内源性肾毒物主要包括血红蛋白、肌红蛋白和尿酸。如输血时血型不合或疟疾等引起的溶血，挤压综合征等严重创伤引起的横纹肌溶解症，过度运动、中暑等引起的非创伤性横纹肌溶解症，从红细胞和肌肉分别释出的血红蛋白和肌红蛋白，经肾小球滤过而形成肾小管色素管型，堵塞并损伤肾小管，引起ATN。

在许多病理条件下，肾缺血与肾毒物常同时或相继发生作用。例如，肾毒物可引起局部血管痉挛而使肾缺血；反之，肾缺血时也常伴有毒性代谢产物在体内蓄积。

（三）肾后性急性肾衰竭

由肾以下尿路（从肾盏到尿道口）梗阻引起的肾功能急剧下降称为肾后性急性肾衰竭（postrenal acute renal failure），又称为肾后性氮质血症（postrenal azoremia）。

常见于双侧输尿管结石、盆腔肿瘤和前列腺肥大等引起的尿路梗阻。尿路梗阻使梗阻上方的压力升高，引起肾盂积水，肾间质压力升高，肾小球囊内压升高，导致肾小球有效滤过压下降而引起GFR降低，出现少尿、氮质血症和酸中毒等。肾后性急性肾衰竭早期并无肾实质损害，如能及时解除梗阻，肾泌尿功能可迅速恢复。

三、慢性肾衰竭病理生理

慢性肾衰竭（chronic renal failure，CRF）是指各种慢性肾脏疾病引起肾单位慢性进行性、不可逆性破坏，以致残存的肾单位不足以充分排除代谢废物和维持内环境恒定，导致代谢废物和毒物在体内积聚，水、电解质和酸碱平衡紊乱，以及肾内分泌功能障碍，并伴有一系列临床症状的病理过程。

凡能造成肾实质慢性进行性破坏的疾病，均可引起慢性肾衰竭，包括原发性和继发性肾脏疾病两类。引起慢性肾衰竭的原发性肾脏疾病包括慢性肾小球肾炎、肾小动脉硬化症、慢性肾盂肾炎、肾结核等。继发于全身性疾病的肾损害主要包括糖尿病肾病、高血压性肾损害、过敏性紫癜肾炎、狼疮性肾炎等。以往的研究认为，慢性肾小球肾炎是慢性肾衰竭最常见的原因，而近年的资料表明，糖尿病肾病和高血压性肾损害所致的慢性肾衰竭逐年增多。

慢性肾衰竭的发病机制复杂，迄今为止尚无一种理论或学说能完全阐述清楚。目前认为，慢性肾衰竭进行性发展有多种病理生理过程参与，这一系列过程的相互作用、共同发展，导致肾单位不断损伤，肾功能进行性减退，最终发展为终末期肾衰竭。

（一）原发病的作用

各种慢性肾脏疾病和继发于全身性疾病的肾损害导致肾单位破坏、使其功能丧失的机制不尽相同，有些疾病以损伤肾小球为主，有些疾病则以损害肾小管及破坏肾间质为主。主要包括以下几个方面：①炎症反应。如慢性肾小球肾炎、慢性肾盂肾炎、肾结核等。②缺血。如肾小动脉硬化症、结节性动脉周围炎等。③免疫反应。如膜性肾小球肾炎、肾毒性血清性肾炎、系统性红斑狼疮等。④尿路梗阻。如尿路结石、前列腺肥大等。⑤大分子沉积。如淀粉样变性等。

（二）继发性进行性肾小球硬化

大量研究证实，导致慢性肾衰竭的各种原发病造成肾单位破坏，使肾功能损伤达到一定程度后，即使原发病因去除，病情仍然进展，表明继发性机制在后续肾损伤中起着重要作用。目前认为，继发性进行性肾小球硬化是导致继发性肾单位丧失的重要因素。

1.健存肾单位血流动力学的改变　部分肾单位被破坏后，健存肾单位血流动力学发生改变，单个健存肾单位的血流量和血管内流体静压增高，使GFR相应增高，形成肾小球高压力、高灌注和高滤过的"三高"状态。健存肾单位的过度灌注和过度滤过导致肾小球纤维化和硬化，进一步破坏健存肾单位，导致继发性肾单位丧失，从而促进肾衰竭。肾小球过度滤过是慢性肾衰竭发展至尿毒症的重要原因之一。

2. 系膜细胞增殖和细胞外基质产生增多　肾小球系膜细胞是产生与分泌细胞外基质的主要细胞之一，系膜细胞增殖及细胞外基质增多和聚集是肾小球硬化机制的关键。当各种原发性病理损伤使部分肾小球受损、功能性肾单位减少时，可引起肾小球发生一系列代偿性改变，其中包括系膜细胞增殖及细胞外基质合成代谢加强等。这种肾小球代偿性增殖及细胞外基质增加又会造成另一部分肾小球损害、功能性肾单位进一步减少及"残存"功能性肾小球的进一步代偿，形成恶性循环，最终导致肾小球硬化的肾脏病理改变。

（三）肾小管－间质损伤

肾小管-间质损伤与慢性肾衰竭的发生、发展密切相关。肾小管-间质损伤的主要病理变化为肾小管肥大或萎缩；肾小管腔内细胞显著增生，堆积、堵塞管腔；间质炎症与纤维化。肾小管-间质损伤是多种病理因素综合作用的结果，其机制主要包括慢性炎症、慢性缺氧和肾小管高代谢。

综上所述，原发病的作用、继发性进行性肾小球硬化和肾小管-间质损伤是导致慢性肾衰竭有功能肾单位不断减少，肾功能丧失的主要机制。此外，还有许多因素可加重慢性肾衰竭的进展，主要包括蛋白尿、高血压、高脂血症及其他，如尿毒症毒素、营养不良和高血糖等。

第三节　体液和电解质的化学基础

肾脏是排泄代谢产物，调节水、电解质和酸碱平衡的主要器官，肾衰竭常导致氮质血症、容量失衡、高钾血症、代谢性酸中毒和高磷血症等。

一、水、钠代谢障碍

慢性肾衰竭时，由于有功能肾单位的减少及肾浓缩与稀释功能障碍，肾对水代谢的调节适应能力减退。如果此时水负荷突然发生变化，易引起水代谢紊乱，表现在两个方面：①在摄水不足或由于某些原因丢失水过多时，由于肾对尿浓缩功能障碍，易引起血容量降低和脱水等；②当摄水过多时，由于肾稀释能力障碍，又可导致水潴留、水肿和水中毒等。

水代谢紊乱可引起血钠过高或过低，而钠代谢异常也常合并水代谢障碍。随着慢性肾衰竭的进展，有功能的肾单位进一步破坏，肾潴钠能力降低。如果钠的摄入不足以补充肾丢失的钠，即可导致机体钠总量的减少和低钠血症。其发生原因主要有：①通过残存肾单位排出的溶质（如尿素、尿酸、肌酐）增多，产生渗透性利尿作用，使近曲小管对水重吸收减少，而钠随水排出增多。同时残存肾单位的尿流速加快，妨碍肾小管对钠的重吸收。②体内甲基胍的蓄积可直接抑制肾小管对钠的重吸收。③呕吐、腹泻等可使消化道丢失钠增多。这些原因不仅可引起低钠血症，还同时伴有水的丢失，造成血容量减少，导致肾血流量降低，残存肾单位的GFR下降，肾功能进一步恶化，甚至出现明显的尿毒症。

慢性肾衰竭晚期，骨已丧失调节钠的能力，常因尿钠排出减少而致血钠增高。如摄钠过多，极易导致钠、水潴留，水肿和高血压。

二、钾代谢障碍

慢性肾衰竭时，虽然GFR降低，但由于早期和中期患者尿量没有减少，而且醛固酮代偿性分泌增多、肾小管上皮和集合管泌钾增多及肠道代偿性排钾增多，可使血钾长期维持在相对正常的水平。但是慢性肾衰竭时，机体对钾代谢平衡的调节适应能力减弱，在内源性或外源性钾负荷剧烈变化的情况下可出现钾代谢失衡。

低钾血症见于：①厌食而摄钾不足；②呕吐、腹泻使钾丢失过多；③长期应用排钾利尿药，使尿钾排出增多。

晚期可发生高钾血症，机制为：①晚期因尿量减少而排钾减少；②长期应用保钾类利尿药；③酸中毒；④感染等使分解代谢增强；⑤溶血；⑥含钾饮食或药物摄入过多。

高钾血症和低钾血症均可影响神经肌肉的应激性，并可导致心律失常，严重时可危及生命。

三、镁代谢障碍

慢性肾衰竭晚期由于尿量减少，镁排出障碍，引起高镁血症。若同时用硫酸镁降低血压或导泻，更易造成严重的血镁升高。高镁血症常表现为恶心、呕吐、血管扩张、全身乏力、中枢神经系统抑制等。此时若不进行治疗，当血清镁浓度＞3mmol/L时可导致反射消失、呼吸麻痹、神志昏迷和心跳停止等严重症状。

四、钙、磷代谢障碍

1.高磷血症　慢性肾衰竭早期，由于GFR降低，肾脏排磷减少，血磷暂时性升高并引起低钙血症，后者导致甲状旁腺功能亢进，使甲状旁腺素（PTH）分泌增多。PTH可抑制健存肾单位肾小管对磷的重吸收，使肾脏排磷增多，血磷可恢复正常。因此，慢性肾衰竭患者血磷浓度可在较长时间内保持相对正常的水平。但随病情的进展，健存肾单位明显减少，GFR极度降低时，继发性增多的PTH已不能使聚集在体内的磷充分排出，血磷浓度将显著增高。而且血中PTH的溶骨作用，增加了骨质脱钙，可引起肾性骨营养不良。上述病理生理过程是慢性肾衰竭对"矫枉失衡"的一个典型例证。

2.低钙血症　其原因有：①血液中钙、磷浓度的乘积为一常数，血磷浓度升高，血钙浓度必然降低。②由于肾实质被破坏，$1,25-(OH)_2-D_3$生成不足，肠钙吸收减少。③血磷升高时，肠道磷酸根分泌增多。磷酸根可在肠内与食物中的钙结合形成难溶解的磷酸钙，从而妨碍肠钙的吸收。④肾毒物损伤肠道，影响肠道钙、磷吸收。

慢性肾衰竭患者虽血钙降低但很少出现手足搐搦，主要是因为患者常伴有酸中毒，使血中结合钙趋于解离，故而游离钙浓度得以维持。同时，H^+对神经肌肉的应激性具有直接抑制作用，因此在纠正酸中毒时要注意防止低钙血症引起的手足搐搦。

五、代谢性酸中毒

慢性肾衰竭患者发生代谢性酸中毒的机制主要包括：①肾小管排NH_4^+减少。慢性肾衰竭早期，肾小管上皮细胞产NH_3减少，泌NH_4^+减少使H^+排出障碍。②GFR降低。当GFR降至10ml/min以下时，硫酸、磷酸等酸性产物滤过减少而在体内蓄积，血中固定酸增多。③肾小管重吸收。

HCO_3^-减少：继发性PTH分泌增多可抑制近曲小管上皮细胞碳酸酐酶活性，使近曲小管泌H^+和重吸收HCO_3^-减少。

酸中毒除对神经和心血管系统有抑制作用外，尚可影响体内许多代谢酶的活性，并可导致细胞内钾外逸和骨盐溶解。

第四节　血液净化原理

血液净化的主要目的在于替代衰竭肾脏的部分功能，如清除代谢废物，调节水、电解质和酸碱平衡等。常用方法有血液透析、血液滤过及血液透析滤过；还有一些特殊方法，如免疫吸附、血液灌流等。其清除致病物质的主要方式有三种：弥散、对流及吸附。

一、弥散

溶质从浓度高的部位向浓度低的部位流动，这种依靠浓度梯度差进行的转运称为弥散。溶质的这种弥散现象，不仅在均相，即均匀的溶剂中存在，在不同的相间，即使用一个半透膜将溶质分隔成两部分，溶质也能跨膜从高浓度侧向低浓度侧弥散。这样一个跨膜弥散过程称为透析过程。血液透析就是基于这样一个原理发展起来的。这种消除致病物质的方式其清除率与分子大小、膜孔通透性及透析膜两侧物质浓度差有关。因此，这种方式对血液中的小分子溶质如BUN、Scr及uA等清除效果好，而对大分子溶质如细胞因子清除效果差。这主要是因为小分子溶质在血液中浓度较高，因而膜内、外浓度差大，且小分子溶质更易于扩散，而大分子溶质不易于扩散；其次，同样的膜，对小分子溶质阻力很小，而对大分子溶质阻力则较大。因此，大分子溶质在这种浓度梯度差的作用下，不能很好地通过透析膜而被清除。

影响弥散的因素包括以下几方面：

1.溶质浓度梯度　弥散是分子的随机运动。分子不停地撞击透析膜，撞击的频率与分子的浓度有关，当分子撞击到膜上有足够大小的膜孔时，该分子便从膜的一侧流向另一侧。例如，某一溶质在血液中的浓度为100 mmol/L，而透析液中的浓度仅为1.0mmol/L，则血液中溶质撞击膜的频率显然高于透析液中该溶质撞击膜的频率，于是此溶质便从血液中弥散至透析液中。浓度梯度差越大，跨膜运转的量也越大。

2.溶质的分子量　溶质运动速度与其分子量和体积大小成反比，分子量越大运动速度越慢。因此，小分子量溶质运动速度高，撞击膜的次数大于大分子溶质，跨膜弥散的速率也高。溶质分子量大，运动速度慢，与膜撞击的机会少，即使与膜孔大小相宜，该溶质也很难或完全不能通过半透膜。

3.膜的阻力　膜的面积、厚度、结构、孔径的大小和电荷等决定膜的阻力。膜两侧滞留的液体层降低了膜两侧有效浓度梯度，影响了溶质的弥散。这种液体层厚度受透析液和血液流速影响，也受透析器设计影响。

4.透析液和血液流速　增加血液与透析液的流速可最大限度地保持溶质浓度梯度差，降低滞留液体层的厚度，减少膜的阻力。一般情况下，透析液的流速为血流速的2倍最有利于溶质的清除。血液透析时血流与透析液逆向流动时浓度梯度最大；若血流与透析液同向流动，其清除率将减少10%。

二、对流

对流是溶质通过半透膜转运的第二种机制。水分子小，能够自由通过所有半透膜。当水分子在静水压或渗透压的驱动下通过半透膜时就发生超滤，溶质随水分子等浓度通过膜孔而得到清除，称为对流。对流过程中大分子溶质，尤其是大于膜孔的分子无法通过半透膜，半透膜对这些大分子溶质起到了筛滤作用。血液滤过即利用此原理。超滤时，反映溶质被滤过膜滤过的参数称为筛选系数，等于超滤液中某溶质的浓度除以血液中的浓度。利用对流清除溶质的效果主要由超滤率和膜对此溶质的筛选系数两个因素决定。

（一）超滤的动力

跨膜压为超滤的动力，由静水压和渗透压组成。

1.静水压超滤　透析器血液侧与透析液侧之间的静水压差决定超滤的速度。透析机中的半透膜对水的通透性高，但变动范围很大，它取决于膜厚度和孔径大小，并可用超滤系数（Kuf）来表示。Kuf定义为每毫米汞柱（mmHg）压力梯度下平均每小时通过膜转运的液体毫升数，单位为ml/（mmHg·h）。

2.渗透超滤　当两种溶液被半透膜隔开，溶液中溶质的颗粒数不等时，水分子向溶质颗粒数多的一侧流动，在水分子流动的同时也带着溶质通过半透膜。水分子移动后将使膜两侧的溶质浓度相等，渗透超滤也停止。因此，这种超滤是暂时性的。

（二）影响对流的因素

1.膜的特性。膜的性能如面积、孔径、孔隙率、孔结构等影响超滤率。
2.消毒剂可使膜孔皱缩。
3.血液成分。血浆蛋白浓度、血细胞比容及血液黏滞度影响超滤率。
4.液体动力学。膜表面的切变力或浓度梯度影响滤过量。
5.温度。血液透析或血液滤过时，温度与超滤率呈直线关系。

三、吸附

吸附为溶质吸附至滤器膜的表面，是溶质清除的第三种方式。但吸附只对某些溶质才起作用，且与溶质浓度关系不大，而与溶质和膜的化学亲和力及膜的吸附面积有关。

低通量纤维素膜表面有丰富的羟基团，亲水性好而蛋白吸附性差，对纤维素进行修饰后，膜的疏水性适度增加，吸附能力也增加。大多数合成膜材料由高度疏水性物质（如聚砜、聚酰胺）组成，吸附蛋白能力增强。吸附过程主要在透析膜的小孔中进行。合成膜吸附能力强，特别是带电荷的多肽、毒素、细胞因子。目前已有证据表明，PAN/AN69膜可吸附白蛋白、IgG、IL-1、β_2-微球蛋白、C1q、C3、C5、细胞色素C、PTH及纤维蛋白原和溶菌酶。透析膜对补体成分的吸附清除，可避免补体激活，改善生物相容性。同时对炎症介质及细胞因子的吸附清除，可改善机体的过度炎症反应。近来血液净化技术的发展，将某种能与特定物质结合的成分标记到膜上，如多黏菌素B、葡萄球菌A蛋白，可增加对特定物质如内毒素、IgG及细胞因子的吸附清除率。使用活性炭或吸附树脂，亦可增加对蛋白结合毒素的清除。在这些治疗模式中，吸附成为主要的清除方式。

第五节　习题与答案

【习题】

一、填空题

1. 组成肾脏结构和功能的基本单位是_____，它由_____和_____两部分组成。

2. 当透析前血尿素氮水平较高［＞100mg/dl（35.7mmol/L）］时，应避免使用低钠透析液，最安全的是_____的钠浓度与_____接近，缓慢给予等渗或稍高渗钠液。

3. 透析患者可因微量元素摄入量不足、_____、_____和_____等因素而影响其代谢，如果清除过多，可造成微量元素缺乏，清除不足则导致微量元素累积中毒。

4. 当溶质由血液一侧跨膜向透析液一侧传递，将受到_____、_____、_____三层阻力。

5. 血液滤过通过对流转运排出废物和水分，同时还要输入体内一些成分近似于细胞外液的液体，这两点近似于人体肾脏肾小球的_____和肾小管的_____功能。

6. 依靠膜两侧的渗透压差，使水由渗透压低的一侧向渗透压高的一侧移动，即为_____作用。

7. 在溶质弥散转运时，_____是维持弥散进行的动力。

8. 在透析过程中，溶质传质阻力主要在_____侧。

9. 反映溶质在超滤时被滤过膜清除的指标是_____。

10. 引起尿毒症症状的主要毒性物质是_____。

二、单项选择题

1. 关于肾脏组织学结构，下列哪项是错误的（　　）
   A. 肾实质分为皮质和髓质两部分
   B. 肾小体是由肾小体和肾小管构成的球状结构
   C. 肾单位由肾小体和肾小管组成
   D. 肾单位是肾的基本功能单位
   E. 肾小球是一团毛细血管网

2. 有关肾脏的内分泌功能，下列哪项是错误的（　　）
   A. 分泌前列腺素
   B. 分泌肾上腺素

C.分泌肾素

D.分泌促红细胞生成素

E.分泌血管紧张素

3.引起CRF的原发性肾脏疾病包括（ ）

  A.糖尿病肾病

  B.高血压性肾损害

  C.过敏性紫癜肾炎

  D.狼疮性肾炎

  E.慢性肾小球肾炎

4.治疗高钾血症最有效的方法是（ ）

  A.血液透析

  B.静脉输液

  C.口服降钾素

  D.禁食

  E.血液灌流

5.透析液钙浓度多为（ ）

  A.1.25～1.5mmol/L

  B.1.25mmol/L

  C.1.5～1.75mmol/L

  D.1.75mmol/L

  E.1.25～1.75mmol/L

6.尿毒症患者钙磷代谢紊乱的表现最常见的是（ ）

  A.高钙血症

  B.低磷血症

  C.高钙高磷

  D.低钙低磷

  E.高磷低钙

7.血液透析治疗模式清除小分子毒素的主要原理是（ ）

  A.弥散

  B.超滤

  C.吸附

  D.渗透

  E.以上都对

8.血液透析滤过治疗模式的主要原理有（ ）

  A.弥散和对流

  B.弥散和吸附

C.弥散

D.对流

E.吸附

9.溶质在浓度梯度下的跨膜转运称为（ ）

  A.对流

  B.弥散

  C.吸附

  D.渗透

  E.以上都不是

10.溶质在压力梯度下通过半透膜的运动称为（ ）

  A.弥散

  B.对流

  C.吸附

  D.渗透

  E.以上都不是

11.一般情况下，透析液的流速为血流速的（ ）倍最有利于溶质的清除

  A.1

  B.1.5

  C.2

  D.0.5

  E.3

12.影响弥散的因素不包括（ ）

  A.溶质的分子量

  B.溶质的浓度梯度

  C.膜的阻力

  D.透析液电导度

  E.透析液和血液流速

13.影响对流的因素不包括（ ）

  A.血浆蛋白浓度

  B.血细胞比容

  C.血液黏滞度

  D.温度

  E.血流量

14.有机磷农药中毒最适宜的血液净化方式是（ ）

  A.血液透析

B.血液灌流

C.血液滤过

D.单纯超滤

E.以上都不对

15.透析器膜两侧的压力差被称为（　　）

A.动脉压

B.滤器前压

C.静脉压

D.跨膜压

E.静水压

三、多项选择题

1.肾脏的生理功能是（　　）

A.肾小球滤过

B.肾小管重吸收

C.肾小球分泌和排泄

D.肾脏分泌血管活性激素

E.肾脏分泌非血管活性激素

2.衡量肾功能的指标主要包括（　　）

A.肾小球滤过率

B.血清肌酐

C.血尿素氮

D.尿量

E.血压

3.关于急性肾衰竭，以下说法正确的是（　　）

A.急性肾衰竭是指肾功能在短期内急剧下降，出现水、钠潴留，电解质紊乱，以及血肌酐、尿素氮等毒素在体内聚集，引起患者一系列尿毒症症状

B.一旦诊断明确，应积极寻找原因，及时治疗原发病

C.急性肾衰竭一定会转为慢性肾衰竭

D.如果延误诊治时间，肾功能有可能恢复不了而转为慢性肾衰竭

E.最常见的是肾前性急性肾衰竭，肾脏没有实质性损伤，由于肾脏灌注不足所导致，占55%～60%

4.下列哪些措施可达到降磷目的（　　）

A.延长透析时间

B.使用面积较大的透析器

C.控制饮食中磷的摄入量

D.使用磷结合剂

E.使用血液透析滤过治疗

5.在终末期肾病（ESRD）患者中，尤其是GFR降为10ml/min时，则更容易出现水潴留，这种情况须注意（　　）

A.加强营养

B.限制水摄入

C.防止水过多

D.防止水中毒

E.应用降压药

6.血液透析时导致患者高钾血症的原因有（　　）

A.溶血

B.透析中输注非新鲜血液，未控制输血速度

C.透析开始即单超

D.进食高钾食物和药物

E.透析不充分

7.下列关于透析器的透析效率，说法正确的是（　　）

A.等同于清除率

B.计算时不依赖于血液中的代谢废物浓度

C.反映透析器清除溶质的量

D.用于比较各种透析器的效能

E.以容量速率表示

8.影响透析效率的因素包括（　　）

A.溶质浓度梯度

B.溶质的分子量

C.膜的阻力

D.透析器效率

E.超滤量

9.根据血液滤过原理，溶质的对流传质速率与（　　）成正相关

A.传质面积

B.传质推动力

C. 膜两侧压力差

D. 膜两侧浓度差

E. 以上都不对

10. 通过对流清除溶质的效果主要由两个因素决定，即（　　）

A. 超滤率

B. 透析率

C. 膜的筛选系数

D. 超滤系数

E. 孔径大小

四、简答题

1. 可加重高磷血症的原因有哪些?

2. 影响弥散的因素包括哪些?

6. 渗透

7. 溶质浓度梯度

8. 血液

9. 膜的筛选系数

10. 中分子物质

二、单项选择题

1.B　2.B　3.E　4.A　5.C　6.E　7.A

8.A　9.B　10.B　11.C　12.D　13.E

14.B　15.D

三、多项选择题

1.ABDE　2.ABCD　3.ABDE　4.ABCDE

5.BCD　6.ABCDE　7.CDE　8.ABCD

9.ABC　10.AC

四、简答题

1. 摄入高蛋白饮食，服含磷酸的泻药致肠道吸收磷增加，未服用足量磷结合药或服用方法不当（未按时于餐中服用），透析不充分，未清除足够的磷，均可加重高磷血症。

2. 影响弥散的因素主要包括溶质浓度梯度、溶质的分子量、膜的阻力、透析液和血液流速。

【参考答案】

一、填空题

1. 肾单位　肾小球　肾小管

2. 透析液　血钠水平

3. 排出障碍　排出增多　透析液污染

4. 血液侧　半透膜　透析液侧

5. 滤过　重吸收

参 考 文 献

［1］王质刚.血液净化新概念：血液净化理论与技术的新进展［J］.中国血液净化，2008，7（2）：59-60.

［2］王质刚.血液净化学［M］.4版.北京：北京科学技术出版社，2016：1-3.

［3］Clerico A. Cardiac endocrine function is an essential component of the homeostatic regulation network：physiological and clinical implications［J］. Am J Physiol Heart Circ Physiol，2006，290（1）：H17-29.

［4］Falknhagen D，Wolfram Strobl，Gerd Vogt，et al. Fractionated plasma separation and adsorption system：a novel system for blood purification to remove albumin bound substances［J］. Artificial Organs，1999，23（1）：81-86.

［5］Kellum JA，Song M，Venkataraman R. Hemoadsorption removes tumor necrosis factor，interleukin-6，and interleukin-10，reduces nuclear factor-kappa B DNA binding，and improves short-term survival in lethal endotoxemia［J］. Crit Care Med，2004，32（3）：801-805.

［6］Molls RR，Rabb H. Limiting deleterious cross-talk between failing organs［J］. Crit Care Med，2004，32（11）2358-2359.

［7］Monshouwer M. Hepatic（dys-）function during inflammation［J］. Toxicol In Vitro，2003，17（5-6）：681-686.

[8] Ronco C, Bellome R, Hommel P, et al. Effects of different doses in continuous veno-venohemofiltration onouitcomes in acute renal failure: a prospective randomized trial [J]. Lancet, 2000, 355: 26-30.

[9] Sell H. Monocyte chemotactic protein-1 is a potential player in the negative cross-talk between adipose tissue and skeletal muscle [J]. Endocrinology, 2006, 147 (5): 2458-2467.

[10] Tetta C, Intini VD, Bellomo R, et al. Extracorporeal treatments in sepsis: are there new perspectives [J]? Clinical Nephrology, 2003, 20 (5): 299-304.

[11] Van Bommel EF, Hesse CJ, Jutte NH, et al. Impact of continuous hemofiltration on cytokines and cytokine inhibitors in oliguric patients suffering from systemic inflammatory response syndrome [J]. Ren Fail, 1997, 19 (3): 443-450.

第2章

透析膜和透析器的使用

在透析过程中，人体血液和透析液通过透析膜进行物质交换。透析膜的理化特性决定着透析效果，透析膜的生物相容性直接关系到患者的透析质量、生活质量与生存率。

第一节 透析膜的评价标准

一、透析膜的分类

1.根据生产透析膜的材料分类

（1）未修饰的纤维素膜：将天然纤维素溶解、再生后制成的纤维素膜，具有亲水性高、通透性好，但生物相容性差，对中、大分子毒素清除能力低的特点。代表膜为铜仿膜、铜胺膜、醋酸纤维膜等，现如今已被市场淘汰。

（2）改良或再生纤维素膜：在主链上连接不同的取代基团，属纤维素膜衍生物，特点是对小分子物质和磷的清除率强。其为高效透析膜材料，但生物相容性仍有待于提高。代表膜为血仿膜和三醋酸纤维素膜，现如今市场不常见。

（3）合成膜：多为非对称型疏水性膜，具有较大的截留相对分子质量范围，超滤系数较高，生物相容性较高，能够被拉伸成具有不同孔径的膜。代表膜为聚砜膜和聚醚砜膜。

2.根据超滤系数分类

（1）高通量透析膜：高通量透析膜由含疏水性基团的材料与不同亲水性成分组成，具有高弥散和超滤能力。一般认为由高通量透析膜制成的高通量透析器超滤系数$\geq 20\text{ml}/(\text{mmHg}\cdot\text{h})$，尿素清除率$185\sim 192\text{ml/min}$，肌酐清除率$172\sim 180\text{ ml/min}$，维生素$B_{12}$清除率$118\sim 135\text{ ml/min}$，$\beta_2$-微球蛋白（$\beta_2$-MG）筛选系数$> 0.65$。

（2）低通量透析膜：低通量透析膜亲水性高，清除小分子毒素能力强。一般认为由低通量透析膜制成的低通量透析器超滤系数（Kuf）$4.2\sim 8.0\text{ml}/(\text{mmHg}\cdot\text{h})$，尿素清除率$180\sim 190\text{ml/min}$，肌酐清除率（Ccr）$160\sim 172\text{ ml/min}$，维生素$B_{12}$清除率$60\sim 80\text{ ml/min}$，几乎不清除$\beta_2$-MG。

二、理想透析膜的特点

透析膜作为一种人工制备的膜，它的表面不同于人体血管内皮细胞，且与血液直接接触，不可避免地会引起机体的反应，如血小板、白细胞、补体的激活，细胞因子的释放等。因此，理想的透析膜应具备以下特点：

（1）溶质清除率高，包括中分子物质。

（2）不允许相对分子质量＞35 000的物质通过，如血液中的蛋白质和透析液中的细菌、病毒等。

（3）有适宜的超滤渗水性（超滤性）。

（4）有足够的湿态强度和耐压性。

（5）有良好的生物相容性。

（6）对人体安全无害，无毒性、无抗原性、无致热源。

（7）能耐受蒸汽消毒或消毒液浸泡，灭菌处理后膜的性能不改变。

三、透析膜的评价标准

1.清除率和超滤系数　透析膜的主要功能是清除尿毒症毒素和超滤体内过多的水分，与此相关的两个重要指标就是清除率和超滤系数。

清除率是指透过透析膜的纯溶质。常用小分子物质，如尿素、肌酐；中分子物质，如维生素B_{12}、β_2-MG作为评价透析器清除率的指标。溶质通过透析膜主要是由分子大小决定，小分子物质借助于弥散方式通过透析膜，中分子物质则主要通过对流因素部分通过透析膜。弥散作用取决于浓度梯度，而对流作用则取决于膜孔大小及膜内外的压力梯度。因此，透析膜的膜面积、孔隙率和孔的大小决定了小分子溶质的清除能力，而膜孔的大小及孔的开口形状决定了透析膜对水和中、大分子溶质的通透性。

2.生物相容性　是指血液与生物膜接触后的一切不良反应，主要是针对补体系统和白细胞活化作用，包括血栓形成、毒性、过敏或炎症反应、血细胞破坏作用、激活补体、对血小板和内皮细胞功能的影响。

透析膜作为直接与血液相接触的医用材料，不可避免地会发生一些并发症，主要有过敏反应、补体激活、氧化应激、低氧血症、凝血纤溶异常、免疫功能低下、脂质代谢紊乱、透析性骨病、营养不良及对残余肾功能的影响。临床上出现平滑肌收缩、胸痛、呼吸急促等"首次使用综合征"。

为改善和增加透析膜的生物相容性，近几年的研究及改进方向为：

（1）透析膜表面亲水性的提高，可以获得良好的抗血栓性能。

（2）透析膜表面引入生物活性物质，可改善生物相容性和抗氧化作用。

（3）将透析膜表面覆盖内皮细胞膜样的物质以改善生物相容性，降低血小板的黏附和聚集。

（4）通过不同高分子链段间的嵌段、接枝和共混等途径获得透析膜对某一溶质转运的效率及降低蛋白吸附能力。

3.透析膜的通透性　理想的透析膜不仅要对需要清除的尿毒症溶质有良好的清除率，还必须降低对透析液中污染物质的通透性。当透析液中细菌的炎性产物部分穿越透析膜进入血液时，可导致白细胞活化；当破膜发生时，透析液中的细菌直接进入血液，因此出现炎症反应的概率就更高。更多的文献研究发现，细菌产物更易穿越小孔径的纤维素膜,而大孔径的合成膜具有吸附作用,细菌产物反而不易穿越。使用超纯透析液可以避免透析液的污染,聚砜膜和聚胺膜等合成膜可以制成滤菌器,滤除污染透析液中诱导细胞因子产生的物质。

随着透析膜制膜工艺的发展,透析膜的研究从低效到高效,从低通量到高通量,甚至超高通量,因此,在清除尿毒症毒素的同时应尽量减少白蛋白的丢失。有文献报道,如何增加高通量透析膜孔径的同时优化分子截留值,尽量清除小分子蛋白是近年来的研究重点。高通量透析膜的高弥散和高超滤能力,对中分子溶质的清除能力是普通透析膜的2 ~ 3倍,超滤能力是普通透析膜的3 ~ 10倍,为目前临床常用的透析膜。

第二节　透析器的分类与功能

透析器、血液管路、透析液配比装置、透析液及体外循环监控装置总称为血液透析装置,即人工肾。在人工肾中透析器是最重要的组成部分,由透析膜和支撑结构组成。

一、透析器的种类及其特点

透析器分为平板型、蟠管型和空心纤维型。现在临床上使用的透析器为空心纤维型透析器。空心纤维型透析器纤维直径200 ~ 300μm,壁厚5 ~ 50μm,纤维素膜薄,而合成膜厚,由8000 ~ 10 000根的空心纤维捆扎而成。血液由纤维中心通过,纤维周围则与透析液接触。透析膜与透析液接触面积大,因此清除率高。

1.空心纤维型透析器的优点

(1)容积小,体外循环血量少,透析膜耐压力强,破损率低。

(2)毒素的清除率和水的超滤率高。

(3)透析器残余血量少。

(4)复用透析器操作方便,有比较稳定的复用次数。

2.空心纤维型透析器的缺点

(1)透析器纤维内容易凝血。

(2)空气进入透析器纤维内不易排出,故影响透析效果。

3.空心纤维型透析器的特殊作用

(1)在空心纤维型透析器使用过程中,纤维膜外是可以调节温度的透析液,可调温度在35 ~ 42℃,因此临床上可用于急需升温或降温的患者,如热射病等。对于肾衰竭合并重症感染的患者进行连续性血液净化,使用了低温置换液,在有效降低体温的同时,还可以减缓体内炎症过程,下调炎症介质的释放,有利于疾病缓解。

(2)无论容量负荷性或非容量负荷性的严重肺水肿,均可以使用单纯超滤,超滤率(UFR)> 4ml/(mmHg·h),但是需要预防快速容量清除造成的低血容量性休克。

（3）近几年透析器纤维孔径逐渐增大，血滤器的出现，特别是超高通量血滤器的出现，分子截留量达到10×10^5。这种血滤器与吸附装置组合和杂合（如CPFA、MARS等）用于治疗脓毒血症和肝衰竭等。

（4）对于肝硬化、肝肾综合征等引起的大量腹水，可引出体外经透析器浓缩后再输入腹腔或静脉，通常较为安全，无须体内肝素化，患者容易接受。

（5）辅助心脏体外循环手术的容量管理过程，可以有效支持心脏手术结束后的容量平衡回输。

二、透析器的结构与清除率的关系

透析器有两大功能，即溶质的清除和对水的超滤。减少透析器中透析膜的厚度或增加膜孔径可明显增加超滤率，而溶质清除率除了受透析膜的厚度和孔径影响外，还与其性质及透析器的结构设计有密切关系。

透析器的阻力与溶质的清除率有密切关系。溶质清除过程中通过透析膜弥散的阻力（R_0）受三种阻力的影响，即血液侧弥散阻力（R_B）、透析膜阻力（R_M）和透析液侧弥散阻力（R_D），它们的关系为：$R_0 = R_B + R_M + R_D$。

三、提高溶质清除率的措施

1.降低血液侧滞留层阻力

（1）增加血液流速：可以在不改变透析膜溶质转运系数的情况下，即不更换透析器性能的情况下，在血管通路内瘘血流充足时，降低血液侧的传递阻力，提高透析效率。

（2）改变血液侧流体状态：体外实验表明，传统的血流量滚动泵与新型搏动式血流泵相比超滤量在搏动的血流量时显著提高，甚至在停止超滤作用10 min后尿素清除率仍较高。因此，研究发现搏动血流比稳定血流有更好的清除效果。

（3）具体方法

方法1：缩短空心纤维长度，增加纤维数量，但是应当考虑体外血液循环量。

方法2：改进透析器顶端结构，保证血量均匀灌注，提高清除率。

2.降低透析液侧滞留层阻力　增加透析液流速可以减少透析液侧阻力，提高溶质清除率。但是，应采用匹配的血流量和透析液流量，尽可能减少隧道现象的发生。

隧道现象：当透析液流量＞600ml/mim时，在透析器纤维远侧流速高，纤维内侧流速低，使透析液在空心纤维较密的局部流量不均匀和产生涡流，引起血流量和透析液流量不匹配，降低了膜两侧浓度梯度，减少了溶质清除率，降低了透析效率。

3.改变透析器的工艺

（1）膜的厚度、面积、孔径：溶质的清除与透析膜的厚度呈反相关，与面积呈正相关。

（2）扩大纤维内径：透析器内径从200μm增至250～260μm，阻力下降，则可减少强迫超滤，但易致凝血。如果减小透析器内径，为200～175μm，则可提高纤维内血流速，加大超滤与反超滤，提高中分子清除率。

（3）中空纤维的几何形状：一种方法是在纤维中间加线捆扎，形成纺锤状，使透析液分布均匀，小分子物质清除效率增加15%～20%；另一种方法是将中空纤维制成波纹状，增加与透析液接触空间，提高溶质弥散率。Ronco等认为这样的结构改变可能是由于减少了透析液隧道现象导致的血液和透析液流量分布相匹配的结果。

4.透析液流量对溶质清除的影响　现有的基础研究及工艺研究主要集中在对小分子的溶质清除，很少涉及对大分子溶质的清除。研究认为，提高透析液流量可以降低总的面积相关转运阻力，提高K_0A，增加小分子溶质的清除。

5.血流量与透析液流量的匹配对清除率的影响

leypoldt等做了有关透析液流量对透析影响的系列研究，意在说明透析器的清除率受血流量和透析液流量的影响。并且数据结果当中透析液流量（Qd）从500 ml/min增加到800 ml/min，提高了透析器的转运系数，比预期的透析器清除率常数更大，显示提高透析液流量可增加透析器清除率。Hauk等研究了高透析流量对23名MHD患者透析充分性的影响，Qd分别为300 ml/min，500 ml/min，800 ml/min，至少3周，其他透析处方不变（透析时间、血流量）。完成透析剂量后，应用单室和双室模型，每次透析至少测量3次（共218次），结果显示Qd从300 ml/min到500 ml/min，单室（sp）和双室（dp）Kt/V分别提高（11.7 ± 8.7）%和（9.9 ± 5.1）%，从500 ml/min到800 ml/min Kt/V都显著增加。没有达到透析充分性［以Kt/V（sp）≥1.2］的比例从56%（300 ml/min）下降到30%（500 ml/min），至800 ml/min时再次下降到13%。

6.增加内滤过　内滤过可以提高溶质的对流传递，增加弥散作用。为了提高溶质清除率，Mineshima等临床应用几种能加强内滤过的透析器。内滤过受血流量（Qb）和透析液流量（Qd）、血细胞比容（Hct）、血浆蛋白，以及透析器的有效长度、纤维内径、空心纤维密度的影响，并且已经明确这些参数对最大内滤过流量、尿素、维生素B_{12}、肌红蛋白清除率有影响。需要注意的是，提高透析器内滤过要保证患者安全，应使用超纯透析液，避免溶血和内毒素从透析液进入血液。

7.增加膜吸附功能　基础研究及透析器工艺研究认为，改变透析膜上的化学结构、极化作用和膜表面添加不同基团，可以制成特殊作用的透析膜，具有特异性的吸附作用。在连续性血液净化中可以有效清除炎性介质。

（1）膜的疏水性和电荷：合成膜当中疏水性和多孔性比较高的PAN、PMMA和PS膜能较好地吸附血浆蛋白。膜的疏水性能取决于膜材料基团与水的相互作用，如羟基、氨基和羧基均依靠氢键与水结合，疏水性能越强蛋白吸附越多。基础研究认为，膜的局部带电基团与吸附功能有直接关系，如带负电荷的PAN膜表面可以与蛋白局部的正电荷基团结合。另外，高通量透析膜与蛋白之间静电的相互作用和膜的疏水性是影响血浆蛋白吸附的重要因素。

（2）膜的多孔性和对称性：Clark研究发现，AN69膜孔面积大于膜表面积，不仅在膜表面吸附β_2-微球蛋白（β_2-MG），其微孔结构可以吸附更多的β_2-MG，而小分子蛋白主要在孔中吸附。Ronco研究发现，用对称的疏水性PS膜与不对称的PMMA膜进行研究，发现β_2-MG总清除量相当，但是不对称疏水膜吸附β_2-MG占总量的90%，而对称性膜占总量的5%，表明不对称疏水膜吸附性强。

（3）膜对内毒素的吸附：Polyflux膜是采用纳米技术精心研制的疏水 - 亲水区域结构，是由三层膜材料，即聚酰胺、聚芳香醚砜和聚乙烯 - 吡咯烷酮（PVP）组成的混合物，聚酰胺存在疏水位点，能够阻滞内毒素。

8.特殊功能的透析器

（1）多黏菌素B修饰的透析膜：多黏菌素B含有亲脂基团，与细胞膜上的磷脂相互作用后，使细胞膜的完整性丧失，代谢产物溢出，细胞死亡。根据多黏菌素B可以吸附内毒素和中和它的毒性的特点，制膜工艺将多黏菌素B与被聚丙烯强化的氯乙酰胺甲基聚丙乙烯纤维以共价键的方式结合，制成含多黏菌素B的聚丙乙烯纤维透析器（PMX-F）。Uriu等报道，用PMX-F直接吸附24例革兰阴性杆菌脓毒血症休克，治疗后内毒素水平下降，休克状态改善。Nakamura等用PMX-F治疗脓毒血症休克，可以减少患者血浆内皮素（ET-1）水平，降低血小板活化因子，减少可溶性P-选择素、血小板第4因子和β血栓球蛋白。

（2）维生素E修饰的透析膜：Yawata等发现，血液透析患者红细胞中维生素E含量显著降低，在细胞膜上氧自由基可以激发多聚不饱和脂肪酸的降解，产生短链的醛，如丙二醛（MDA）。红细胞内的MDA提高了红细胞的僵硬度，降低了变形能力，使其对血液透析相关损伤因素更敏感。血液透析中应用抗氧化剂维生素E，可以看到红细胞中的MDA水平下降，减少了血液透析的溶血，并且提高血细胞比容（Hct）水平。内源性抗氧化剂维生素E能够改善应用铁剂患者可能出现的副作用，如用促红细胞生成素（EPO）治疗患者红细胞中内源性维生素E耗竭，因此需要补充给予外源性维生素E，缓解铁剂和EPO治疗引起的氧化应激状态，逐步恢复红细胞中维生素E水平。维生素E可以延迟脂质过氧化，减少EPO的用量。研究结果还表明，使用维生素E修饰的透析膜透析后发现，血浆中维生素E水平上升，可能是在透析膜原位进行抗氧化，减少了血浆中抗氧化物质的消耗，而不是膜上维生素E释放的结果。长期使用维生素E修饰的透析膜可以显著降低主动脉钙化指数（ACI）上升百分率，说明维生素E修饰的透析膜可以通过降低氧化应激预防血液透析患者动脉粥样硬化。另外，维生素E修饰的透析膜还可以通过改变其等位点影响透析清除β_2-MG水平。

四、透析器的复用

1.透析器复用的优点

（1）完全或部分消除"首次使用综合征"。

（2）改善透析器的生物相容性。

（3）降低透析成本和费用。

（4）有利于环保。

（5）严格遵守复用规范，安全性能够得到保证。

2.对透析器复用缺点的评价

（1）复用过程中水质污染或复用不规范，引起细菌、内毒素的污染，对机体产生不利影响。

（2）反复消毒，或存在有消毒液残留，对人体有害。

（3）消毒隔离不严格，有可能导致某些传染病（如肝炎）和流行病的传播。

（4）透析器性能改变。有学者报道，消毒剂可以破坏膜的结构，而膜表面覆盖有大量的蛋白质和其他物质影响膜的通透性。

第三节 透析器的预冲和使用操作

血液透析管路和透析器预冲标准操作规程如下：

1. 目的

（1）正确安装血液透析管路和透析器。

（2）使血液透析管路和透析器充满生理盐水并进行预冲和排气。

（3）遵守并执行无菌操作原则。

（4）为下一步的治疗做好准备。

2. 评估

（1）透析医嘱：查看医嘱单的透析处方治疗模式。

（2）血液透析机器：检查机器前次治疗完成后自检参数是否合格。

（3）透析液：A、B透析液接口清洁，已循环10～15min（桶装液配方正确、标识清楚、密封良好、在有效期内）。

（4）一次性透析器及管路等耗材：标签清楚、型号正确、在有效期内、无破损、无潮湿。

3. 准备

（1）环境准备：空气清新，环境整洁安静、宽敞明亮，尽可能避免人员走动。

（2）护士准备：衣帽整洁，戴口罩、帽子，七步洗手法洗手。

（3）物品准备：物品准备齐全，放置合理，符合无菌原则及感控要求。

治疗车上层：基础治疗盘物品、生理盐水500ml、生理盐水500ml＋肝素20mg；

透析器、透析管路、清洁输液网套。

治疗车下层：生活及医疗垃圾桶。

4. 操作（适用东丽TR8000机器）

（1）湿膜透析器预冲标准操作见表2-1。

（2）干膜透析器预冲标准操作见表2-2。

5. 评价

（1）机器设备自检合格，参数正确。

（2）透析器预冲流程正确，无空气和气泡。

（3）透析液处方符合治疗要求，感控达标。

表2-1 湿膜透析器预冲操作步骤

操作	环节	要点与原则
第一步：开机	触摸显示屏唤醒屏幕，确定治疗模式并进行 ETCF自检，按STAND-BY键，机器自检，面板显示STAND-BY1	治疗模式正确，机器自检正常

续表

操作	环节	要点与原则
第二步：连接A、B液	将机器A、B液接头与中心供液接头相连或插入A、B液桶 ↓	A、B液连接正确、紧密，桶装液加盖
第三步：安装管路	打开透析器外包装，将透析器动脉端朝下，静脉端朝上，置固定夹中 ↓	打开包装后不得污染管路和透析器
	打开管路外包装，取出动脉端管路，拧紧接头，关闭动脉夹，动脉端接头连接生理盐水500ml瓶 ↓	连接盐水严格执行无菌操作
	动脉壶倒置于固定架中，安装泵管及管路，打开动脉夹，打开血泵，Qb＝300ml/min，预冲动脉端管路，排尽空气，关闭血泵 ↓	将管路放到血泵中，双手不得接触泵
	连接透析器动、静脉端及静脉端管路，末端连接一次性的废液袋，挂于输液架上 ↓	泵前、泵后管路必须对称固定于卡槽内；静脉壶入口管路置于固定卡槽内，静脉除气壶1/2～2/3处放入空气探测器内，贴合紧密，静脉回路卡入安全夹内
第四步：预冲管路	开泵，Qb＝300ml/min预冲整个透析器和管路，翻转动脉壶，依次冲洗肝素管及动、静脉壶各侧口，夹闭管夹，拧紧肝素帽。再次拧紧透析器动、静脉端接口，静脉端朝上，轻拍透析器，排尽空气。安装静脉压感应器，冲洗静脉测压管 ↓	各接头连接紧密，无污染，预冲盐水量符合要求，流量正确，排尽透析器及管路中的空气
	停泵，调节静脉除气壶液面距顶端1cm，静脉压感应器处于工作状态，冲洗泵前补液口 ↓	冲洗静脉压侧支，液面下降1cm，不得弄湿感应器
	再次检查各接头连接是否紧密，管夹是否夹于根部，肝素帽是否拧紧 STAND-BY灯光闪烁，STAND-BY1 OK，连接透析液快速接头，翻转透析器动脉端向上，按STAND-BY按键，进入STAND-BY2，进行透析器膜外冲洗 ↓	透析机器必须通过自检后方可连接透析液旁路，将透析器动脉端向上，排尽膜外气体并冲洗膜外
	连接肝素盐水500ml，按PRIMING键自动以Qb＝300ml/min的流速预冲，并自动关闭血泵 ↓	先连接肝素盐水，再点自动预冲PRIMING键
	分离废液袋与静脉端管路，将静脉端管路连接在动脉管路三通路处，启动血泵300 ml/min，密闭循环5～10 min ↓	
	约2min后，STAND-BY灯光闪烁，STAND-BY2 OK，设置治疗参数，连接患者，开始执行上机操作	必须等待STAND-BY2 OK后，连接患者，引血上机
终末处理	1.分类放置并处理垃圾 2.整理环境 3.连接下机用生理盐水 4.收回废液袋并处理	生活垃圾如外包装、塑料塞等，医疗垃圾如消毒棉签等 无液体漏出，床单元及周围环境清洁干燥 悬挂下机盐水符合无菌要求 废液袋及时回收放液，丢入生活垃圾

引自：1.《东丽TR8000机器操作规范流程》；2.血液净化标准操作规程（2010版）

表2-2 干膜透析器预冲操作步骤

操作	环节	要点与原则
第一步：开机	触摸显示屏唤醒屏幕，确定治疗模式并进行ETCF自检	治疗模式正确，机器自检正常
	按STAND-BY键，机器显示STAND-BY1	
第二步：连接A、B液	连接机器A、B液接头与中心供液接头或插入A、B液桶	A、B液连接正确、紧密，桶装液加盖
第三步：安装管路	打开透析器外包装，将透析器动脉端朝下，静脉端朝上置于固定夹中	打开包装后不得污染管路和透析器
	取下透析器动、静脉端塑料塞，塞住旁路	严格无菌操作，勿用塑料塞外面塞住旁路
	打开管路外包装，取出动脉端管路，拧紧接头，关闭动脉夹，打开排气孔，动脉端连接管连接于生理盐水500ml上，安装血泵管，动脉壶倒置于固定架中，连接透析器动、静脉端及静脉端管路，静脉除气壶倒置固定在管路夹中，末端连接一次性的废液袋，挂于输液架上	连接盐水严格执行无菌操作 将管路放到血泵中，双手不得接触泵
第四步：预冲管路	打开动脉端管夹，按下PRIMING键，以Qb＝100ml/min的流速自动预冲整个透析器和管路；自动停泵，冲洗泵前补液口	预冲盐水量500ml，排出透析器及管路中的空气（透析器未灌满前不宜拍打）
	STAND-BY灯光闪烁，STAND-BY1 OK，连接透析液快速接头，按STAND-BY按键，进入STAND-BY2	透析机器必须通过自检后方可连接透析液旁路，并将透析器动脉端向上，排尽膜外气体
	连接肝素盐水500ml，按PRIMING键Qb＝300ml/min，翻转动脉壶，依次冲洗肝素管及动脉壶各侧口，夹闭管夹，拧紧肝素帽，再次拧紧透析器动、静脉端接口，静脉端向上，轻拍透析器，排尽空气	泵前、泵后管路必须对称固定于卡槽内，动脉壶卡入支架内
	翻转透析器动脉端向上，进行透析器膜外冲洗，翻转静脉除气壶，夹闭静脉压侧支管夹，安装静脉压感应器，分离并冲洗静脉测压管，停泵，调节静脉除气壶液面距顶端1cm，打开静脉压感应器管夹	静脉壶入口管路置于固定卡槽内，静脉除气壶1/2～2/3处放入空气探测器内，贴合紧密，静脉回路卡入安全夹内，冲洗静脉压侧支不得弄湿感应器
	分离废液袋与静脉端管路，将静脉端管路连接在动脉管路三通管处，启动血泵300 ml/min，密闭循环5～10 min	
	再次检查各接头连接是否紧密，管夹是否夹于根部，肝素帽是否拧紧，停血泵	接头连接紧密，无污染
	约2min后，STAND-BY2 OK，设置治疗参数，连接患者，开始执行上机操作	必须等待STAND-BY2 OK后方可引血
终末处理	1.分类放置并处理垃圾 2.整理环境 3.连接下机用生理盐水 4.收回废液袋并处理	生活垃圾如外包装、塑料塞，医疗垃圾如消毒棉签 无液体漏出，床单元及周围环境清洁干燥 悬挂下机盐水符合无菌要求 废液袋及时回收放液，丢入生活垃圾

引自：1.《东丽TR8000机器操作规范流程》；2.血液净化标准操作规程（2010版）

23

第四节　习题与答案

【习题】

一、填空题

1. 透析膜根据膜的材料可分为＿＿＿＿、＿＿＿＿和＿＿＿＿三类。

2. 透析膜根据不同的超滤系数可分为＿＿＿＿和＿＿＿＿两大类。

3. 高通量透析膜具有高＿＿＿＿和＿＿＿＿能力，一般认为高通量透析器超滤系数 ≥20ml/（mmHg·h）。

4. 低通量透析膜清除＿＿＿＿能力强。

5. 透析膜的主要功能是清除尿毒症的毒素，与此相关的两个重要指标是＿＿＿＿和＿＿＿＿。

6. 由于高通量透析膜的孔径较大，细胞产物能从透析液进入血液，因此，建议使用＿＿＿＿。

7. 透析器根据膜的支撑构造、膜的形状及相互配置关系可分为＿＿＿＿、＿＿＿＿和＿＿＿＿三大类。

8. 空心纤维透析器的缺点是＿＿＿＿和＿＿＿＿，故影响透析效率。

9. 严重肺水肿，可以设置＿＿＿＿的治疗模式，超滤率（UFR）应至少>4ml/（mmHg·h）。

10. 溶质通过透析膜弥散的阻力受到＿＿＿＿、＿＿＿＿和＿＿＿＿三大阻力的影响。

11. 溶质的清除与透析膜的厚度呈＿＿＿＿，与透析膜的面积呈＿＿＿＿。

12. 空心纤维型透析器按其膜的通透性分为＿＿＿＿、＿＿＿＿和＿＿＿＿。

13. 目前透析器消毒方式主要有三种：＿＿＿＿、＿＿＿＿和＿＿＿＿。

14. ＿＿＿＿和＿＿＿＿是透析器的两个主要功能，也是评价透析器质量的关键指标。

15. ＿＿＿＿是表明透析器质量的重要指标，通常合成膜优于纤维素膜。

16. 临床判断透析器相容性的指标是检查透析15 min后＿＿＿＿、＿＿＿＿、＿＿＿＿、＿＿＿＿等的变化，从而可以判断血/膜生物相容性。

二、单项选择题

1. 聚醚砜膜与聚砜膜相比有很多优点，其最大的优势是（　）
   - A. 聚醚砜膜血液相容性好
   - B. 聚醚砜膜结构中不含异丙基团，因此不会产生自由基，对人体影响甚小
   - C. 聚醚砜膜耐蒸汽和过热水性能好
   - D. 聚醚砜膜耐化学药品性、稳定性好
   - E. 聚醚砜膜不容易凝血

2. 世界上第一种空心纤维透析器是哪一年哪个国家制备的（　）
   - A. 1965年，日本
   - B. 1956年，瑞典
   - C. 1965年，美国
   - D. 1956年，法国
   - E. 1977年，日本

3. 如果说透析器是透析型人工肾的关键，那么可以说（　）是关键中的关键
   - A. 透析液
   - B. 透析机
   - C. 透析膜
   - D. 水处理
   - E. 以上都是

4.空心纤维型透析器的纤维直径为（　　）

    A.100～200μm

    B.200～300μm

    C.300～400μm

    D.400～500μm

    E.500～600μm

5.空心纤维型透析器的纤维壁厚（　　）

    A.10～20μm

    B.30～50μm

    C.30～50μm

    D.5～50μm

    E.20～50μm

6.空心纤维型透析器的优势下列说法错误的是（　　）

    A.超滤率高

    B.血流阻力低

    C.残余血量小

    D.容易排气

    E.破损率低

7.降低血液侧滞留层阻力的方法是（　　）

    A.降低血液流速

    B.改进血液侧流体状态

    C.加长空心纤维长度

    D.降低纤维内径

    E.减少空心纤维数目

8.由于高流量透析器具备高渗透性和高超滤能力，可以（　　）

    A.提高透析效率

    B.增加治疗时间

    C.解决高磷血症

    D.生物相容性相对较差

    E.清除率相对较低

9.如果透析器内径从200μm增至250～260μm，但阻力下降，减少超滤，易导致（　　）

    A.反超

    B.中分子清除提高

    C.凝血

    D.超滤增多

    E.以上都是

10.透析器尿素清除率的决定因素之一是血流速度，而在透析中通常实际血流速度比设置的要（　　）

    A.高

    B.低

    C.不相关

    D.一样

    E.以上均不是

11.低通量透析器超滤率（UFR）为（　　）

    A.4.2～8.0ml/（mmHg·h）

    B.5.2～8.0ml/（mmHg·h）

    C.4.2～9.0ml/（mmHg·h）

    D.4.4～8.0ml/（mmHg·h）

    E.4.2～8.8ml/（mmHg·h）

12.高通量滤过器UFR为（　　）

    A.25～50ml/（mmHg·h）

    B.20～60ml/（mmHg·h）

    C.20～65ml/（mmHg·h）

    D.22～60ml/（mmHg·h）

    E.28～62ml/（mmHg·h）

13.透析膜应有适度的抗压能力，通常可耐受（　　）压力

    A.400mmHg

    B.300mmHg

    C.500mmHg

    D.600mmHg

    E.200mmHg

14.透析结束盐水回血后，透析器内残余血量越少越好，通常不超过（　　）

    A.4ml

    B.3ml

    C.2ml

    D.1.5ml

    E.1ml

15.透析器内预充容量要适中，通常成年人透析器容量为（　　）

    A.60～80ml

B.70 ～ 80ml

C.60 ～ 90ml

D.50 ～ 80ml

E.60 ～ 70ml

三、多项选择题

1.血液透析膜材料的发展趋势是（　　）

  A.血液相容性优异

  B.有效清除低分子毒素及相对分子量15 000左右的中分子溶质

  C.价格低廉

  D.超滤性好

  E.以上都对

2.透析膜中天然高分子膜材料主要包括（　　）

  A.纤维素

  B.纤维素衍生物

  C.共聚物膜材料

  D.嵌段

  E.以上都不对

3.理想的透析膜应具有的特点是（　　）

  A.溶质清除率高

  B.有适宜的超滤性

  C.有足够的湿态强度

  D.有良好的生物相容性

  E.对人体安全无害

4.以下哪些因素决定了透析膜对小分子毒素的清除能力（　　）

  A.膜面积

  B.孔隙率

  C.孔的大小

  D.超滤系数性

  E.生物相容性

5.以下哪些并发症与透析膜的生物相容性相关（　　）

  A.过敏反应

  B.低氧血症

  C.凝血纤溶异常

  D.免疫功能低下

  E.低血压

6.空心纤维透析器的优点有（　　）

  A.价格低廉

  B.体外循环血量小

  C.残余血量小

  D.容积大

  E.复用操作方便

7.透析器的特殊用途有（　　）

  A.急需升温或降温的患者

  B.严重肺水肿

  C.肝衰竭

  D.大量腹水

  E.严重低血压

8.提高溶质清除率的措施有（　　）

  A.增加血液流速

  B.降低膜的厚度

  C.增加膜的厚度

  D.提高透析液侧流速

  E.增加纤维间均匀灌注

9.高流量透析器具备以下哪些特点（　　）

  A.高渗透性

  B.低渗透性

  C.高超滤能力

  D.提高透析效率

  E.通常采用高分子合成膜

10.一般低通量透析器具有哪些特点（　　）

  A.尿素清除率180 ～ 190ml/min

  B.肌酐清除率160 ～ 172ml/min

  C.维生素B_{12}清除率60 ～ 80ml/min

  D.几乎不清除β_2-微球蛋白

  E.以上都对

11.高通量透析器的清除率包括（　　）

  A.尿素清除率185 ～ 192ml/min

  B.肌酐清除率172 ～ 180ml/min

  C.维生素B_{12}清除率118 ～ 135ml/min

  D.β_2-微球蛋白透析后下降率为40% ～ 60%

  E.以上都对

12.以下哪些是作为评价透析器清除率的

指标（　　）

A.肌酐、尿素氮

B.白蛋白

C.β$_2$-微球蛋白

D.钾离子

E.以上都是

13.透析器复用的优点是（　　）

A.改善生物相容性

B.防止增塑剂进入体内

C.节约成本

D.防止交叉感染

E.减少过敏反应

14.透析器复用次数增加的缺点是（　　）

A.影响中、大分子的清除率

B.透析器容量减少

C.超滤率下降

D.增加热源反应

E.增加过敏反应

15.透析器的评价指标包括（　　）

A.透析器清除率

B.超滤系数

C.膜面积

D.生物相容性

E.外观大小

16.以下哪种情况不能使用高通量透析器（　　）

A.患者有顽固性低血压

B.患者内瘘血流量≥300ml/min

C.患者心脏明显扩大

D.透析液入口装有细菌滤器

E.透析器超滤系数≥20ml/min

17.进行高通量透析时以下哪些说法是错的（　　）

A.进行高通量透析时，当低静脉压、高超滤率时，易出现反超滤

B.加装细菌滤器可以最大限度避免透析液侧的内毒素进入患者体内

C.不会加快对药物的清除，透析后不需要调整和补充清除药物

D.较大的透析膜孔径可导致可溶性维生素、微量元素、蛋白质丢失

E.可能清除大量的药物，透析后需要调整和补充清除药物

四、案例分析题

1.患者，男，42岁，体重65kg，患有尿毒症。诱导透析第二次，血管通路为颈内静脉置管。本次透析方案为：碳酸氢盐透析液，电导度13.8，FX10透析器，血泵流速250ml/min，透析时间3h，低分子肝素首剂量2500U，超滤0.5kg。患者在透析1h后出现头痛、恶心、呕吐明显、躁动不安。

（1）该患者最有可能出现了何种并发症（　　）

A.透析器破膜

B.肌肉痉挛

C.失衡综合征

D.胸背痛

E.透析器反应

（2）你作为一名责任护士该如何处理该患者此时的并发症（　　）

A.减慢血流量

B.输高张盐水

C.静脉注射高渗葡萄糖

D.缩短透析时间

E.以上均不是

（3）如何预防该并发症（　　）

A.采用低效透析方法

B.血流量不超过200ml/min

C.透析时间不宜太长

D.应用小面积透析器

E.尿素氮下降控制在30%～40%

（4）请你试着分析本案例中患者产生该并发症的原因（　　）

A.透析器面积过大

B.血流量过大

C.透析时间长

D.超滤量太大

E.以上都是

2.患者，男，55岁，体重65kg，患有尿毒症。血管通路为动静脉内瘘。本次透析方案为：碳酸氢盐透析液，电导度13.8，FX10透析器，透析液流速510ml/min，患者在透析间期突然出现机器漏血报警。

（1）血液透析过程中，通常情况下引起机器漏血假报警的常见原因有（ ）

A.透析器破膜

B.空气大量进入透析液

C.漏血探测器有脏物沉积

D.静脉壶液面过低

E.探测器故障

（2）如果机器显示漏血报警，且排除假报警现象，该患者最有可能出现了何种并发症（ ）

A.失衡综合征

B.透析反应

C.透析器破膜

D.溶血

E.以上均不是

（3）如何预防该并发症（ ）

A.透析前应仔细检查透析器

B.透析中严密监测跨膜压，避免出现过高跨膜压

C.透析机漏血报警等装置应定期检测，避免发生故障

D.血流量不宜太大

E.以上均是

（4）请你分析导致该患者在透析过程中发生破膜的原因有（ ）

A.超滤量过多致过高跨膜压

B.抗凝血药剂量不足导致凝血致跨膜压增大

C.血流量不足

D.透析器质量问题

E.以上均是

（5）为了降低透析器破膜的发生率，通常

透析膜均可耐受的压力为（ ）

A.100mmHg

B.200mmHg

C.300mmHg

D.400mmHg

E.500mmHg

3.患者王某，因终末期肾衰竭一直行保守治疗。2016年3月7日因"慢性肾功能不全，高血钾"住院，予以颈内静脉临时置管，急诊透析，透前测血压135/62mmHg。透析处方为：诱导透析2h，超滤1kg，血流量180ml/min，低分子肝素2500U抗凝治疗。患者透析15min时出现皮肤瘙痒、腹痛、胸闷、气喘、面色苍白、全身大汗，测血压。

（1）该患者发生了何种并发症（ ）

A.透析器反应A型

B.透析器反应B型

C.失衡综合征

D.低血压

E.以上均不是

（2）引起患者发生该并发症的原因有（ ）

A.对透析材料内的环氧乙烷过敏

B.对透析器膜材料过敏

C.透析液受到污染

D.高敏人群及应用ACEI类药物等

E.以上均是

（3）针对引起该并发症的可能诱因，护士应采取的预防措施是（ ）

A.透析前充分冲洗透析器和管路

B.选用蒸汽或γ射线消毒透析器和管路

C.进行透析器复用

D.对于高危人群可于透前应用抗组胺药物

E.以上均是

（4）为减少该反应的发生，透析膜最好选用（ ）

A.醋酸纤维素膜

B.硝化纤维素膜

C.铜氨纤维素膜

D.合成膜

E.以上均是

五、简答题

1.透析器预冲容量要适中，请简述容量过小及过大的缺点。

2.简述因高通量透析器透析时为什么易引发内毒素血症，应如何消除其不利因素。

【参考答案】

一、填空题

1.未修饰的纤维素膜 改良或再生纤维素膜 合成膜

2.高通量透析膜 低通量透析膜

3.弥散 超滤

4.小分子毒素

5.清除率 超滤系数

6.超纯透析液

7.平板型 蟠管型 空心纤维型

8.易凝血 空气不易排出

9.单纯超滤

10.血液侧弥散阻力 透析膜阻力 透析液侧弥散阻力

11.反相关 正相关

12.低通量透析器 高通量透析器 血液滤过器 血浆分离器

13.环氧乙烷 γ射线 高压蒸汽

14.清除率 超滤率

15.透析膜的生物相容性

16.白细胞 血小板计数 血氧分压 补体C3a、C5a水平

二、单项选择题

1.B 2.C 3.C 4.B 5.D 6.D 7.B

8.A 9.C 10.B 11.A 12.B 13.C

14.E 15.A

三、多项选择题

1.ABCDE 2.AB 3.ABCDE 4.ABC

5.ABCDE 6.BCE 7.ABCD 8.ABDE

9.ACDE 10.ABCDE 11.ABCDE

12.ACD 13.ABCE 14.ABCD 15.ABCD

16.AC 17.AC

四、案例分析题

1.（1）C （2）ABCD （3）ABCDE （4）ABC

2.（1）C （2）C （3）ABC （4）AB （5）E

3.（1）A （2）ABCDE （3）ABCDE （4）D

五、简答题

1.透析器预冲容量过小影响透析效果；容量过大增加体外循环血量，易导致低血压。

2.透析时高通量透析器在透析液的流出端可导致透析液向血腔的逆向超滤，易引发内毒素血症。可以通过维持高的跨膜压差（TMP）和超滤率、应用超纯水等措施来消除逆向超滤的风险。

参 考 文 献

[1] 唐丽萍，庞学丰，赖申昌，等.不同透析方式对患者透析充分性影响的研究［R］.北京：全国中西医结合发展战略研讨会，2011：162-163.

[2] 王艺萍，胡军，刘秀荣.不同透析液钙浓度对维持性血液透析患者心率变异性的影响［J］.中国血液净化，2010，9（11）：604-607.

[3] 王质刚.血液净化学［M］.3版.北京：北京科学技术出版社，2010：247-289.

[4] 王质刚.血液净化学［M］.4版.北京：北京科学技术出版社，2017：14-22.

［5］徐筱琪，钱家麒.高通量透析膜蛋白质通透性的研究［J］.中华肾脏病杂志，2005，21（9）：548-551.

［6］Ameer GA，Grovender EA，Ploegh H，et al.A novel immunoadsorption device for removing beta2-microglobulin from whole blood［J］.Kidney Int，2001，59（4）：1544-1550.

［7］Leypoldt JK，Cheung AK，Agodoa LY，et al.Hemodialyzer mass transfer-area coefficients for urea increase at high dialysate flow rates［J］.Kidney Int，1997，51（6）：2013-2017.

［8］Lonnemann G，Schindler R.Ultrafiltration using the polysulfone membrane to reduce the eytokine-inducing activity of contaminated dialysate［J］.Clinical Nephrology，1994，42（Suppl 1）：S37-S43.

［9］Mandolfo S，Malberti F，Imbasciati E，et al.Impact of blood and dialysate flow and surface on performance of new polysulfone hemodialysis dialyzers［J］.Int J Artif Organs，2003，26（2）：113-120.

［10］Mineshima M，Ishimori I，Ishida K，et al.Effects of internal filtration on the solute removal efficiency of a dialyzer［J］.ASAIO J，2000，46（4）：456-460.

［11］Mune M，Yukawa S，Kishino M，et al.Effect of vitamin E on lipid metabolism and atherosclerosis in ESRD patient［J］.Kidney Int，1999，56（Suppl 71）：S126.

［12］Nakamuia T，Ushiyama C，Suzuki S，et al.Polymyxin B-immobilized fiber reduces increased plasma endothelin-1 concentration hemodialysis patients with sepsis［J］.Ren Fail，2000，22（2）：225-234.

［13］Nakamura T，Ebihara I，Shoji H，et al.Treatment with polymyxin B-immobilized fiber reduces platelet activation in septic shock patients：decrease in plasma levels of soluble P-selectin，platelet factor 4 and beta-thrombo globulin［J］.Inflamm Res，1999，48（4）：171-175.

［14］Ozdural AR，Piskin E.Dialysis of middle molecules at pulsatile flow［J］.J Dial，1979，3（1）：89-96.

［15］Ronco C，Brendolan A，Lupi A，et al.Effects of a reduced inner diameter of hollow fibers in hemodialyzers［J］.Kidney Lnt，2000，58（2）：809-817.

［16］Runge TM，Briceno JC，Sheller ME，et al.Hemodialysis：evidence of enhanced molecular clearance and ultrafiltration volume by using pulsatile flow［J］.Lnt J Artif Organs，1993，16（9）：645-652.

［17］Uriu K，Osajima A，Hiroshige K，et al.Endotoxin removal by direct hemoperfusion with an adsorbent column using polymyxin B-immobilized fiber ameliorates systemic circulatory disturbance in patients with septic shock［J］.Am J Kidney Dis，2002，39（5）：937-947.

［18］Ward RA.Protein-leaking membranes for hemodialysis：a new class of membranes in search of an application［J］.J Am See Nephrol，2006，16：2421-2430.

［19］Yawate Y，Jacob H.Abnormal red cell metabolism in patients with chronic uremia：nature of the defect and its persistence despite adequate hemodialysis［J］.Blood Purif，1975，45：231.

第3章

血管通路的建立与护理

血液透析患者的血管通路分为临时性血管通路和维持性血管通路两大类。一个理想的血管通路的标准是：手术成功率高，血流量充分，有足够的穿刺部位，安全、快捷并长期通畅率高，尽量不限制患者活动。

第一节　自体动静脉内瘘的临床使用

美国国家肾脏基金会（NKF）所属肾脏病预后质量倡议（K/DOQI）指南强调，血管通路管理列入血液透析质检的标准，要求维持性血液透析患者：内瘘使用率至少68%；长期导管占有率＜10%，导管使用时间＞3个月，导管透析流量＜300ml/min的导管占有率＜5%，导管相关感染发生率3个月＜10%，1年＜50%。对于内瘘的并发症要求：内瘘血栓＜0.25/患者年，内瘘在使用期感染发生率＜1%，且使用寿命＞3年，PTA术后6个月通畅率＞50%；移植血管内瘘血栓＜0.5/患者年，移植血管内瘘在使用期感染发生率＜10%，且使用寿命＞2年，PTA术后寿命＞4个月。

从以上K/DOQI指南及临床医疗角度建议在CKD4期eGFR 20～25ml/min情况下，且选择血液透析作为肾脏替代治疗的患者应就诊于肾内科，评估后安排手术。术后的血管通路由医护团队共同管理，其中护理的评估、使用、维护尤其重要。

一、动静脉内瘘血管的术前评估

在建立血管通路前，应根据患者病史、物理检查及影像学检查情况对患者各系统状况和血管条件进行详细评价。

1.病史　主要询问患者是否有中心静脉插管史，起搏器安装史，严重充血性心力衰竭史，外周血管穿刺史，血管通路史，瓣膜病变或假体植入史，上臂、颈部、胸部手术或外伤史，糖尿病史，抗凝治疗史或凝血及病史，以及影响患者生存的致病因素、是否考虑肾移植和优势手等方面。这些因素的存在可能与中心静脉狭窄、造瘘血管床的损伤、通路相关感染率、瘘管使用的准确评价、通路位置的选择、瘘管血流的通畅、患者的生活质量，以及心排血量和血流动力学的变化有密切关系。

2.物理检查　主要是对拟定建立血管通路的动脉和静脉系统进行详细检查，应该评估腋动脉、肱动脉、桡动脉、尺动脉的搏动并予以记录；测定双臂血压，如双臂血压差值＜10mmHg属于正常，10～20mmHg为临界，＞20mmHg为异常，需要从各个方面查找原因。此外，重要的检查还包括外周血管搏动征、Allen实验和双侧上肢血压的测定，精确的检查还包括静脉走向、上臂粗细、是否水肿和中心静脉或外周静脉插管史。

3. 影像学检查　术前对手臂进行影像学检查，对动静脉评估有助于选择最合适的静脉、可创建血管通路的最佳位置，保证内瘘的手术及术后的成熟。术前超声检查对中心静脉显示不佳，但可以测量肱动脉、桡动脉及其周边静脉的血流速度和血管直径。

二、动静脉内瘘的手术与成熟

维持性血液透析患者最常用的血管通路是前臂自体动静脉内瘘（AVF），最常用部位为腕部（桡动脉 - 头静脉）。另外，还有前臂和肘部的AVF。但是在高龄、动脉硬化、肥胖、静脉狭窄、化疗后血管耗竭、继发性甲状旁腺功能亢进伴血管钙化、糖尿病血管病变的患者，自体动静脉内瘘难以建立时，可行人工血管移植术。

关于动静脉内瘘的成熟，目前国际上没有统一的标准，主要根据物理评估和透析时血流量及透析次数来评估。2006版K/DOQI指南提出：当内瘘满足"6原则"特性时（血流量＞600ml/min，直径＞0.6cm，皮下深度＜0.6cm），血管边界清晰，瘘管就可以使用。但指南建议制定AVF成熟标准并未经临床检验确定。美国透析管理协会（DAC）制定的内瘘成熟标准为内瘘可耐受每次透析穿刺2针，每周透析2～3次或更多，持续1个月，且能满足透析处方血流量及时间。Dixon提出内瘘成熟标准为成熟期不少于6周、内瘘血管直径至少为6mm、皮下深度小于6mm、内瘘边界清晰，必须能够在整个透析过程中（3～5h），可以承受2支内瘘针的穿刺并保证350～450ml/min的血液净化流量，且可以用于每周2～3次长期反复穿刺使用。

三、动静脉内瘘初始穿刺技术

1. 穿刺前的检查　一看，二摸，三听，即：一看病历图谱，看B超检查情况，看内瘘血管走向，有无红肿热痛等炎症感染表现，确保内瘘血管成熟能够使用；二触摸感觉穿刺血管壁的厚薄、弹性、深浅、震颤及搏动；三听血管杂音强弱。

2. 湿针穿刺技术　穿刺针用生理盐水预冲，确认穿刺针排尽空气。目的：预防血液喷溢、皮下渗漏。

3. 穿刺针的选择　建议初次使用小号穿刺针（17G或16G），以降低对内瘘的刺激与损伤，使用3～5次后再选用较粗的穿刺针。一般情况下，17G穿刺针所提供的血流速度不超过250ml/min，16G穿刺针所提供的血流速度不超过350ml/min。

4. 进针角度及针尖斜面方向的选择　2006年NKF-K/DOQI指南推荐以25°穿刺，穿刺方式是斜面向上，然后将针翻转180°，斜面向下缓慢进针，达到需要的深度，将针翻转180°固定。另外还有两种穿刺进针方法：第一种是进针时针头斜面向下与皮肤呈20°～25°向心方向穿刺，避免了血管通路并发症，延长了血管使用寿命；第二种是针尖斜面向上，不翻转，调节进针角度稍许放平后缓慢进针并固定。

5. 穿刺点的选择　采用多普勒超声仪对首次内瘘穿刺部位进行定位，原则上内瘘穿刺点选择应距离吻合口＞5cm。建议静脉回路优先选择内瘘以外的血管作为回路，若必须在一条血管上穿刺时，两针间距尽可能＞8cm。

6.动静脉穿刺针方向的选择　静脉穿刺针为向心方向。动脉穿刺针有两种穿刺方向：一种是向心方向，优点是穿刺点在内瘘血管壁处产生的小活瓣膜与血流方向一致，在每次透析结束拔针时，血流会自动将小活瓣膜与血管吻合，易于压迫止血，减少皮下血肿的发生，长期使用可避免穿刺针眼收缩后管腔变窄。另外一种为穿刺方向正对吻合口方向，优点是只要内瘘功能良好，就能保证血流量；缺点是如果定点穿刺则血管形成狭窄和动脉瘤概率较高。

四、动静脉内瘘穿刺的操作流程

1.评估

第一步：询问患者内瘘是否有感觉异常。

第二步：观察动脉和静脉内瘘血管的走向，有无红肿热痛、硬结及胶布过敏现象。

第三步：评估患者内瘘功能，用听诊器听内瘘杂音或触摸瘘口上方震颤强弱（新内瘘血管评估：内瘘血管成熟时间为1～6个月，至少4周并检测血管B超，确定血流量的大小）。

第四步：选择合适的穿刺点。

（1）动脉穿刺点离开内瘘吻合口5cm以上。

（2）选择合适的静脉，两穿刺点之间应相距8～10cm，应避免穿刺在同一血管上。

（3）穿刺时首选绳梯法，其次为纽扣法，切忌选定点法和区域法。

2.准备

第一步：护士准备——衣帽整洁；洗手，戴口罩、帽子。

第二步：患者准备——排尿或排便，清洁内瘘侧肢体，了解治疗目的并做好自备药物和用物准备。

第三步：物品准备——一次性使用内瘘血管穿刺包（1个弯盘、2个棉球、1块治疗巾、6根胶布、2块创可贴），2根宽胶布，2根内瘘针，1副清洁手套，5ml空针1个及10ml空针1个，1根止血带，抗凝剂。

第四步：床单元及机器设备保持备用状态。

3.动静脉内瘘穿刺操作

第一步：责任护士核对医嘱，了解患者今日内瘘使用情况及抗凝剂剂量。

第二步：打开内瘘血管穿刺包，铺治疗巾在患者的手臂内瘘下方，用5ml空针抽吸盐水配制抗凝剂，备好胶布。

第三步：戴清洁手套，用10ml空针抽吸盐水将穿刺针排气并放妥。

第四步：穿刺静脉。距穿刺点上方6cm处扎止血带，摸清血管走向和深浅，碘仿（碘伏）消毒穿刺部位皮肤3次（顺时针2次，逆时针1次），以穿刺点为圆心，螺旋向外，直径在5cm以上。

第五步：左手固定皮肤，右手持内瘘针，穿刺针的斜面向上与皮肤呈20°～30°进针，进入血管后再平行进针1～2cm。

第六步：左手固定针翼，右手握注射器抽取回血确认穿刺在血管内，夹住内瘘穿刺针管夹，右手松止血带（嘱患者松拳）。

第七步：固定静脉穿刺针（第一条宽胶布固定针翼，从左到右，拉紧皮肤；第二条做"V"字形固定；第三条无菌纱布或棉球覆盖针眼并压在"V"字形胶布上形成稳固的三角；第四条固定在距针翼5cm处并盘曲，避免跨越关节）。

第八步：静脉内瘘针准确给予抗凝剂。

第九步：选择动脉穿刺点，向瘘口方向，同法消毒、穿刺动脉。

第十步：固定动脉穿刺针（同静脉穿刺针固定方法），覆盖治疗巾，开口向外。使用内瘘保护罩。

4.下机拔针

第一步：准备下机操作用物，包括一次性使用内瘘血管穿刺包当中的碘仿棉签2根，创可贴2块，无菌纱布2块，患者自备的压脉带2根，胶布4根等。

第二步：回血完毕后，先拔出动脉穿刺针后再拔出静脉穿刺针。

第三步：解除穿刺针胶布—消毒针眼—贴创可贴。

第四步：松动针眼—纱布纵2横3—拔针—护士拇指指尖和指腹按压穿刺点。

第五步：胶布固定及压脉带固定，能够摸到血管震颤为宜。

第六步：向患者交代注意事项。

5.终末处理

第一步：整理环境。

第二步：分类处置医疗垃圾，锐器放入锐器盒。

第三步：手消毒，记录相关数据及护理内容。

6.评价

第一步：评价内瘘穿刺点选择正确，并且在血管内，无渗血、漏血及无血肿。

第二步：评价内瘘穿刺后血流量在处方要求范围内，无再循环。

第三步：评价内瘘穿刺后穿刺针固定正确牢靠，并保证4h治疗时间段无穿刺针滑脱的情况存在。

第四步：评价感控及无菌原则，是否有感染的临床表现。

第二节　中心静脉留置导管的临床应用

血液净化的血管通路中普遍使用中心静脉留置导管，经皮下隧道穿刺中心静脉留置涤纶套导管在一部分患者中已作为永久性通路使用。透析用留置导管插管的常用中心静脉为颈内静脉、股静脉和锁骨下静脉。在中心静脉留置导管使用过程中，仍然存在血栓、流量不足、感染和患者生活不便等问题。

一、导管的种类和设计

1.导管的种类

（1）顶端阶梯式双腔涤纶套隧道导管。

（2）分叉式双腔涤纶套导管。

（3）单腔涤纶套双导管。

（4）对称开口的导管。

2.导管的设计

（1）临时导管的设计：首先不同公司生产的导管采用不同的塑料聚酯材料，质地和硬度差别较大。聚氨酯和聚乙烯是最常用的两种化合物。这些导管材料的优点是容易插入，体温环境下变软，减少了血管创伤。大多数使用双腔导管，无须做周围静脉穿刺。单腔导管价格便宜，可以减少再循环和因负压造成的流量不佳。为减少再循环，导管尖端设计动静脉两个腔开口之间的最小距离应达到2cm以上。

（2）长期导管的设计：导管的材质主要是硅胶、聚氨酯或聚矽氧烷生物材料，这些材料可以保证导管在体内外有一定硬度，在体内比较柔软，容易插入血管，同时不易损伤血管内膜，生物相容性好，可减少血栓的形成。涤纶套导管腔的设计常见有4种，即导管截面半圆形（D形）、伴一小圆形（C形）、大小同心圆形和双圆形。根据患者不同身高的需求，导管长度和涤纶套的位置长度有所区别。

二、中心静脉导管的流量及再循环

1.通畅率　中心静脉留置导管使用寿命评价指标可分为初级通畅率和次级通畅率。初级通畅率是指累积的自发通畅率。次级通畅率是指给予干预措施后导管累积通畅率。感染和功能丧失是导致导管拔出的两种最常见的原因。文献报道导管次级通畅率1年为98%，2年后为96%，5年后为93%。多中心研究表明，颈部插管较锁骨下静脉插管的试用期更长久。

2.中心静脉导管的血流量　普通血液透析导管的血流量要达到250～300ml/min才能保证充分透析，高效透析血流量达到400～500ml/min。除导管的材料外，导管的长度、内径及远端孔的几何形状将决定导管的内部阻力。

3.再循环　再循环的最大缺点是充分透析受到限制，目前常用的导管流出的动脉孔距流入的静脉孔数厘米，可以减少再循环血流量。股静脉导管的再循环量较颈内静脉导管高，特别是较短的股静脉导管，其再循环率达到10%，这可能与导管没有插到下腔静脉有关。

三、中心静脉导管封管液种类与选择

长期留置导管存在两大问题，即导管血栓形成和感染。血栓形成是长期留置导管常见的并发症，主要与导管使用时间长、导管受压扭曲、肝素封管处理不当及封管间隔有关，反复导管血栓形成可导致导管功能不良、缩短导管使用寿命、增加患者的经济负担，因此需要对长期透析导管给予恰当的定期封管，以减少血栓及感染的发生率。导管封管液的选择和封管时机显得异常重要。

1.肝素盐水封管液　是最常用的中心静脉导管封管液。目前国内外专家及"2014年中国血液净化血管通路专家共识"推荐采用10mg/ml的普通肝素盐水封管（1250U/ml肝素封管）。配制方法：1支肝素=100mg/2ml=12 500U，取1ml肝素原液用生理盐水稀释至5ml，即10mg/ml=1250U。当明确有导管闭塞或血栓形成时，考虑使用高浓度肝素盐水（5000U/ml或肝素原液）封管；有出血倾向的患者建议使用低浓度肝素盐水封管。

2.枸橼酸钠封管液 多中心、随机、双盲对照的CITRATE研究与5000U/ml肝素封管比较，30%枸橼酸钠封管能显著延长导管使用时间，减少导管相关感染、菌血症及出血事件。体外研究发现，浓度超过12%的枸橼酸钠能明显促进以白蛋白为主的蛋白质凝集；体内研究也证实46.7%和20%的枸橼酸钠封管后可见导管内蛋白质凝集，而10%和4%的枸橼酸钠封管后导管内没有发现蛋白质凝集；43%的枸橼酸钠封管具有诱发肺栓塞的风险，美国FDA禁止46.7%的枸橼酸钠用于透析导管封管。

3. 10%氯化钠封管液 可以作为有出血风险患者的一种血液净化用中心静脉置管封管液进行尝试。

4.复方封管液 由7%枸橼酸钠＋0.15%亚甲蓝＋0.15%对羟苯甲酸甲酯＋0.015%对羟苯甲基丙酯组成。文献报道多中心、前瞻性、随机对照研究结果显示，复方封管液组在导管相关性感染率、导管感染导致的失功能及病死率远低于肝素组，且无细菌耐药性。

5.尿激酶封管液 主要用于导管流量不佳（功能不良）时使用。血管通路的K/DOQI指南强调了尿激酶的作用，并且临床使用较多。较多文献报道的尿激酶封管液使用方法见表3-1。

表3-1 尿激酶封管使用方法

作用	剂量和浓度	用 法
保留溶栓	1万～5万U/ml	保留30min
推注溶栓	1万～5万U/ml	每间隔5min推注3ml，维持30min
滴注溶栓		每天维持6h以上，连续3～5d
保留溶栓	2万U/ml	24h后对导管进行回抽，导管再通率为88.2%
保留溶栓	5万～25万U/（3～5）ml生理盐水	导管内保留20～30min，重复2次

最新研究表明：生物膜形成可以导致导管感染和导管周围纤维蛋白鞘的形成，是隧道导管失功的重要原因之一。抗凝封管的目的就是减少导管生物膜及纤维蛋白鞘的形成，减少腔内血栓的形成，提高导管通畅率。

6.抗生素封管液 文献报道，隧道导管插入后6个月导管相关菌血症（CRB）发生率高达48%以上。临床对CRB全身抗感染治疗的同时选用抗生素与肝素混合液封管，达到降低隧道导管感染率，延长隧道导管使用寿命的目的。抗生素封管液使用前一般须做细菌培养和药敏试验。庆大霉素是隧道导管封管中常用的抗生素，推荐剂量为肝素45mg/ml＋庆大霉素4mg/ml的混合液。较多文献报道的抗生素封管液方法见表3-2。

表3-2　常用抗生素封管方法

实验组 封管液	对照组 封管液	CRB发生率 1000导管日	
		实验组	对照组
庆大霉素 5mg/ml 肝素 5000U/ml	肝素 5000U/ml	0.3	4
氯唑西林 100mg/ml 肝素 1000U/ml	肝素 1000U/ml	0.5	7.8
头孢噻肟 10mg/ml 肝素 5000U/ml	肝素 5000U/ml	无感染100%	无感染56%
万古霉素 25mg/ml 庆大霉素 40mg/ml 肝素 1000U/ml	肝素 1000U/ml	0.65	4.88

四、中心静脉留置导管操作流程

1.评估

第一步：核对患者信息，评估患者的置管类型、病情及生命体征，有无特殊不适。

第二步：机器是否处于备用状态，治疗模式、透析器及管路是否与医嘱单相符。

第三步：评估医嘱单，包括定容、时间、抗凝剂种类及剂量。

第四步：环境整洁、宽敞明亮，温度适中。

2.准备

第一步：患者准备——如厕、洗手。

第二步：护士准备——衣帽整洁；洗手，戴口罩。

第三步：物品准备——治疗盘、治疗巾、弯盘、碘仿棉签1包、5ml注射器3支、
20ml注射器1支、无菌纱布2块、碘仿纱布1块、口罩、手套2副。

3.导管护理

第一步：患者戴口罩。

第二步：安置体位，颈静脉置管——仰卧位，头偏向对侧；股静脉置管——仰卧位，
髋关节伸直稍外展外旋。

第三步：快速手消毒，戴手套。

第四步：揭开敷料（自下至上），去除AV端包裹纱布。

第五步：观察导管有无感染及脱出，固定是否牢靠。

第六步：快速手消，更换手套，消毒置管口（碘仿3次，直径＞10cm），无菌纱布
覆盖导管出口，胶布固定。

第七步：铺治疗巾，碘仿纱布消毒导管外延部分并垫于导管下方，去除动脉导管口
肝素帽，碘仿纱布去除导管口血痂，并用碘仿棉签消毒（顺时针、逆时
针），连接5ml注射器；同法消毒静脉端，连接5ml注射器，分别抽吸导管
腔内的封管液和残血各2ml，推注在纱布上观察有无血凝块。如未抽出凝
血块，可再快速抽吸5ml，上机时由动脉壶处注入。

第八步：20ml注射器抽吸并测试导管流量。

第九步：遵医嘱静脉端给予抗凝剂。

4.上机连接

第一步：连接导管动静脉端与管路动静脉端，执行血液透析上机操作SOP。

第二步：碘仿纱布消毒管路后弃去。

第三步：无菌纱布包裹管路与导管连接处，治疗巾包裹并固定于适当位置，避免重力牵拉。

5.特殊情况

（1）导管感染：①导管口/导管隧道内感染。上机进行导管护理时，如患者导管口或隧道发生感染，及时汇报医生，待医生处理后执行相关操作。②导管内感染。如发生导管内感染，立即汇报医生，遵医嘱采取相应措施。

（2）流量欠佳：责任护士调试导管位置或患者体位，无效后汇报医生进一步处理。

6.下机准备

第一步：患者准备——戴口罩。

第二步：护士准备——衣帽整洁；洗手，戴口罩。

第三步：物品准备——治疗盘，治疗巾，弯盘，碘仿棉签，生理盐水20ml，封管肝素盐水（肝素100mg＋生理盐水2 ml），肝素帽2个，敷贴（根据置管处情况选择合适大小敷贴），无菌纱布，胶布、口罩、手套。

7.下机操作

第一步：核对信息，评估（环境、治疗参数、生命体征）。

第二步：治疗结束执行血液净化下机操作SOP，导管口不能暴露在空气中。

第三步：消毒导管口，用20ml生理盐水注射器分别将管腔内血液脉冲正压式变白，然后使用肝素盐水注射器根据导管刻度封管。

第四步：碘仿再次消毒导管口并加盖肝素帽，消毒置管处并敷贴固定，做好标识（护理时间及执行者）。

第五步：纱布妥善包裹AV导管并胶布固定，并将其固定于皮肤适当位置（3条胶布，注意肢体延展问题）。

8.终末处理

第一步：垃圾分类处理。

第二步：脱手套，快速手消毒剂或洗手。

第三步：填写透析记录单及书面交接班记录，包括患者导管使用和治疗情况。

9.评价

（1）中心静脉导管功能良好，通过评估能够正常使用。

（2）中心静脉导管使用过程顺利，流量满足透析处方要求。

（3）中心静脉导管固定牢靠，无渗血、漏血，无长度滑脱。

（4）换药及使用护理过程符合感控及无菌原则，无感染的临床症状。

（5）健康教育到位，向患者交代注意事项。

第三节　移植血管的临床应用

移植血管的建立为无法直接建立自体动静脉内瘘的患者提供了理想的透析通路,这项技术已经在国内外普遍开展。目前移植血管有生物性和非生物性两种。生物性移植血管材料来自于自体大隐静脉、尸体血管、同种异体血管及异种血管等。非生物性移植血管主要为人工血管的聚四氟乙烯(PTFE),具有生物相容性好、通畅率高、血流量大和容易穿刺等优点,多数患者手术后2周即可进行血液净化治疗穿刺。此外现在新出现的即穿型人工血管,术后24h即可进行血液净化穿刺治疗。因此,非生物性人工血管是无法直接建立自体动静脉内瘘患者的一种理想选择。

一、人工血管的手术护理与成熟

1.人工血管的手术部位遵循由远及近的原则,先前臂后上臂,先上肢后下肢,也可以选择胸壁和躯干部位。

2.术前评估的基本原则是保证动脉血流充足,静脉回流至心脏通畅。

3.人工血管术后护理原则:患肢抬高,定期评估血管的搏动、震颤及血管杂音。与自体动静脉内瘘术后不同的是,人工血管术后运动无助于人工血管的成熟。

4.人工血管与皮下隧道黏合至少需要2～3周,因此人工血管植入后至少2周避免穿刺。成熟程度根据血管走行路径是否清晰、患肢肿胀是否消失等情况来判定。如果手术侧患肢持续肿胀,对肢体抬高没有反应的患者,应当给予影像学检查以评估中心静脉的通畅情况。

二、人工血管穿刺的注意事项

1.人工血管穿刺时机:一般是选择术后4周,肿胀消退后穿刺为宜。过早使用容易使人工血管压缩,吻合口狭窄、出血、感染及形成血栓。

2.动脉和静脉均选择在人工血管上时流入与流出穿刺针倒置,会导致:①血液再循环大幅增加(＞20%),导致透析充分性下降;②可能导致局部血液过于浓缩,形成血栓。

三、人工血管穿刺的操作流程

1.评估

第一步:询问患者是否有人工血管感觉异常。

第二步:观察人工血管的走向,看人工血管穿刺图。

第三步:检查有无红肿热痛、硬结及胶布过敏现象。

第四步:评估患者人工血管功能,用听诊器听血管杂音或触摸瘘口上方震颤强弱。

第五步:选择合适的穿刺点。

(1)根据人工血管穿刺图,有计划地使用和选择穿刺点。

(2)选择"U"形人工血管动脉穿刺点离开吻合口3cm以上,动脉和静脉穿刺点相隔5～8cm，且避开袢状部分，穿刺针眼之间相距0.5～1cm，每个针眼2～3周重复一次。

（3）"J"形人工血管穿刺针顺血流方向使用，且仅用于动脉血管穿刺针，在四肢浅表静脉穿刺作为静脉回血使用。"J"形人工血管上每个针眼2～3周重复一次。

2. 准备

第一步：护士准备——衣帽整洁；洗手，戴口罩、帽子。

第二步：患者准备——排尿或排便，清洁人工血管内瘘侧肢体，了解治疗目的并做好自备药物和用物准备。

第三步：物品准备——一次性使用内瘘血管穿刺包（1个弯盘、2个棉球、1块治疗巾、6根胶布、2块创可贴）、2根宽胶布、2根内瘘针、1副清洁手套、5ml空针1个及10ml空针1个、1根止血带、抗凝剂。

第四步：床单元及机器设备保持备用状态。

3. 人工血管穿刺操作

第一步：责任护士核对医嘱，了解患者今日人工血管内瘘使用情况及抗凝剂剂量。

第二步：打开内瘘血管穿刺包，铺治疗巾在患者的手臂内瘘下方，用5ml空针抽吸盐水配制抗凝剂，备好胶布。

第三步：用酒精纱布擦拭患者已经清洁过的人工血管肢体。

第四步：戴清洁手套，用10ml空针抽吸盐水将穿刺针排气并放妥。

第五步：穿刺静脉。摸清血管走向和深浅，碘仿消毒穿刺部位皮肤3次（顺时针2次，逆时针1次），以穿刺点为圆心，螺旋向外，直径在5cm以上。

第六步：左手固定人工血管，右手持内瘘针，穿刺针的斜面向上与皮肤呈45°进针，进入血管后再平行推送整支内瘘穿刺针进入血管。

第七步：左手固定针翼，右手握注射器抽取回血确认穿刺在血管内，夹闭内瘘穿刺针管夹。

第八步：固定静脉穿刺针（第一条宽胶布固定针翼，从左到右，拉紧皮肤；第二条做"V"形固定；第三条无菌纱布或棉球覆盖针眼并压在"V"形胶布上形成稳固的三角；第四条固定在距针翼5cm处并盘曲，避免跨越关节）。

第九步：静脉内瘘针准确给予抗凝剂。

第十步：选择动脉穿刺点，向瘘口方向，同法消毒、穿刺动脉。

第十一步：固定动脉穿刺针（同静脉穿刺针固定方法），覆盖治疗巾，开口向外，使用内瘘保护罩。

4. 下机拔针护理

第一步：准备下机操作用物——一次性使用内瘘血管穿刺包当中的碘仿棉签2根，创可贴2块，无菌纱布2块，患者自备的压脉带2根，胶布4根等。

第二步：回血完毕后，先拔出动脉穿刺针后再拔出静脉穿刺针。

第三步：解除穿刺针胶布—消毒针眼—贴创可贴。

第四步：松动针眼—纱布纵2横3—拔针—护士拇指指尖和指腹按压穿刺点。

第五步：胶布固定及压脉带固定，以能够摸到血管震颤为宜。

第六步：向患者交代注意事项。

5.终末处理

第一步：整理环境。

第二步：分类处置医疗垃圾，锐器放入锐器盒。

第三步：手消毒，记录交班相关数据及护理内容。

6.评价

（1）评价人工血管内瘘穿刺点选择正确，并且在血管内，无渗血、漏血及血肿。

（2）评价人工血管内瘘穿刺后血流量在处方要求范围内。

（3）评价人工血管内瘘穿刺后穿刺针固定正确牢靠，并保证4h治疗时间段无穿刺针滑脱的情况存在。

（4）符合感控及无菌原则，无感染迹象。

（5）健康教育到位，向患者交代注意事项及观察要点。

第四节　血管通路并发症的预防

临床常用的透析用血管通路有动静脉内瘘、人工血管动静脉内瘘和中心静脉单针双腔留置导管三大类，除外还有动脉浅置等血管通路。血管通路的并发症与患者自身血管条件、手术术式及护理人员的维护使用密切相关。

一、动静脉内瘘（自体/人工血管）的并发症及预防

1.出血　分早期出血和晚期出血。术后早期轻微渗血，采用局部换药，适度压迫解决。术后出血较多应拆线后找原因，对症处理。晚期出血的主要原因为内瘘使用过早、穿刺方法不当、穿刺针脱出、拔针后压迫止血不充分，以及与患者抗凝剂使用不当有关。

2.血栓　血栓形成是内瘘闭塞和内瘘失功的常见原因。早期血栓与吻合口扭曲、成角、压迫，血压过低、脱水或高凝状态有关。晚期血栓形成是由于血管内膜增生、血管狭窄基础上合并低血压、血液高凝状态、高炎症反应、血红细胞变形聚集及黏附等而导致。因此，发生急性血栓应在6h内急诊就医，采用手法按摩、药物溶栓、导管取栓或经皮腔内血管成形术（PTA）等方法清除血栓。疗效判断为：有效治疗后血管彩超检查确定血栓溶解消失，内瘘杂音增强，血液透析中血流量超过200ml/min，能至少完成一次正常透析。

3.感染　常见。人工血管内瘘感染率0.45～2.86/1000患者日，自体内瘘感染率0.19～1.84/1000患者日。常见原因为全身因素、动静脉内瘘位置和留置时间、皮肤消毒、皮肤定植菌的存在、定点反复穿刺等。内瘘感染的临床表现有局部表现和全身表现。局部表现为红肿热痛或脓性血性渗出液，侵犯血管壁出现血管破溃出血，也可以是炎症导致的血栓形成，引起血管闭塞。全身感染表现为毒血症和败血症，毒血症为透析后一过性发热，血培养阴性；败血症为透析结束前发热，之后持续高热，伴有寒战和大汗，血白细胞计数升高，血培养阳性。对于感染的治疗原则为全身使用抗生素和局部干预治疗。预防原则是严格执行无菌操作，穿刺时皮肤消毒要严格，尽量不重复使用穿刺

针,保持内瘘周围皮肤清洁等。

4.盗血综合征 发生率较低,约有1%的动静脉内瘘患者会出现。盗血综合征是指动静脉内瘘成形术后,动脉血液向血流压力较低的静脉系统分流过多,导致肢体末端供血不足,出现苍白、麻木、发凉、疼痛、坏死等一系列缺血的表现。在治疗上,缺血症状较轻的患者不需要手术治疗,可适当进行一些手部运动,保暖,观察症状是否缓解。缺血症状严重者需手术治疗。

5.血管狭窄 主要表现为内瘘血流量不足,最终导致动静脉内瘘血栓形成和闭塞。原因复杂,治疗方法有:全身用药,血管周围药物的使用,蛋白酶抑制剂的治疗,基因治疗,近距离放射治疗,介入治疗等。其中PTA和置入血管支架具有创伤性小、见效快、手术成功率高的特点,临床治疗上应用较多。

6.动脉瘤 按照瘤壁结构分为真性动脉瘤和假性动脉瘤。原因较多,与临床有关的常见因素有吻合口过多剥离血管外,内瘘未成熟过早使用,穿刺技术不良,透析后止血方式不当等。治疗方法以佩戴护腕及手术治疗为主。

7.肿胀手综合征 是指动静脉内瘘术后发生的持续性手部及上肢肿胀,临床较少见。

8.高输出量心力衰竭 当内瘘血流量≥1500ml/min或内瘘血流量与心排血量的比值≥20%时称为高流量内瘘,此时易发生心力衰竭。在治疗上临床主要是行外科内瘘缩窄术。

9.其他 如血清性水肿、动静脉内瘘定点穿刺所致内瘘破裂、动静脉内瘘穿刺所致肱动脉损伤等。

二、中心静脉单针双腔留置导管(临时性/永久性)并发症及预防

1.手术相关急性并发症及预防

(1)穿刺部位出血:是最常见的急性并发症,治疗上一般采取局部用药加压包扎。如果是在透析过程中,应减少抗凝剂、抗凝拮抗药的使用。局部压迫止血最简单有效。

(2)局部血肿形成:较常见。处理方法为拔管,局部加压压迫止血。

(3)穿刺失败:原因较多。方法为超声定位引导下穿刺置管。

(4)心律失常:常为一过性心律失常,是由于插管过程中导丝或导管刺激心内膜,压迫颈动脉窦导致。

(5)空气栓塞:颈内静脉和锁骨下静脉导管容易发生空气栓塞,操作室应格外谨慎。如果在插管过程中出现低血压、发绀、咳嗽等急性缺氧症状,应怀疑出现了空气栓塞。空气栓塞的紧急处理原则是:①夹住导管,阻止空气继续进入;②取头低足高位左侧卧位,使空气停留在右心房而不进入肺部;③吸氧或高压氧或100%氧气治疗,可以加速空气中氮气吸收入血液和周围组织;④对症处理,如升压、镇静止痉等。

(6)喉部血肿和喉返神经损伤:少见,但可危及患者生命。如果出现喉部血肿立即请五官科或普外科、麻醉科会诊,切开血肿引流减压,气管插管或气管切开。

(7)中心静脉或心房穿孔。

(8)血流量不足:常见原因为导管位置不正确、导管打折。解除原因后血流量充足。

（9）再循环：再循环量的大小取决于导管尖端的位置及患者中心静脉循环状态。当导管处于较细静脉当中时，再循环一定增加。文献报道导管尖端靠近心脏大血管，重复再循环率最小，因此临床建议血液透析患者的中心静脉应尽可能选择颈内静脉。

（10）气胸、血胸或血气胸：最严重的并发症之一。

（11）导管位置不良：放置深静脉导管后做胸部X线检查的原因之一就是检查留置导管的位置。

2.手术相关远期并发症及预防

（1）中心静脉狭窄和血栓形成：中心静脉狭窄是中心静脉置管的严重并发症，血栓形成和血管狭窄影响同侧上肢自身动静脉内瘘的建立。

（2）感染：致病菌主要是革兰阳性菌，尤其是金黄色葡萄球菌和表皮葡萄球菌，院内感染常为耐药菌。导管感染的预防措施为：①置管前应严格皮肤消毒；②对长期留置导管的患者采用带cuff的硅管；③采用涂有抗生素的导管；④每次导管护理时在导管出口处涂擦抗菌软膏；⑤用干纱布作为敷料；⑥对非硅胶导管应限制留置时间（＜2周）；⑦导管使用中严格执行无菌操作原则。

（3）导管功能障碍。

（4）血栓形成。

（5）纤维蛋白鞘。

（6）穿孔。

第五节　习题与答案

【习题】

一、单项选择题

1.（　）插管手术较易，并发症少，且能提供较高的血流量，一般作为首选途径
　A.股静脉
　B.颈内静脉
　C.锁骨下静脉
　D.颈外静脉
　E.头静脉

2.（　）插管手术简单，操作简便，但由于位置原因，易发生感染、血栓、血流量差，留置时间短
　A.颈内静脉
　B.锁骨下静脉
　C.股静脉

D.颈外静脉
　E.头静脉

3.由于封管肝素量不足，肝素液流失或血液反流入管腔所致的血栓多为（　）
　A.导管腔内血栓
　B.导管外尖部血栓
　C.静脉腔内血栓
　D.附壁血栓
　E.隧道血栓

4.留置导管的主要并发症是（　）
　A.血栓
　B.感染
　C.导管功能障碍
　D.导管脱落
　E.血肿形成

5.以下不属于导管功能障碍的是（　）
　A.导管内血栓形成

B.血流不畅

C.单向阻塞

D.不能达到目标血流量

E.感染

6.当导管动脉端功能障碍而静脉端血流充
足,将动静脉反接的缺陷是(　　)

A.再循环率增加

B.出现"贴壁"现象

C.血栓形成

D.血流不畅

E.易致感染

7.中心静脉留置导管拔管时采取以下哪种
体位,可以防静脉内压力低产生气栓
(　　)

A.坐位

B.侧卧位

C.半坐卧位

D.平卧位

E.俯卧位

8.以下中心静脉导管拔除指征不包括
(　　)

A.导管有严重感染,不能控制

B.导管失去功能,如流量低

C.导管内有血栓形成并不能抽出

D.导管周围出血不止,压迫也不能
止血

E.导管出口局部感染

9.一旦发生空气栓塞时,患者采取的卧位
是(　　)

A.去枕平卧

B.向右侧

C.半卧位

D.左侧卧位、头低足高

E.以上都不是

10.留置导管拔管时,无菌纱布指压需
(　　)

A.5～10min

B.10～20min

C.20～30min

D.30～40min

E.40～50min

11.留置导管的最主要并发症是(　　)

A.感染

B.血栓

C.空气栓塞

D.出血

E.流量不佳

12.中心静脉双腔导管分两个腔,远端开
口、近端开口分别为(　　)

A.动脉端,动脉端

B.动脉端,静脉端

C.静脉端,动脉端

D.静脉端,静脉端

E.以上都不对

13.AVF术前应提前保护好内瘘侧肢体血
管,除外以下哪项(　　)

A.不要在该侧肢体穿刺输液

B.不要在该侧肢体抽血

C.不要在该侧行锁骨下静脉留置中心
静脉导管

D.不要在该侧肢体测量血压

E.以上均是

14.以下AVF术后护理措施错误的是
(　　)

A.术后应每日多次检查能否触及震颤,
听到血管杂音以便早期发现血栓形
成并及时处理

B.术后若发生渗血应加压包扎止血

C.注意身体姿势及袖口松紧,避免内
瘘侧肢体受压

D.内瘘成形术24h后手部可适当做握拳
动作及腕关节运动,以促进血液循
环,防止血栓形成

E.适当抬高内瘘侧肢体,可减轻肢体
水肿

15.AVF穿刺时动脉穿刺点距吻合口至少
应达到多远距离(　　)

A.2cm

B.3cm

C.5cm

D.8cm

E.10cm

16.下列有关拔针时注意事项描述错误的是（　　）

　　A.穿刺点应最大加压压迫，以防出血

　　B.拔出穿刺针时的角度要与穿刺时的角度相同或接近

　　C.切记在穿刺针没有完全拔出前不要压迫

　　D.穿刺点的压迫不宜过紧，以不出血且触摸有震颤为宜

　　E.拔针顺序尚无统一规定

17.下列预防内瘘感染的措施不正确的是（　　）

　　A.严格无菌操作，防止医源性感染

　　B.透析后即可清洗内瘘侧手臂

　　C.透析前清洗内瘘侧手臂

　　D.避免用不洁之手搔抓内瘘处皮肤

　　E.养成良好的卫生习惯

18.内瘘形成动脉瘤的原因为（　　）

　　A.反复在同一部位进行穿刺

　　B.内瘘有部分血栓形成

　　C.反复低血压的发生

　　D.压迫止血不当

　　E.以上均是

19.新内瘘首次穿刺时机一般为术后（　　）

　　A.4周

　　B.6～8周

　　C.10周

　　D.12周

　　E.8～10周

20.绳梯穿刺法沿着内瘘走向上下交替进行穿刺，一般每个穿刺点相距（　　）

　　A.0.5cm

　　B.1.5cm

　　C.1cm

D.2cm

E.3cm

21.定点穿刺易造成下列何种情况（　　）

　　A.出血

　　B.感染

　　C.盗血综合征

　　D.手肿胀综合征

　　E.渗血

22.出现手指末梢苍白、发凉、麻木等一系列症状一般见于以下哪种情况（　　）

　　A.感染

　　B.动脉瘤

　　C.手肿胀综合征

　　D.盗血综合征

　　E.出血

23.内瘘非血栓性狭窄最常见的部位是（　　）

　　A.吻合口静脉侧

　　B.吻合口动脉侧

　　C.吻合口处

　　D.穿刺处

　　E.距吻合口3～5cm处

24.慢性肾衰竭患者当Ccr在以下哪个范围时建议择期建立内瘘（　　）

　　A.Ccr＜5ml/min

　　B.Ccr＜15ml/min

　　C.Ccr＜25ml/min

　　D.Ccr＜35ml/min

　　E.Ccr＜20ml/min

25.术前心脏功能评估对以下哪种内瘘意义更加重要（　　）

　　A.鼻烟窝内瘘

　　B.腕部内瘘

　　C.前臂内瘘

　　D.上臂内瘘

　　E.以上均是

26.AVF成熟不良或不能成熟最常见的原因是（　　）

A.近吻合口静脉内膜增生导致的机械性狭窄

B.血栓形成

C.吻合口直径小

D.流出道静脉狭窄

E.功能锻炼不足

27.高位动静脉内瘘患者发生盗血综合征时以下处理措施正确的是（ ）

A.通过手术结扎吻合静脉的远侧支

B.对吻合口行手术扩张

C.通过手术将扩张的吻合口缩小

D.重新制作内瘘

E.通过手术结扎吻合静脉的近侧支

28.以下哪类患者不宜选择高位动静脉内瘘术（ ）

A.年老

B.儿童

C.体弱

D.肥胖

E.以上均是

29.高位动静脉内瘘是指采用哪一部位做动静脉吻合术后形成的动静脉内瘘（ ）

A.肘部或肘部以上血管

B.前臂血管

C.大腿部血管

D.腕部血管

E.上臂血管

30.高位动静脉内瘘始用时间为（ ）

A.术后4周

B.术后6周

C.术后2个月

D.术后3～4个月

E.术后4～6周

31.肿胀手综合征早期处理方法为（ ）

A.可以通过握拳增加回流，减轻水肿

B.必须重新制作内瘘

C.可采用内瘘包扎压迫

D.采取外科手术缩小瘘口

E.可用PTFE血管做旁路搭桥手术

二、多项选择题

1.导管感染根据部位可分为（ ）

A.导管出口处感染

B.皮下隧道感染

C.血液扩散性感染

D.导管入口处感染

E.全身感染

2.中心静脉留置导管的自我护理要点有（ ）

A.保持局部清洁干燥

B.避免剧烈运动

C.观察局部有无红肿热痛

D.可用于输血输液

E.定期换药

3.临床常采用的判断自体动静脉内瘘瘘管是否通畅的简便方法有（ ）

A.视（观察瘘管外部情况）

B.超声检查

C.听诊杂音

D.触诊震颤

E.抬臂试验

4.内瘘常见的并发症有（ ）

A.血栓

B.感染

C.血管瘤或假性动脉瘤

D.肿胀手综合征

E.盗血综合征

5.上臂动静脉内瘘发生血管瘤护理时应注意（ ）

A.变化穿刺点

B.穿刺时应扎止血带，防止内膜损伤

C.血管出现狭窄时，应在狭窄处穿刺

D.穿刺前尽量将上臂的血管充分暴露，利于评估和选择穿刺点

E.桡动脉和贵要静脉

6.高位动静脉内瘘形成假性动脉瘤的护理措施包括（ ）

A.肢体制动

B.避免定点穿刺

C.弹性绷带护手

D.减缓动作，防止破裂

E.以上都是

三、案例分析题

1.患者，男，61岁，诊断为尿毒症，每周3次规律血透7年余。干体重67kg，今晨体重72kg。透析护士评估发现内瘘搏动及震颤微弱，其主诉昨晚自觉内瘘搏动弱，并稍有疼痛未引起重视。近3个月每周超滤有2次大于干体重的5%，且上次血透末血压104/58mmHg。血管超声发现，近内瘘口端血管狭窄，拟明日行血管扩张术。

（1）该患者出现了何种并发症（　　）

　　A.动静脉内瘘感染

　　B.肿胀手综合征

　　C.缺血性单肢神经病变

　　D.盗血综合征

　　E.动静脉内瘘狭窄

（2）因今日体重增长过多，需要进行血透治疗，最适合该患者的临时通路是（　　）

　　A.动静脉外瘘

　　B.动静脉直接穿刺

　　C.临时性颈内静脉置管

　　D.临时性股静脉置管

　　E.临时性锁骨下静脉置管

（3）为了不对今后内瘘手术产生影响，首选穿刺部位为（　　）

　　A.足背动脉

　　B.桡动脉

　　C.肱动脉

　　D.股动脉

　　E.以上都不是

（4）透析结束时注意压迫，防止出现（　　）

　　A.出血

　　B.感染

C.疼痛

D.血肿

E.以上都是

（5）若该血管扩张失败，考虑重新建立动静脉内瘘，首选的临时通路是（　　）

　　A.动静脉外瘘

　　B.动静脉直接穿刺

　　C.临时性颈内静脉置管

　　D.临时性股静脉置管

2.患者，男，78岁，慢性肾功能不全，CKD5期，2型糖尿病，2012年3月开始透析，始用右颈内静脉长期置管。今来院血透时发现引血困难，透析血流量不足，经医生反复调整无效。

（1）该患者可能出现的问题是（　　）

　　A.导管内血栓形成

　　B.导管感染

　　C.导管贴壁

　　D.导管脱落

　　E.导管断裂

（2）引起上述问题的原因包括（　　）

　　A.使用时间长

　　B.患者高凝

　　C.抗凝剂用量不足

　　D.封管时肝素用量不足

　　E.管路扭曲

（3）针对患者情况，主要预防和处理措施为（　　）

　　A.颈内静脉穿刺点选择中下段为宜

　　B.下机封管时，盐水冲洗导管，然后用肝素封管

　　C.肝素封管到位，正压封管

　　D.有部分血栓形成而血流不畅者，可用尿激酶封管

　　E.拔除导管

（4）目前该患者存在的主要护理诊断为（　　）

　　A.焦虑：与血流量不足，影响正常透

析有关

B.知识缺乏：缺乏导管护理的知识有关

C.体液过多：与水、钠潴留有关

D.疼痛：与感染有关

E.潜在并发症肺栓塞：与血栓脱落有关

（5）目前有效的护理措施包括（　　）

A.每次透析前认真评估通路的通畅情况

B.抽吸前次封管液时应快速抽出

C.抽吸不畅时，切忌向导管内推注液体

D.如有血栓形成，可用尿激酶溶栓

E.选择合适的体位

3.患者，女，70岁。因胸闷气急3d来院，诊断为CKD5期，2型糖尿病，肌酐1115.5μmol/L，尿素氮28.21mmol/L。经行右侧颈内静脉置管术，并进行首次血透。

（1）导管置入静脉优先选择（　　）

A.锁骨下静脉

B.右股静脉

C.右颈静脉

D.左颈内静脉

E.左股静脉

（2）临时性中心静脉导管留置术适应证为（　　）

A.初次透析或无长期血管通路患者

B.感染

C.急性肾衰竭

D.中毒抢救

E.血浆置换

（3）诱导透析的注意事项有（　　）

A.使用小面积、低效率透析器

B.多次短时透析

C.增加血浆渗透压

D.选择适当血液净化方法

E.使用大面积透析器

（4）临时性中心静脉导管并发症有（　　）

A.穿刺部位出血

B.局部血肿形成

C.心律失常

D.空气栓塞

E.喉部血肿、喉返神经损伤

（5）静脉导管更换适应证为（　　）

A.导管相关感染经抗感染治疗无效者

B.导管功能不良

C.导管体外部分破损

D.导管涤纶套托出

E.导管漏血、漏气

4.患者，男，73岁，诊断为尿毒症，规律透析10年余。患者有糖尿病史，视力减退，平时一人居住，子女不在身边。血管通路为自体动静脉内瘘。5月21日，患者行血透治疗，治疗前床位护士评估患者一般情况及内瘘情况发现其内瘘穿刺部分有红肿表现，患者主诉穿刺处稍有疼痛，消毒穿刺处加压有脓液挤出。查血常规示：白细胞计数5.37×10^9/L，血红蛋白122g/L，中性粒细胞3.88×10^9/L，嗜酸性粒细胞0.16×10^9/L，单核细胞计数0.42×10^9/L。

（1）该患者出现了什么并发症（　　）

A.动静脉内瘘狭窄

B.动静脉内瘘的感染

C.肿胀手综合征

D.动静脉内瘘血栓

E.盗血综合征

（2）引起上述问题的主要原因是（　　）

A.穿刺时未严格执行无菌操作，穿刺针污染

B.患者个人卫生习惯不良，内衣污染等

C.皮肤瘙痒时用不洁手挠抓引起皮肤感染

D.血液透析结束后穿刺处接触水导致感染

E.拔针不规范

（3）该患者目前存在的主要护理诊断有
（　　）

A.疼痛：与内瘘感染有关

B.焦虑：与对本身疾病能否顺利康复、
独居有关

C.知识缺乏：缺少内瘘护理相关知识

D.体液不足危险：与感染有关

E.以上均是

（4）针对患者情况，以下哪些是有效的护
理措施（　　）

A.严格无菌操作

B.区域穿刺可以预防感染

C.提高穿刺水平，避免血肿形成；瘘
内感染严重时暂停使用内瘘，全身
使用抗生素，用抗生素药膏涂抹
患处

D.做好患者卫生宣教工作，保持内瘘
手臂皮肤清洁、干燥，透析后切勿
进水。

E.以上都是

5.患者，女，50岁，慢性肾功能不全，
CKD5期。2012年5月开始透析，血管
通路为左前臂内瘘。2014年6月内瘘
血栓形成后行左上臂肱动脉-头静脉
内瘘，现左上臂头静脉、贵要静脉均
严重瘤样扩张。内瘘搏动强，震颤稍
弱，彩色多普勒超声示瘘体部位血管
直径2.6cm。

（1）患者内瘘出现了何种并发症（　　）

A.内瘘形成了动脉瘤

B.内瘘血栓形成

C.盗血综合征

D.肿胀手综合征

E.内瘘感染

（2）出现上诉并发症的原因有（　　）

A.上臂内瘘流量高，压力大

B.内瘘未成熟时过早使用，血管损伤

C.长期定点穿刺或小范围内区域穿刺，

血管壁损伤，弹性差

D.吻合口过大致流量高，压力大

E.内瘘流出道狭窄或梗阻

（3）目前应采取的有效处理措施有（　　）

A.直径＜3cm，采用保守治疗，弹性绷
带保护，避免碰撞损伤动脉瘤

B.禁止在动脉瘤部位穿刺，避免局部
皮肤感染

C.直径＞3cm，须行手术治疗，如为流
出道狭窄则扩张狭窄静脉

D.对于吻合口部位的动脉瘤，采用结
扎内瘘、切除动脉瘤，并行吻合口
近心端动脉、静脉重新吻合

E.对于穿刺部位的动脉瘤，如果邻近
有合适的自体表浅静脉如贵要静脉，
可采取切除动脉瘤，并行贵要静脉
转位内瘘修补手术

（4）目前该患者存在的主要护理诊断有
（　　）

A.潜在并发症：有心力衰竭的危险

B.潜在并发症：有动脉瘤破裂的危险

C.潜在并发症：有感染的危险

D.焦虑：与疾病的预后有关

E.知识缺乏：缺少内瘘及护理相关知识

（5）应采取的有效预防措施有（　　）

A.选择合理的穿刺方式，避免区域
穿刺

B.避免内瘘未成熟提前使用

C.采用正确的按压止血方法

D.对于吻合口大、高流量的内瘘用弹
力护腕保护

E.健康教育，避免磕碰、抓挠等损伤

【参考答案】

一、单项选择题

1.B　2.C　3.A　4.B　5.E　6.A　7.D

8.E　9.D　10.C　11.A　12.C　13.D

14.B　15.B　16.A　17.B　18.A　19.B

20.C 21.E 22.D 23.A 24.C 25.D
26.A 27.C 28.D 29.A 30.C 31.A

二、多项选择题

1.ABC 2.ABCE 3.ACD 4.ABCDE
5.ABCD 6.BCD

三、案例分析题

1.（1）E （2）B （3）A
（4）ABCDE （5）C

2.（1）A （2）ABCDE （3）ABCD
（4）ABE （5）ABCDE

3.（1）C （2）ABCDE （3）ABCD
（4）ABCDE （5）ABCDE

4.（1）B （2）ABCD （3）ABC
（4）ACD

5.（1）A （2）ABCDE （3）ABCDE
（4）ABCDE （5）ABCDE

参 考 文 献

［1］金茹，黄蔷薇，黄素清.定期小剂量尿激酶联合肝素封管对长期留置导管透析功能的影响［J］.海峡药学，2012，24（7）：182-183.

［2］欧阳凌霞，陈江华，何强，等.庆大霉素联合肝素作为透析导管封管液稳定性的观察［J］.中国中西医结合肾病杂志，2006，7（11）：646-648.

［3］孙雪峰.血液透析中心静脉导管如何合理抗凝［J］.中国血液净化，2015，14（1）：13-17.

［4］王质刚.血液净化学［M］.4版.北京：北京科学技术出版社，2016：163-164；181-182；200-201.

［5］薛志强，曾石养.尿激酶24小时停留封管溶栓治疗对颈内静脉留置双腔透析导管内血栓形成的疗效研究［J］.中国血液净化，2010，9（5）：265-268.

［6］叶朝阳，林日勇.血液透析血管通路的研究与应用进展［J］.中国血液净化，2009，8（7）：356-358.

［7］AI-Hwiesh AK，Abdul-Rahman IS.Successful prevention of tunneled，central catheter infection by antibiotic lock therapy using vancomycin and gentamycin［J］.Saudi J Kidney Dis Transpl，2007，18（2）：239-247.

［8］Arif A，Roy-Chaudhury P，Beathard GA，et al.Early arteriovenous fistula failure：a logical proposal for when and how to intervene［J］.CLIN J Am Soc Nephrol，2006，1（2）：332-339.

［9］Chow KM，Poon YL，Larm MP，et al.Antibiotic lock solutions for the prevention of catheter-related bacteraemia in hemodialysis patients［J］.Hong Kong Med J，2010，16（4）：269-274.

［10］Dember LM，Kaufman JS，Beck GJ，et al.Design of the Dialysis Access consortium（DAC）clopidogrel prevention of early AV fistula thrombosis trial［J］.Clin Trials，2005，2（5）：413-422.

［11］Dixon BS，Novak L，Fangman J.Hemodialysis vascular access survival：upper-arm native arteriovenous fistula［J］.Am J Kidney Dis，2002，39（1）：92-101.

［12］Donati G，Coli L Cianciolo G，et al.Thrombosis of tunneled-cuffed hemodialysis catheters：treatment with high-dose urokinase lock therapy［J］.Artif Organs，2012，36（1）：21-28.

［13］Grudzinski L，Quinan P，Kwoks，et al.Sodium citrate 4% locking solution for central venous dialysis catheters-an effective，more cost-efficient altemative to heparin［J］.Nephrol Dial Transplant，2007，22（2）：471-476.

［14］Little MA，Conlon PJ，Walshe JJ.Access recirculation in temporary hemodialysis catheter as measured by the saline dilution technique［J］.Am J Kidney Dis，2000，36（6）：1135-1139.

［15］Maki DG，Ash SR，Winger RK.A novel antimicrobial and antithrombotic lock solution for hemodialysis cathers：a multi-center，controlled，randomized trial［J］.Crit Care Med，2011，39（4）：613-620.

［16］Moore CL，Besarab A，Ajluni M，et al.Comparative effectiveness of two catheter locking solutions to reduce catheter-related bloodstream infection in hemodialysis patients［J］.Clin J Am Soc Nephrol，

2014，9（7）：1232-1239.

[17] National Kidney Foundation.K/DOQI practice guidelines and clinical practice recommend action，2006 updates［J］.AJKD，2006，48：s1-s322.

[18] Shanks RM，Sargent JL，Martinez RM，et al.Catheter lock solutions influence staphylococcal biofilm formation on abiotic surfaces［J］.Nephrol Dial Transplant，2006，21（8）：2247-2255.

[19] Yon CK，Low CL.Sodium citrate 4% versus heparin as a lock solution in hemodialysis patients with central venous catheters［J］.Am J Health Syst Pharm，2013，70（2）：131-136.

第4章

抗凝剂的选择与使用

抗凝治疗是提高血液透析生物相容性，保证血液透析顺利进行的重要环节。尿毒症患者亦或肾衰竭患者因自身原有疾病的因素，加之长期血液透析治疗，从而使患者的凝血机制出现紊乱，凝血功能发生异常变化，因此，在血液净化治疗时合理、合适、准确地选用抗凝剂的种类及剂量尤为重要。理想的抗凝效果是能够达到血液透析治疗过程中体外循环管路的不凝血与患者未出现出血的临床表现。

第一节 概 述

抗凝剂从作用机制来分类有：①抑制凝血因子合成药。如香豆素类（华法林）、茚二酮类（双苯茚二酮）。②增强凝血抑制因子活性药。如肝素、低分子量肝素、磺达肝癸钠及类肝素（藻酸三酯、戊聚糖多硫酸酯）。③抑制凝血因子活性药。如合成的蛋白酶抑制药（甲磺酸奈莫司他、阿加曲班）、抗凝血酶药（水蛭素）、抗凝血因子Ⅹa药（利伐沙班）及抗凝血因子Ⅸa药。④凝血抑制因子制剂。如抗凝血酶Ⅲ、蛋白C、血栓调节蛋白、肝素辅助因子Ⅱ、组织因子途径抑制因子等。⑤抗血小板药。

临床上常用的抗凝血药有抗凝血药、抗血小板药和溶栓药。根据给药途径可分为静脉抗凝血药和口服抗凝血药，血液净化治疗过程中绝大部分患者均采用静脉抗凝血药。因此，本章节着重介绍血液透析治疗相关的静脉抗凝血药的选择与使用。

抗凝剂的不良反应：①导致肾衰竭患者药物蓄积；②出血（药物本身作用）；③增加出血风险（与其他抗凝血药/抗血小板药/纤维蛋白溶解药合用时）；④其他，如血小板减少、骨质疏松、过敏反应等。

一、肝素

肝素（heparin），又名普通肝素，于1916年被发现，1934年被应用于临床观察，作为一个经典的抗凝剂被沿用至今。肝素是一种带负电荷的氨基葡聚糖硫酸酯，商品用药的原料主要来源于猪肠或牛肺，其中市场上销售的肝素多来源于猪肠黏膜。肝素的相对分子质量为3000～30 000，其中只有1/3存在抗凝活性成分。

肝素属于间接凝血酶抑制药，通过与凝血酶结合从而抑制纤维蛋白块的生成，但对于已经和纤维蛋白结合的凝血酶是不能达到抗凝效果的。目前我国大部分在用的肝素为125U/mg。

肝素口服不能吸收，需静脉注射使用，而且肝素的血浆浓度和疗效存在明显个体差异。正常人肝素的半衰期随剂量的增加而延长，如若给予患者每次100，200，400U的肝素静脉注射，半衰期分别为50，96，150min。同时也与肝素使用的持续时间有关。肝素经肝脏与肾脏进行清除，不能被透析清除。肝素具有抗凝、抗感染、抗补体、抗动脉粥样硬化、调控生长因子、抗肿瘤等作用。

1. 适应证　临床无出血倾向或出血性疾病，无肝素诱导血小板减少症，血浆抗凝血酶活性≥50%，无明显脂代谢或骨代谢异常，活化部分凝血活酶时间（APTT）、凝血酶原时间（PT）、凝血酶原标准化比值（PT-INR）、D-二聚体正常或升高的患者。

2. 禁忌证　①绝对禁忌证：各种部位的活动性出血、未控制的高血压、动脉瘤或主动脉夹层等。②相对禁忌证：各种出血倾向、血小板数量或功能缺陷、有创操作前后或围手术期、外伤后、伴有出血倾向的恶性肿瘤、可能合并出血倾向的浆膜腔积液等。

3. 监测　通过测量APTT以控制肝素用量，一般维持在正常值的1.5～2.5倍。同时，应依据患者的凝血状态进行个体化的调整。应用肝素过程中应注意肝素应用的禁忌证、肝素耐药及肝素反跳现象的出现。

肝素是一种强有机酸，因此其特异性的拮抗药为强碱性的硫酸鱼精蛋白，比例一般为1:1或4:5。

4. 应用方法　肝素作为血液净化治疗常用的抗凝剂，多应用于血液透析、血液滤过、血液透析滤过及连续性血液净化治疗。一般首剂量为0.3～0.5mg/kg，追加量为5～10mg/h持续泵入。追加量也可采用间歇静脉输注，但目前临床中更多采用的是持续输注方式，透析结束前30～60min停止追加。

5. 不良反应

（1）出血：包括轻度出血和重度出血。重度出血是指需要接受输血治疗或是致死性的出血，如颅内出血等。临床中，一些药物的应用，包括头孢类抗生素、青霉素、万古霉素等可能会增加肝素的抗凝效果；相反，如硝酸甘油等的应用可能会降低肝素的抗凝效果。

（2）血小板减少症（HIT）：HIT是由肝素类药物导致的血小板减少，如同时合并血栓形成，则称为肝素诱导血小板减少症和血栓形成（HITT）。HIT多发生在肝素应用后的5～10d，血小板下降基础值的50%以上或降至100 000万/μl以下。一般在停药后1周内缓解，往往可确诊为HIT。

（3）骨质疏松：发生率降低，但随着肝素应用时间的延长则发生率会提高。

（4）其他：超敏反应、脂代谢紊乱、脱发、骨关节病、低醛固酮血症等；妊娠期妇女使用可能会引起早产或死胎。

二、低分子量肝素

低分子量肝素（low molecular weight heparin，LMWH）于1976年被发现，属于间接凝血酶抑制药。低分子量肝素的相对分子质量一般为1000～10 000，平均相对分子质量为3000～6000。注射低分子量肝素后，血浆浓度高，生物利用度高，其半衰期为普通肝素的2～4倍，半衰期也呈现剂量依赖型，并经肾脏进行清除。

1. 应用方法　低分子量肝素作为血液净化治疗常用的抗凝剂，多应用于血液透析、血液灌流、血液滤过、血液透析滤过、血浆吸附或血浆置换。一般60～80U/kg静脉注射。非连续性肾脏替代治疗的患者无须追加剂量，连续性肾脏替代治疗的患者可每隔4～6h追加30～40U/kg，且随着治疗时间的延长追加的剂量应相应减少。

2.监测　低分子量肝素一般不会引起APTT的延长，因此导致出血的风险较小。若日常采用固定剂量的低分子量肝素治疗，一般不强调监测；如必须监测时，可以测定血浆抗FXa的活性，根据测定结果调整剂量。

低分子量肝素的拮抗剂为硫酸鱼精蛋白，比例一般为（2～4）:1。但在临床实践中，因低分子量肝素的半衰期比鱼精蛋白长，因此拮抗剂量较难把握。

3.适应证　临床无出血倾向或出血性疾病，无肝素诱导血小板减少症，血浆抗凝血酶活性≥50%，有明显脂代谢或骨代谢异常，APTT、PT、PT-INR、D-二聚体轻度延长具有潜在出血风险的患者。

4.不良反应　出血是最常见的不良反应，也会出现诱导血小板减低、骨质疏松等不良反应。

三、阿加曲班

阿加曲班（argatroban）是一种直接凝血酶抑制药，相对分子质量为526.66。据文献报道其半衰期为15～50min，停药后1～2h APTT可恢复正常。阿加曲班经肝脏清除，因此肝功能异常时，其半衰期可延长2～3倍。经高通量透析膜可以清除阿加曲班。

1.应用方法　阿加曲班作为一种体外抗凝剂，一般在引血后从管路的动脉端给予首剂量，常用于血液透析、血液滤过、血液透析滤过或连续性血液净化的治疗。一般首剂量为250μg/kg，追加剂量为2μg/（kg·min）或2μg/（kg·min）持续滤器前输注；连续性血液净化治疗患者追加剂量为1～2μg/（kg·min），并于治疗结束前20～30min停止追加。

2.监测　建议使APTT延长时间在正常范围的2倍以内，可以依据患者血浆APTT的监测来进行剂量的调整。

3.适应证　存在明显活动性出血性疾病或明显出血倾向的患者，APTT、PT和PT-INR明显延长的患者，合并肝素诱导血小板减少症的患者，抗凝血酶活性＜50%的患者。但由于阿加曲班价格较高，临床普及率较低。

4.不良反应　包括出血性脑梗死、出血或出血倾向、休克或过敏性休克等。患者出现出血与出血倾向、血小板减少、重症高血压、正在使用其他抗凝或抗血小板药、严重肝功能障碍须禁用阿加曲班。

四、枸橼酸钠

枸橼酸钠（sodium citrate），又称为柠檬酸钠，化学名称为2-羟基丙烷-1,2,3-三羧酸钠二水化合物，相对分子质量为294.1。已知的文献报道枸橼酸钠可经肝脏、骨骼肌和肾脏皮质等部位进入三羧酸循环并完全氧化代谢产生碳酸氢盐；枸橼酸能与血液中钙离子螯合成难以解离的可溶性复合物枸橼酸钙，从而破坏凝血过程，起到抗凝效果，而这一过程可以通过向体循环补充钙剂来逆转，停止输入枸橼酸盐0.5h后，机体可将枸橼酸完全代谢。

1.应用方法　临床中枸橼酸钠常用的抗凝方案有：①在体外循环管路滤器前持

续从动脉端输注4%枸橼酸钠溶液，起始剂量100～200ml/h（多为170～180ml/h），控制滤器后游离钙离子浓度为0.25～0.35mmol/L，一般调节滤器后（ACT）在200～250s；在管路静脉端补充氯化钙生理盐水0.056 mmol/L（10%氯化钙80ml加入到1000ml生理盐水中）40ml/h，控制管路动脉端（滤器前）游离钙离子浓度为1.0～1.35 mmol/L。②枸橼酸钠自管路动脉端持续泵入，ACD-A初始泵速为血流速度（BFR）的2%～2.5%，泵速（ml/h）=（1.2～1.5）×BFR（ml/min）；10%葡萄糖酸钙自管路静脉端持续输注，泵速8.8～11.0ml/h（为ACD-A泵速的6.1%），保持滤器后管路中游离钙离子浓度为0.2～0.4mmol/L，外周静脉或动脉游离子钙浓度为1.0～1.2mmol/L。置换液应使用无钙或低钙配方，并以前稀释方式补充。若治疗过程中血泵停止数分钟以上，必须停止枸橼酸钠和钙剂的泵入，以防过量枸橼酸钠和钙离子进入患者体内。

2.监测　应用枸橼酸钠的过程中须监测游离钙水平及进行血气分析，依据滤器前后端血气分析中钙离子水平对枸橼酸钠和钙剂的输注速度进行调整。

3.适应证　包括：存在明显活动性出血性疾病或明显出血倾向的患者，APTT、PT和PT-INR明显延长的患者，合并肝素诱导血小板减少症患者，抗凝血酶活性<50%的患者。

目前枸橼酸钠的抗凝主要推荐应用于连续性肾替代治疗（CRRT）或有高危出血风险或重症患者。

2012年KDIGO对AKI中关于抗凝的推荐如下：①对于没有出血高危或凝血功能障碍且未接受有效全身抗凝治疗的患者，建议对于疑难肾替代治疗（RRT）的抗凝，推荐使用普通肝素或低分子量肝素，而非其他抗凝措施（1C）；对于CRRT的抗凝，如果患者没有枸橼酸抗凝禁忌证，建议局部枸橼酸抗凝而非肝素（2B）；对于具有枸橼酸抗凝禁忌证的患者CRRT期间的抗凝，建议使用普通肝素或低分子量肝素，而非其他抗凝措施（2C）。②对于有高危出血风险的患者，如果未使用抗凝治疗，推荐CRRT期间采取以下抗凝措施：对于没有枸橼酸禁忌证的患者，建议CRRT期间避免使用局部枸橼酸抗凝，并不应使用其他抗凝措施（2C）；对于有高危出血风险的患者，建议CRRT期间避免使用局部肝素化（2C）。

英国ICS-ICU的RRT指南推荐：危重患者尤其在有增加出血风险时，应采用局部枸橼酸钠抗凝。与肝素相比，枸橼酸钠抗凝能显著延长滤器使用寿命，降低出血发生率（C）。

4.不良反应　①低钙血症：临床表现如口周及颜面的麻木感，进一步发展可出现手足抽搐，严重时可表现为低血压及心脏抑制；②代谢性碱中毒：1mmol枸橼酸能够产生3mmol的碳酸氢根；③其他：如高钙血症、高钠血症。

五、其他直接凝血酶抑制药

重组水蛭素及其类似物：主要包括来匹卢定、地西卢定、比伐卢定等，但因该药物主要是从肾脏清除，因此肾衰竭患者禁用。其他还有flovagatran sodium、培莫西卢定等，临床中应用较少，本章节中不再详述。

第二节　抗凝剂使用的护理

对于维持性血液透析患者来说，有效的抗凝是在应用最小抗凝剂量来保证血液透析治疗时循环管路及滤器的正常运转，同时不会对患者的全身凝血系统造成影响，因此，透析前、透析中及透析后的评估与护理对于抗凝剂的使用起到关键作用。

一、血液透析治疗前患者出凝血风险评估

评估内容主要包括：①现病史与既往病史。有无血液系统疾病史；有无遗传性或家族性出血性疾病史；有无增加出血风险的合并症，如未控制的高血压、女性子宫肌瘤等。②高凝及血栓栓塞的风险。有无增加血栓栓塞风险的疾病，如糖尿病、系统性红斑狼疮等；既往有无心、脑、血管等血栓栓塞病史。③体格检查。如有无明显或潜在的出血点等。④实验室检查结果：包括血小板计数、APTT、纤维蛋白原、D-二聚体、大便隐血等与凝血和出血相关的检查。

目前临床中对患者出血风险的评估主要依据Swartz等分级：极高危为透析期间有活动性出血；高危为活动性出血停止不到3d，透析前3d做过外科手术或经中心静脉临时插管等急性血液透析；中危为活动性出血停止3～7d，外科手术创伤后3～7d；低危为活动性出血或外科手术创伤超过7d。

二、护理

1. 心理护理　在进行血液透析治疗前责任护士与患者进行沟通，以缓解患者紧张焦虑的心情，充分了解患者的病情，评估患者有无出血表现及出血倾向，同时了解上一次治疗时使用的抗凝血药的种类及量，通过查阅透析记录单或特殊情况交班本了解抗凝效果，并汇报给医生选择合理的抗凝血药及量。

2. 维持血管通路的通畅，保证抗凝血药的输注　血管通路的通畅是治疗的关键。因此，在使用抗凝血药之前必须保证血管通路是通畅的，并精确地将抗凝血药的首剂量推注至患者体内，如须进行抗凝血药的追加，必须使用微量泵或输液泵将抗凝血药的追加量持续泵入患者体内，以达到持续抗凝效果。

3. 观察患者出血情况　责任护士在透析治疗过程中须加强巡视，保证每15～30min巡视患者一次，观察患者穿刺部位有无渗血，患者皮下、鼻腔、口腔黏膜等部位有无出血，一旦有新的出血或原有的出血情况加重须立即汇报给医生，及时采取处理措施。

4. 持续监测透析治疗过程中的凝血情况　在治疗过程中须每30min记录机器各压力值，观察静脉压、跨膜压和血滤器外观情况，尤其是在患者更改抗凝剂种类及调整抗凝剂剂量期间，必要时用生理盐水冲洗管路及滤器，保证治疗的顺利进行。

5. 皮下血肿的处理　血液透析患者易发生皮下血肿，尤其是使用普通肝素患者，一旦发生，拔针后可使用无菌纱布按压穿刺点15～30min，并使用冰袋于血肿处冷敷20～30min，防止血肿进一步扩大。此外，应告知患者24h后予以血肿处热敷30min左右，促进血肿吸收，可以辅助使用多磺酸粘多糖乳膏（喜辽妥）。临床中，为了促进消

肿，可使用硫酸镁湿敷或马铃薯切薄片后敷于血肿处。

6.预防血液透析抗凝并发症的发生　①抗凝不足引起的并发症：主要包括血滤器和管路凝血、透析过程中或结束后发生血栓栓塞性疾病。避免此类并发症发生的关键在于治疗前对于患者凝血状态的评估，选择合理、个性化的抗凝方案。对于高危出血患者在有条件的情况下建议选择枸橼酸钠或阿加曲班作为抗凝剂，尽量避免采用无肝素治疗方式；如必须使用无肝素治疗方式，责任护士必须严密监测各压力值及血滤器外观情况，定时用生理盐水冲洗以观察凝血情况。②出血：主要原因为抗凝剂选择不合理或抗凝剂使用过量导致。如治疗过程中患者出现出血的情况须立即停止或减少抗凝剂的使用，重新选择抗凝血药，并针对不同部位的出血予以相应处理。③抗凝剂本身药物的副作用：对于发生肝素诱发的血小板减少症的患者避免使用肝素类制剂，建议改用阿加曲班；在治疗过程中要避免抗凝剂的使用给患者造成的不良反应，如因枸橼酸钠输注错误造成患者出现高钙血症或低钙血症等。

第三节　无抗凝剂治疗与护理

因患者存在出血性疾病或存在高危出血倾向，临床中一般推荐患者使用枸橼酸钠抗凝或采用无抗凝治疗。与无抗凝方式相比，枸橼酸钠抗凝更安全。但考虑到患者的经济因素，且维持性血液透析患者透析治疗时间通常在4h以内，因此，无抗凝血液透析已被广泛应用。

一、方法

在透析前使用2000ml生理盐水或肝素化生理盐水冲洗血滤器和体外循环管路，治疗开始前将肝素盐水弃去。在治疗过程中动态监测各压力值变化，每20～30min输入100～125ml的生理盐水量冲洗滤器及管路，观察凝血情况。

二、注意事项

①血流量≥250～300ml/min且患者无低血压表现；②血滤器能承受300mmHg以上跨膜压，或用高通量透析器，若达450～750mmHg的跨膜压，每次脱水可达2～4kg；③透析治疗期间必须有责任护士"一对一"服务；④避免在透析器前端输注血液和肠外营养液，因其易形成血栓。

三、护理

1.观察血滤管路滤器内的凝血情况　在治疗过程中，防止发生血滤管路滤器内凝血是护理的关键，因此，要关注血流量情况，及时解除各种报警。如出现凝血情况，可采取提前下机或更换血滤器和管路的措施，在此过程中应避免过多生理盐水的输注及血液的丢失。

2.正确、及时处理机器报警　正确解读机器报警，寻找原因及时解除报警，恢复机器正常运行。

3.做好血管通路的护理　避免因导管不完全滑脱或连接不紧密及人为因素使管路扭曲、打折而导致血流量不足。

4.做好基础护理　保持病室安静整洁，维持室温在22～24℃，协助患者做好生活护理。

第四节　习题与答案

【习题】

一、单项选择题

1.在血液透析过程中，泵后压升高，静脉压降低，提示哪个部位凝血（　）

A.动脉壶或透析凝血

B.静脉壶凝血

C.血流量不足

D.静脉穿刺针凝血

E.以上都不是

2.尿毒症患者有出血倾向的主要原因是（　）

A.肝素用量过多

B.慢性贫血

C.血小板异常

D.尿毒症代谢产物及毒素潴留

E.缺铁性贫血

3.低分子量肝素在血液净化治疗中静脉注射的应用剂量一般为（　）

A.30～50U/kg

B.40～60U/kg

C.60～80U/kg

D.80～100U/kg

E.100～120U/kg

4.对于罹患肝素诱导血小板减少症的患者，应停用（　）

A.所有肝素

B.阿加曲班

C.达那肝素

D.磺达肝癸钠

E.利伐沙班

5.使用鱼精蛋白出现反跳现象多在（　）

A.透析中2h

B.透析中3h

C.透析中3～4h后

D.透析1h后

E.透析中1h

6.透析患者使用低分子抗凝剂应根据医嘱，首剂量应（　）

A.从动脉一次性注射

B.从血路管泵前输液口注射

C.从静脉一次性注射

D.从血路管泵后注射

E.从静脉壶给药

7.血液透析患者脂代谢和骨代谢异常，有潜在性出血风险的患者首选抗凝剂为（　）

A.普通肝素

B.低分子量肝素

C.枸橼酸钠

D.阿加曲班

E.利伐沙班

8.血液透析使用抗凝剂引起出血的处理方法是（　）

A.测定凝血时间

B.运用止血剂

C.针对不同的抗凝剂运用相应的拮抗药

D.补充凝血酶

E.停用抗凝剂

二、多项选择题

1.理想的抗凝剂应具备以下哪些特点

（　）

A. 抗血栓形成作用强

B. 出血危险性较小

C. 药物监测简便易行

D. 长期使用无不良反应

E. 使用过量时应有相应的拮抗药物

2. 血液透析操作过程中引起凝血的因素主要有（　）

A. 透析器预冲不充分，透析器有气泡

B. 肝素首剂量不足

C. 血流量不足或机器报警频繁中断血流

D. 定时给予生理盐水冲洗透析器及管路

E. 增加血流量

3. 常用的抗凝血药有（　）

A. 动脉抗凝血药

B. 静脉抗凝血药

C. 口服抗凝血药

D. 皮下抗凝血药

E. 肌肉抗凝血药

4. 透析治疗时，应严密观察透析机上的动脉压、静脉压和跨膜压，以下描述错误的是（　）

A. 动脉压高，提示堵塞在血泵前

B. 动脉压高，提示堵塞在血泵后

C. 静脉压、跨膜压高，提示堵塞在血泵前

D. 静脉压、跨膜压高，提示堵塞在血泵后

E. 突然出现动脉压、静脉压、跨膜压下降，又非血流量不佳时，提示严重凝血

三、案例分析题

1. 患者，女，61岁，因"规律血透6年，血尿1个月"入院。1个月前患者无明显诱因下出现肉眼血尿，为全程血尿，伴有腰部酸痛，无血凝块，无尿频、尿急、尿痛，无恶寒、发热。血常规示：

白细胞计数5.04×10^9/L，红细胞计数3.05×10^{12}/L，网织红细胞1.82，中性粒细胞65.40%，血红蛋白92g/L，血小板计数169×10^9/L；尿红细胞位相示：红细胞满视野，多形型20%；尿常规示：尿白细胞＋－，尿蛋白＋＋，尿隐血＋＋＋；C反应蛋白7.06mg/L；甲状旁腺激素371.50pg/ml；大便隐血＋＋；曲霉菌试验0.377。

（1）请问该患者当日透析时抗凝剂使用应如何调整（　）

A. 低分子量肝素3000U

B. 低分子量肝素2000U

C. 低分子量肝素1000U

D. 无肝素

E. 低分子量肝素4000U

（2）下列条件中哪些符合当日抗凝方式的使用条件（　）

A. 血液流速250ml/min

B. 患者血压139/69mmHg

C. 透析器能够承受最大跨膜压600mmHg

D. 患者当日体重增长为1kg

E. 患者要求从透析器前输入2U红细胞悬液

（3）下列说法正确的是（　）

A. 无肝素就是首剂给予肝素但后面不追加

B. 无肝素就是首剂不给予肝素但后面追加

C. 无肝素透析就是使用透析器前用2000ml生理盐水或肝素化生理盐水冲洗透析器和管路，使用时弃去肝素化生理盐水，并定时进行生理盐水冲洗

D. 无肝素透析就是使用透析器前用2000ml生理盐水或肝素化生理盐水冲洗透析器和管路，使用时不需要弃去肝素化生理盐水，并定时进行

生理盐水冲洗

E.无肝素透析就是使用透析器前用2000ml生理盐水或肝素化生理盐水冲洗透析器和管路，使用时弃去肝素化生理盐水，不需要定时进行生理盐水冲洗

2.患者，男，77岁，体重80kg。规律血透1年，1周前患者不慎跌倒后出现左股骨颈骨折，行股骨颈骨折闭合复位内固定术，术后恢复良好。病程中，患者有咳嗽，无痰，无畏寒、发热，无头痛、头晕，近期食欲不振，少尿，尿量每日200～300ml，尿色黄，大便成形，2～3d一次，无黑粪及血便，近期体重无明显改变。既往有肥厚性心肌病40年，现服用"倍他乐克50mg bid及螺内酯1片qd"控制病情，日常活动后有气喘；4年前因心肌梗死做过心脏支架手术，术后一直服用华法林抗凝治疗；有高血压病史30年，最高值不详，现未服用降压药，血压约110/76mmHg。有血吸虫病20年余。

（1）患者今日规律透析，如果评估该患者抗凝剂使用情况，应考虑的因素有（　　）

A.体重80kg

B.1周前患者不慎跌倒后出现左股骨颈骨折，行股骨颈骨折闭合复位内固定术，术后恢复良好

C.既往有肥厚性心肌病40年，现服用"倍他乐克50mg bid及螺内酯1片qd"控制病情，日常活动后有气喘

D.4年前因心肌梗死，做过心脏支架手术，术后一直服用华法林抗凝治疗

E.有血吸虫病20年余

（2）关于评估患者出血性疾病发生的风险，下列正确的是（　　）

A.既往有无血友病等遗传性出血性疾病

B.是否长期使用抗凝药物或抗血小板药物

C.既往存在消化道溃疡、肝硬化、痔疮等潜在出血风险的疾病

D.是否有高血压病史

E.严重创伤或外科手术后24h内

（3）评估患者临床血栓栓塞性疾病发生的风险，以下内容符合的是（　　）

A.患有糖尿病、系统性红斑狼疮、系统性血管炎等伴有血管内皮细胞损伤的基础性疾病

B.既往存在静脉血栓、脑血栓、动脉栓塞、心肌梗死等血栓栓塞性疾病

C.有效循环血容量不足，低血压

D.长期卧床

E.先天性抗凝血酶Ⅲ缺乏或合并大量蛋白尿导致抗凝血酶Ⅲ从尿中丢失过多

（4）下列关于凝血指标的检测与评估，正确的是（　　）

A.外源性凝血系统状态的评估：选择性检测凝血酶原时间（PT）、凝血酶原活动度或国际标准化比值（INR）。PT、凝血酶原活动度和INR延长提示外源性凝血系统的凝血因子存在数量或质量异常，或血中存在抗凝物质；PT、凝血酶原活动度和INR缩短提示外源性凝血系统活化，易于凝血、发生血栓栓塞性疾病

B.内源性凝血系统状态的评估：选择性检测活化部分凝血活酶时间（APTT）、凝血时间（CT）或活化凝血时间（ACT）。APTT、CT和ACT延长提示内源性凝血系统的凝血因子存在数量或质量异常，或血中存在抗凝物质；APTT、CT和ACT缩短提示内源性凝血系统活化，血液高凝状态

C.凝血共同途径状态的评估：如果患

者上述各项指标均延长，则提示患者的凝血共同途径异常或血中存在抗凝物质。此时应检测纤维蛋白原（FIB）和凝血酶时间（TT），如果FIB水平正常，则提示血中存在抗凝物质或FIB功能异常

D.血液高凝状态：外源性凝血系统、内源性凝血系统和共同途径的各项凝血指标均缩短，则提示患者存在血液高凝状态，易发生血栓栓塞性疾病

E.血小板活性状态的评估：检测全血血小板计数和出血时间（BT），初步评估血小板功能状态：如果血小板数量减少伴出血时间延长，提示患者止血功能异常，易于出血；如果血小板数量增多伴出血时间缩短，提示血小板可能发生黏附、集聚和释放反应，易于产生血小板性血栓。对于单位时间内血小板数量进行性

降低的患者，推荐检测血浆血小板膜糖蛋白-140（GMP-140）或血中GMP-140阳性血小板数量，以便明确是否存在血小板活化。不能检测上述两项指标时，如果患者伴有血浆D-双聚体水平升高，也提示血小板活化

【参考答案】

一、单项选择题

1.A　2.C　3.C　4.A　5.C　6.C　7.B　8.C

二、多项选择题

1.ABCDE　2.ABC　3.BC　4.BC

三、案例分析题

1.（1）D　（2）ABCD　（3）C

2.（1）AD　（2）ABCE　（3）ABCDE　（4）ABCDE

参 考 文 献

[1] 曹磊，谭颖，吕继成，等.肝素诱导的血小板减少症［J］.中国血液净化，2009，8（3）：163-166.

[2] 樊桂娟.局部肝素抗凝在高危出血倾向患者行血液透析中的应用及护理［J］.临床护理杂志，2006，5（6）：13-15.

[3] 李晓燕，许琳，谈红.抗凝与溶栓［M］.北京：科学技术文献出版社，2011：220-238.

[4] 刘章，姬胜利，王凤山.低分子量肝素的药理作用和临床应用研究进展［J］.药物生物技术，2014，21（6）：573-578.

[5] 马培奇.抗凝血药物现状及其研发动态［J］.上海医药，2009，30（8）：379-380.

[6] 马晓红，陈静，叶朝阳，等.高位出血患者血液透析中应用30%枸橼酸钠的观察与护理［J］.上海护理，2005，5（3）：12-13.

[7] 王笑云.出血倾向患者血液透析治疗的抗凝技术选择［J］.中国实用内科杂志，2008，28（5）：339-343.

[8] 王质刚.血液净化学［M］.4版.北京：北京科学技术出版社，2016：126.

[9] 希恩.C.斯威曼.马丁代尔药物大典［M］.李大魁，金有豫，汤光，等译.北京：化学工业出版社，2009：907-926.

[10] 杨芳菊，任汝仙，李雅琴.抗凝血药治疗的药学监护［J］.中国药业，2013，22（17）：1-3.

[11] 张之南，郑玉书，赵永强，等.血液病学［M］.2版.北京：人民卫生出版，2014：110-180.

[12] Evenepoel P，Maes B，Vanwalleghem J，et al.Regional citrate anticoagulation for hemodialysis using a conventional calcium containing dialysate［J］.Am J Kidney Dis，2002，39（2）：315-319.

［13］Kalb R，Kram R，Morgera S，et al.Regional citrate anticoagulation for high volume tenuousous venovenous hemodialysis in surgical patients with high bleeding risk［J］.Ther Apher Dial，2013，17（2）：202-212.

［14］Ouseph R，Ward RA.Anticoagulation for intermittent hemodialysis［J］.Semin Dial，2000，13（3）：181-187.

［15］Suranyi M，Chow JS.Review：anticoagulation for hemodialysis［J］.Nephrology，2010，15（4）：386-392.

［16］Swartz RD，Port FK.Preventing hemorrhage in high risk hemodialysis：Regional vs.low dose heparin［J］.Kidney Int，1979，16（5）：513-518.

［17］Tovey L，Dickie H，Gangi S，et al.Beyond the randomized clinical trial：citrate for continuous renal replacement therapy in clinical practice［J］.Nephron Clin Pract，2013，124（1-2）：119-123.

［18］Wu MY，Hsu YH，Bai CH，et al.Regional citrate versus heparin anticoagulation for continuous renal replacement therapy：a meta-analysis of randomized controlled trials［J］.Am J Kidney Dis，2012，59（6）：810-818.

第5章

血液透析治疗与护理

第一节　血液透析指征

随着透析技术的日益成熟和我国医疗保障体系的不断完善，人们对终末期肾衰竭的认识已从不治之症过渡到接受透析治疗以维持生命。目前，接受透析治疗的患者呈爆发式增长，因此对透析技术的要求更加严格。如何规范血液透析护士操作，保障患者安全，从而使血液净化操作达到规范、有序、标准、同质化发展，成为重中之重。

一、透析定义及原理

血液净化技术的基本原理有弥散、对流、超滤及吸附。

透析是一种溶质通过半透膜与另一种溶质进行交换的过程。血液透析是将患者的血液引出体外，通过用特殊装置——血液透析器，完成对血液中应清除的代谢废物、毒物、致病因子，以及水、电解质的传递与清除，达到内环境的平衡。即利用半透膜原理清除体内多余水分和电解质，是安全有效的肾替代治疗方法之一，也可用于治疗药物和毒物中毒。

血液透析治疗前由肾脏内科专科医生评估患者情况，确定治疗方案，开具透析医嘱。

二、血液透析指征

1.症状性指征

（1）下肢及全身水肿，伴有胸腔积液、腹水。

（2）血压高。

（3）疲倦、精神萎靡。

（4）口中有氨臭味。

（5）食欲下降、恶心、呕吐、腹泻。

（6）皮肤瘙痒、萎黄。

（7）记忆力减退。

（8）消瘦。

2.检验指标

（1）贫血（血红蛋白＜60g/L）。

（2）血肌酐（Scr）≥530～884μmol/L（6～8mg/dl）。

（3）血钾≥6.5mmol/L。

（4）内生肌酐清除率（Ccr）＜10ml/min。

（5）血尿素氮（BUN）≥30mmol/L（80mg/dl）。

（6）HCO_3^-＜6.8mmol/L（15%vol）。

3.体征性指标

（1）高血压、肺水肿、脑水肿。

（2）神经精神系统症状。

（3）尿毒症性心包炎。

4.需要急诊透析的指征

（1）高钾血症。

（2）循环负荷过重导致的肺水肿、脑水肿。

（3）尿毒症脑病。

5.急性肾衰竭　诊断明确，早期透析、预防性透析。

6.中毒和药物逾量

（1）危及生命的毒物或药物，保守治疗无效。

（2）中毒后生命体征异常。

（3）血药浓度达到致死剂量。

（4）昏迷。

（5）药物代谢后产生毒性更大的物质。

（6）中毒导致原有疾病加重。

7.其他

（1）溶血。

（2）肝衰竭。

（3）严重的循环负荷过重。

（4）代谢紊乱。

三、血液透析禁忌证

随着血液净化学科的不断发展，血液透析没有绝对的禁忌证，只有相对禁忌证。从抢救生命角度考虑，权衡利弊以决定是否进行透析：婴幼儿、肿瘤晚期恶病质、严重心脏疾病、不配合的躁狂患者、严重感染伴有休克、高血压。

临床上决定血液透析的时机受多种因素影响，需要综合性地判断、及时有效地沟通，采取正确的措施。

第二节　血液透析操作流程

一、评估内容（表5-1）

（1）评估患者的神志、面色、贫血的程度，体重增长情况。

表5-1　血液透析患者评估表

一般护理评估	
入室方式	□自行步入□轮椅□推床
血压	□正常□偏高_____mmHg□偏低_____mmHg□未测
心率	□正常□偏快_____次/分□偏慢_____次/分□未测
呼吸	□正常□不规则呼吸□无咳嗽□有咳嗽□无痰液□有痰液
体温	□正常□未测□发热_____℃
生活自理能力	□完全独立□辅助□依赖
体力	□良好□一般□差
卧位	□平卧位□半卧位□坐位
食欲	□良好□一般□差
饮水量控制	□好□较好□困难
睡眠	□良好□一般□差
尿量	□无□有_____ml/d
大便	_____次/日□便秘□腹泻　性状_____
出血	□无□有　部位_____
用药情况	□降压药□降糖药□抗凝血药□其他　药名_____
前次治疗后专科评估	
前次透析后情况	□无不适□恶心、呕吐□头痛□头晕□低血压□其他_____
脱水情况	□达到干体重□少脱_____kg□多脱_____kg□调整干体重
内瘘穿刺点情况	□正常□出血□淤血□血肿□绳梯□定点□区域
新患者情况	
是否首次透析	□是□否（已行透析_____天、_____月、_____年）
外院透析处方	_____次/周_____小时/次，抗凝剂及用量_____
外院透析有无不适	□无□有
单针双腔导管置管术后	
位置	□临时性□永久性□颈内静脉（左、右）□股静脉（左、右）术后_____天
伤口外观	□清洁□渗血□红□热□痛□血肿　大小_____cm
换药	□1次/日□1次/隔日
导管流量	□充足□不足□A-V反接
有无发热	□无□有_____℃
动静脉内瘘吻合术后	
位置	□自体（上、下、左、右）肢□人工血管（上、下、左、右）肢术后_____天_____周
上次透析穿刺状况	□顺利□二次穿刺□穿刺处外观正常□淤血□肿胀
触诊听诊血管杂音	□正常□弱□无
内瘘成熟训练	□无□有_____次/日
内瘘使用年限	□1个月内□6个月内□1年内□1年以上
健康教育指导	
健康教育方式	□口头宣教□健教单张□PPT讲解□视频
饮食指导	□饮水控制□蛋白质摄入□高钾食物□高磷食物□怎样吃盐
运动指导	□哪些运动可以做□预防跌倒的方法□立即停止运动的时刻
血管通路指导	□日常护理□内瘘闭塞处理□止血带的使用□内瘘成熟训练
体重管理	□何谓干体重□体重增加的标准□干体重的调整
受教者	□患者本人□照顾者（配偶、父母、子女、护工、其他_____）　　签名_____

责任组长_____责任护士_____

（2）评估患者的血管通路使用情况。

（3）评估患者对饮水控制重要性的了解程度。

（4）评估患者的营养状况、食欲情况、睡眠状况。

（5）评估患者对透析相关知识的了解情况。

（6）评估患者有无出血倾向、抗凝剂的应用情况。

二、操作步骤（表5-2）

表5-2　血液透析操作步骤

操作前准备

1. 物品准备　血液透析器、血液透析管路、穿刺针、无菌治疗巾、生理盐水、一次性冲洗管、消毒物品、止血带、一次性手套、透析液等

2. 护士治疗前核对A、B浓缩透析液浓度、有效期；检查A、B透析液连接

操作步骤

1. 开机自检

（1）检查透析机电源线连接是否正常

（2）打开机器电源总开关

（3）按照要求进行机器自检

2. 血液透析器和管路的安装

（1）检查血液透析器及透析管路有无破损，外包装是否完好

（2）查看有效日期、型号

（3）按照无菌原则进行操作

（4）管路顺序按照体外循环的血流方向依次安装

3. 密闭式预冲

（1）启动透析机血泵 80～100ml/min，用生理盐水先排净透析管路和透析器血室（膜内）气体；生理盐水流向为动脉端→透析器→静脉端，不得逆向预冲

（2）将泵速调至 200～300ml/min，连接透析液接头与透析器旁路，排净透析器透析液室（膜外）气体

（3）生理盐水预冲量应严格按照透析器说明书中的要求；进行闭式循环或肝素生理盐水预冲，应在生理盐水预冲量达到后再进行，设置超滤300ml，时间15min

（4）推荐预冲生理盐水直接流入废液收集袋中，并且废液收集袋放于机器液体架上，不得低于操作者腰部以下；不建议预冲生理盐水直接流入开放式废液桶中

（5）冲洗完毕后根据医嘱设置治疗参数

4. 建立体外循环（上机）

（1）核对姓名、床号

（2）血管通路准备

1）动静脉内瘘穿刺

①检查血管通路：有无红肿、渗血、硬结；并摸清血管走向和搏动

②选择穿刺点，用碘伏消毒穿刺部位

③根据血管的粗细和血流量要求等选择穿刺针

④采用阶梯式、纽扣式等方法，以合适的角度穿刺血管；先穿刺静脉，再穿刺动脉，动脉端穿刺点距动静脉内瘘口3cm以上，动静脉穿刺点的距离10cm以上为宜，固定穿刺针；根据医嘱推注首剂量肝素（使用低分子量肝素作为抗凝剂，应根据医嘱上机前静脉一次性注射）

2）中心静脉留置管连接

①准备碘仿消毒棉签和医用垃圾袋

②打开静脉导管外层敷料

③患者头偏向对侧，将无菌治疗巾垫于静脉导管下

④取下静脉导管内层敷料，将导管放于无菌治疗巾上

⑤分别消毒导管和导管夹子，放于无菌治疗巾内

⑥先检查导管夹子处于夹闭状态，再取下导管肝素帽

⑦分别消毒导管接头

⑧用注射器回抽导管内封管肝素，推注在纱布上检查是否有凝血块，回抽量为动、静脉管各 2 ml 左右；如果导管回血不畅时，认真查找原因，严禁使用注射器用力推注导管腔

⑨根据医嘱从导管静脉端推注首剂量肝素（使用低分子量肝素作为抗凝剂，应根据医嘱上机前静脉一次性注射），连接体外循环

⑩医疗污物放于医疗垃圾桶中

（3）血液透析中的监测

1）体外循环建立后，立即测量血压、脉搏，询问患者的自我感觉，详细记录在血液透析记录单上

2）自我查对

①按照体外循环管路走向的顺序，依次查对体外循环管路系统各连接处和管路开口处，未使用的管路开口应处于加帽密封和夹闭管夹的双保险状态

②根据医嘱查对机器治疗参数

3）双人查对：自我查对后，与另一名护士同时再次查对上述内容，并在治疗记录单上签字

4）血液透析治疗过程中，每小时一次仔细询问患者自我感觉，测量血压、脉搏，观察穿刺部位有无渗血、穿刺针有无脱出移位，并准确记录

5）如果患者血压、脉搏等生命体征出现明显变化，应随时监测，必要时给予心电监护

5. 回血下机

（1）基本方法

1）消毒用于回血的生理盐水瓶塞和瓶口

2）插入无菌大针头，放置在机器顶部

3）调整血液流量至 50 ～ 100ml/min

4）关闭血泵

5）夹闭动脉穿刺针夹子，拔出动脉针，按压穿刺部位

6）拧下穿刺针，将动脉管路与生理盐水上的无菌大针头连接

7）打开血泵，用生理盐水全程回血。回血过程中，可使用双手揉搓透析器，但不得用手挤压静脉端管路；当生理盐水回输至静脉壶、安全夹自动关闭后，停止继续回血；不宜将管路从安全夹中强制取出，将管路液体完全回输至患者体内（否则易发生凝血块入血或空气栓塞）

8）夹闭静脉管路夹子和静脉穿刺针处夹子，拔出静脉针，压迫穿刺部位 2 ～ 3 min

9）用弹力绷带或胶布加压包扎动、静脉穿刺部位 10 ～ 20 min 后，检查动静脉穿刺针部位无出血或渗血后松开包扎带

10）整理用物

11）测量生命体征，记录治疗单，签名

12）治疗结束嘱患者平卧 10 ～ 20 min，生命体征平稳，穿刺部位无出血，听诊内瘘杂音良好

13）向患者交代注意事项，送患者离开

（2）推荐密闭式回血下机

1）调整血液流量至 50 ～ 100ml/min

2）打开动脉端预冲侧管，用生理盐水将残留在动脉侧管内的血液回输到动脉壶

3）关闭血泵，靠重力将动脉侧管近心侧的血液回输入患者体内

4）夹闭动脉管路夹子和动脉穿刺针处夹子

5）打开血泵，用生理盐水全程回血。回血过程中，可使用双手揉搓滤器，但不得用手挤压静脉端管路。当生理盐水回输至静脉壶、安全夹自动关闭后，停止继续回血。不宜将管路从安全夹中强制取出，将管路液休完全回输至患者体内

6）夹闭静脉管路夹子和静脉穿刺针处夹子

7）先拔出动脉内瘘针，再拔出静脉内瘘针，压迫穿刺部位 2～3 min；用弹力细带或胶布加压包扎动、静脉穿刺部位 10～20 min 后，检查动静脉穿刺针部位无出血或渗血后松开包扎带

8）整理用物

9）测量生命体征，记录治疗单，签名

10）治疗结束嘱患者平卧 10～20 min，生命体征平稳，穿刺点无出血

11）听诊内瘘杂音良好

12）向患者交代注意事项，送患者离开血净中心

三、护理

1.透析治疗前的准备

（1）对于第一次开始血液透析的患者或由其他中心转入的患者必须在治疗前进行乙肝、丙肝、梅毒及艾滋病感染的相关检查。

（2）告知患者血液透析可能带来血源性传染病，要求患者遵守血透室有关传染病控制的相关规定如消毒隔离、定期监测等，签署透析治疗知情同意书。

（3）乙肝和丙肝、梅毒患者分区分机进行隔离透析，透析耗材一次性使用。

（4）建立患者档案，在排班表、病历及其相关文件中对阳性患者做明确标识。

2.透析中及透析后护理

（1）每次透析前后协助患者测量体重并记录，了解患者体重的变化情况。

（2）做好各种准备工作，如机器的准备、透析器及管路的预冲等。

（3）严格执行无菌操作原则，建立血管通路，对临时性置管患者做好带管期间的宣教。

（4）根据医嘱设定透析参数（脱水量和透析时间）并双人查对。

（5）透析中监测生命体征的变化及透析机器运转情况，每小时测量一次并记录，发现异常及时处理和报告，透析中用药严格执行"三查七对"。

（6）随时检查穿刺部位有无渗血、漏血，及时处理；拔针时正确按压针眼，防止局部血肿、假性动脉瘤，并向患者解释。

（7）透析中出现低血压时，减慢脱水速度，酌情补充生理盐水；对于经常低血压者可采用序贯透析或高钠透析。

（8）饮食指导。限制饮水量，透析间期体重增长不超过自身干体重的5%，低钾、低磷、优质蛋白质饮食，观察有无甲状旁腺代谢紊乱及钙、磷代谢异常。

（9）阳性区域治疗物品与阴性区域分开，工作人员相对固定，一人一巾一止血带一手套，严格执行手卫生规范。

（10）教会患者保护内瘘的方法，发现异常及时就医。

（11）每个月进行透析用水及透析液的细菌学及内毒素监测，患者定期查血生化、血常规、评估透析的充分性，修改透析方案，每6个月进行乙肝、丙肝、梅毒、艾滋病等病原学检查。

（12）透析治疗结束后，根据感控要求对透析机器除钙消毒，对物体表面及空气进行消毒。

第三节　习题与答案

【习题】

一、单项选择题

1. 下列哪种情况需要行紧急透析治疗（　　）
   A. 水肿
   B. 高血糖
   C. 低血糖
   D. 血钾≥7.0mmol/L
   E. 脑出血

2. 首次血液透析时间过长、流量过高常会导致（　　）
   A. 低血压
   B. 肌肉痉挛
   C. 失衡综合征
   D. 高血压
   E. 透析器破膜

3. 慢性肾功能不全的透析指征不包括（　　）
   A. 尿素氮＞28.6mmol/L
   B. 血肌酐＞707μmol/L
   C. 严重的消化道症状
   D. 无尿
   E. 尿毒症性心包炎

4. 急性肾衰竭透析治疗适应证不包括（　　）
   A. 利尿药难以控制的水超负荷
   B. 药物难以控制的高血压
   C. CO_2CP＜13mmol/L
   D. 明显的尿毒症表现
   E. 肌酐升高

5. 血液透析治理模式清除小分子毒素的主要原理是（　　）
   A. 弥散

   B. 超滤
   C. 吸附
   D. 渗透
   E. 以上都对

6. 下列哪种情形慎用血液透析治疗（　　）
   A. 脑出血
   B. 甲状旁腺切除术后
   C. 肾移植之前
   D. 高血压
   E. 脑梗死

7. 下列哪项不是血液透析的相对禁忌证（　　）
   A. 休克或低血压（血压＜80mmHg）
   B. 严重心律失常
   C. 晚期恶性肿瘤
   D. 精神病不合作患者
   E. 糖尿病患者

8. 下列哪种药物中毒后可以用血液透析清除（　　）
   A. 乙醇
   B. 有机磷农药
   C. 非水溶性的药物
   D. 与蛋白结合的药物
   E. 以上都不对

9. 血液透析适应证的疾病不包括（　　）
   A. 难治性充血性心力衰竭
   B. 急性肺水肿
   C. 高胆红素血症
   D. 肝性脑病
   E. 脑出血

10. 下列哪类患者需要进行血液透析治疗（　　）
    A. 非糖尿病肾病eGFR＜10ml/（min·1.73m²）
    B. 非糖尿病肾病eGFR＜15ml/（min·

1.73m^2）

C.非糖尿病肾病eGFR＜20ml/（min·

  1.73m^2）

D.糖尿病肾病eGFR＜20ml/（min·

  1.73m^2）

E.以上均是

11.血液透析操作流程以下哪项是正确的

  （　　）

  A.开机自检—安装管路及透析器—密

    闭式管路预冲—物品准备—建立体

    外循环—血液透析—密闭式回血

  B.物品准备—开机自检—安装管路及

    透析器—密闭式管路预冲—建立体

    外循环—血液透析—密闭式回血

  C.物品准备—安装管路及透析器—开

    机自检—密闭式管路预冲—建立体

    外循环—血液透析—密闭式回血

  D.安装管路及透析器—开机自检—物

    品准备—密闭式管路预冲—建立体

    外循环—血液透析—密闭式回血

  E.以上都不对

12.下列哪项不是血液透析操作前准备的

  物品（　　）

  A.穿刺针

  B.血液透析器及管路

  C.一次性手套

  D.灌流器

  E.出血带

13.透析器及管路密闭式预冲，是用生理

  盐水先排净透析管路和透析器膜内的

  气体，使用的血流量是（　　）

  A.100～120ml/min

  B.200～300ml/min

  C.150～180ml/min

  D.80～100ml/min

  E.100～180ml/min

14.血液透析管路密闭式预冲完成后

  （　　）

  A.尽快连接患者

B.5 min后连接患者

C.15 min后连接患者

D.30 min后连接患者

E.以上说法都不对

15.责任护士血液透析上机操作前哪项不

  用核对（　　）

  A.透析器管路

  B.透析器

  C.治疗参数设置

  D.促红素的使用

  E.以上都不用

16.血液透析治疗结束，责任护士采用密

  闭式回血，回入体内的生理盐水量一

  般为（　　）

  A.＞100ml

  B.＞200ml

  C.＞400ml

  D.＞500ml

  E.＞600ml

17.血液透析治疗结束，责任护士密闭式

  回血的血流量为（　　）

  A.＜100ml/min

  B.＜120ml/min

  C.＜150ml/min

  D.＜180ml/min

  E.＜200ml/min

18.责任护士进行密闭式回血操作，先夹

  闭血泵前动脉管路，打开动脉管路预

  冲侧管，将存留在管侧内的血液回输

  （　　）

  A.10～20s

  B.20～30s

  C.40～50s

  D.50～60s

  E.以上都不对

19.责任护士在进行密闭式回血操作过程

  中以下哪项不正确（　　）

  A.回血过程中注意力集中，不能离开

    患者

B.全程生理盐水回血，严禁空气回血

C.回血过程中，可以使用锤子、血管钳等工具协助回血

D.拔针后，评估内瘘正常，患者方可离开血透室

E.以上都不正确

20.血液透析结束后，透析机器外部消毒以下哪项正确（　　）

　　A.采用清洁毛巾擦拭

　　B.采用消毒毛巾擦拭

　　C.采用500mg/L的含氯消毒剂擦拭

　　D.采用一次性湿纸巾擦拭

　　E.以上都不正确

21.血液透析机器外部被血液污染后，以下处理措施正确的是（　　）

　　A.采用500mg/L的含氯消毒剂擦拭

　　B.采用1000mg/L的含氯消毒剂擦拭

　　C.采用1500mg/L的含氯消毒剂擦拭

　　D.采用2000mg/L的含氯消毒剂擦拭

　　E.采用2500mg/L的含氯消毒剂擦拭

22.血液透析排放的废液是指（　　）

　　A.透析器膜外的液体

　　B.透析器膜内的液体

　　C.血液透析管路中的液体

　　D.以上都是

　　E.以上都不是

23.血液透析废液排放的原则是（　　）

　　A.严格遵循密闭式排放原则

　　B.操作中避免断开体外循环，不得产生二次污染

　　C.依靠机器的自身功能排放，避免人为干预

　　D.以上都对

　　E.以上都不对

二、多项选择题

1.血液净化的基本原理是（　　）

　　A.弥散

　　B.对流

　　C.吸附

D.渗透

E.转运

2.关于诱导期血液透析，下列治疗方案正确的是（　　）

　　A.开始每次透析时间2～3h

　　B.血流量小，以150～200ml/min为宜

　　C.超滤脱水不宜超过体重的5%

　　D.透析频率为第1周3～5次，以后根据病情等逐步过渡到每周2～3次

　　E.对于严重心力衰竭的患者，可以先行单纯超滤，再进行透析

3.理论上，血液透析患者干体重确定的方法有（　　）

　　A.X线评估心胸比

　　B.超声评估

　　C.电导测定评估

　　D.临床评估

　　E.居家监测体重

4.以下情况须紧急行血液透析的指征为（　　）

　　A.药物不能控制的高钾血症（＞6.5 mmol/L）

　　B.药物不能控制的水、钠潴留

　　C.药物不能纠正的代谢性酸中毒（$CO_2CP＜13mmol/L$）

　　D.并发尿毒症性心包炎

　　E.肌酐＞707μmol/L

5.下列哪些药物可以通过血液透析或腹膜透析清除（　　）

　　A.地西泮

　　B.乙醇

　　C.阿司匹林

　　D.有机磷农药

　　E.地高辛

6.血液透析的相对禁忌证（　　）

　　A.收缩压＜80mmHg

　　B.严重心律失常

　　C.糖尿病患者

　　D.晚期恶性肿瘤

E.脑出血

7.每次血液透析结束后的消毒工作包括（　　）

　A.对透析单元内透析机等设备设施表面、物品表面进行擦拭消毒

　B.对透析机进行有效的水路消毒

　C.对透析单元地面进行清洁

　D.地面有血液、体液及分泌物污染时使用消毒液擦拭

　E.以上都不是

8.血液透析器使用前外观检查包括（　　）

　A.标签字迹清楚

　B.血液透析器无结构损坏和堵塞

　C.血液透析器外观正常

　D.存储时间在规定期限内

　E.血液透析器端口封闭良好，充满消毒液无泄漏

9.血液透析使用连接管废液排放的注意事项以下正确的是（　　）

　A.使用连接管的废液排放流程，穿刺针在床旁断开，严格避免管路中的液体滴洒

　B.如果穿刺针与管路连接过紧而无法断开时，可以使用剪刀等工具断开，放入医疗垃圾

　C.严禁将拔出的穿刺针直接插入生理盐水瓶中回血，造成二次污染

　D.透析器发生破膜，严禁将膜内膜外废液排放，应直接放入医疗废弃袋中，避免污染环境

　E.以上都正确

10.血液透析患者内瘘压力过高时，以下回血方法正确的是（　　）

　A.内瘘压力过高时，可以将内瘘针拔出直接插入生理盐水瓶中回血

　B.内瘘压力过高时，可使用三通或断开动脉穿刺针方法回输回血

　C.内瘘压力过高时，可使用袋装的生理盐水加压回输回血

　D.内瘘压力过高时，可以在内瘘穿刺针和透析管路之间加三通，先阻断动脉端，再用生理盐水注射器推注内瘘穿刺针的血液，再回血

　E.以上都正确

11.血液透析使用便携式锐器盒废液排放的流程以下正确的是（　　）

　A.分别拔出动、静脉穿刺针，快速放置在透析穿刺针专用锐器盒中，将锐器盒悬挂在机器旁，夹闭穿刺针管路上的夹子，打开动、静脉监测管的夹子

　B.将静脉壶卸下，静脉壶倒置

　C.将动脉端补液侧管，动、静脉压监测管，肝素管夹闭；将泵管，动、静脉压传感器卸下

　D.将透析器翻转180°，静脉端向上；将透析液的入液接头放回机器旁路接口，同时用透析器原帽覆盖，排出膜内液体

　E.以上都正确

12.血液透析使用便携式锐器盒的废液排放的注意事项以下正确的是（　　）

　A.确保穿刺针固定在便携式锐器盒中，不得脱出，针内液体不得滴洒

　B.断开透析液旁路时，注意将透析器倾斜，开口向上，避免液体滴洒

　C.如果膜内废液排出不畅，可将管路抬高至滤器之下即可

　D.如果压力不足，可重复开关透析液2～3次加压排放，避免液体外流

　E.以上都不正确

13.血液透析使用连接管的废液排放流程以下正确的是（　　）

　A.回血完毕，动、静脉管路分别与动、静脉穿刺针断开，用穿刺针原帽分别盖好穿刺针，拔除，将穿刺针及尾端全部放入大容量锐器盒中

　B.使用连接管，将动、静脉管路连接，

形成闭式循环

　　C.将动、静脉压监测管，肝素管夹闭；将泵管，动、静脉压传感器卸下

　　D.打开冲洗管排气孔和管夹

　　E.以上都不正确

14.体外循环系统预冲的注意事项以下正确的是（　　）

　　A.在预冲过程中，所有管路上的给液口随液体充满一个管路，夹闭一个，并盖好保护帽

　　B.膜内排气时，透析器所有旁路开口不得打开

　　C.预冲完毕要尽快连接患者，不要放置过长时间，避免空气从静脉端反吸

　　D.在透析器预冲时，先膜内后膜外，或一起预冲

　　E.以上都正确

三、简答题

1.患者，男，58岁，维持性透析11年，因胸部不适于今日行冠脉造影术。造影术后遵医嘱立即给予血液透析滤过治疗4h。

（1）请问在该项治疗过程中是通过哪些原理达到了清除毒素及造影剂的目的？

（2）影响这些透析原理的因素有哪些？

2.患者，男，68岁，CKD5期，维持性血液透析，3次/周，最近一次透析时间为2d前的周五上午，于今晚因四肢及口周感觉麻木、肌肉酸痛、极度疲乏来院就诊。查心电图示T波高尖。患者自述因近期砂糖橘上市，口感好，2d之内吃了近1000g。

（1）请问该患者最有可能发生了什么合并症？

（2）此时应该采取何种治疗措施最为有效？

3.患者，女，36岁，规律血透8年。今日透析，治疗刚开始透析器膜外有空气，

突然机器（Blood Leak）灯亮，报警声响起，护士发现透析液正常，无漏血发生。

（1）护士应立即进行怎样处理？

（2）应该如何预防？

4.患者，男，42岁，规律透析3年。今日护士在给患者上机时，机器出现静脉低报警，护士查看患者的静脉穿刺处无血肿。

（1）考虑有哪些原因造成机器报警？

（2）如何处理？

5.患者，男，68岁，规律透析15年，高位内瘘。今日患者结束透析时，护士予密闭式回血的方法回血，再回动脉管侧时，血液冲进生理盐水瓶中。

（1）请问该种情况是什么原因造成的？

（2）如何预防？

【参考答案】

一、单项选择题

1.D　2.C　3.D　4.E　5.A　6.A　7.E

8.A　9.E　10.A　11.B　12.D　13.D

14.A　15.D　16.B　17.A　18.B　19.C

20.C　21.C　22.D　23.D

二、多项选择题

1.ABC　2.ABCDE　3.ABCD　4.ABCD

5.ABCE　6.ABDE　7.ABCD　8.ABCDE

9.ACD　10.BCD　11.BCD　12.ABCD

13.ABCD　14.ABC

三、简答题

1.（1）在该项治疗过程中，是通过弥散与对流的原理达到了清除毒素及造影剂的目的。

（2）影响弥散的因素有：溶质运动的距离、浓度梯度差、弥散面积和弥散系数。影响对流的因素有：膜的特性、消毒剂、血液成分、液体动力学及温度。

2.（1）患者最有可能出现了高钾血症。

因患者距离上次透析间隔2d时间，大量进食砂糖橘，有引起高钾血症的危险。且患者出现四肢及口周感觉麻木的临床症状，生化电解质检查提示血钾7.0mmol/L，心电图检查提示高钾血症波形。

（2）应立即行急诊血液透析。

3.（1）处理：应把透析器动脉端向上，透析器倾斜，排尽透析器膜外的空气。

（2）预防：在预冲透析器和管路时，透析器的静脉端向上先预冲膜内，排尽膜内空气后，安装透析液旁路，按液体流向安装，与血流方向相反，再把透析器动脉端向上，200～300ml/min冲洗，预冲液体不少于800ml。

4.（1）考虑：①刚上机血流量低；②血液透析管路打折。

（2）处理：上机的正确流程。

5.（1）原因：高位瘘压力过大导致血回至生理盐水中。

（2）预防：①可使用三通或断开动脉穿刺针方法回输血液；②可用袋装的生理盐水加压回输血液；③可以在内瘘穿刺针和透析管路之间加三通，先阻断动脉端，用生理盐水注射器推注内瘘穿刺针中的血液，再回输血液。

参 考 文 献

［1］陈香美.血液净化标准操作规程2010版［M］.北京：人民军医出版社，2010.
［2］王质刚.血液净化学［M］.4版.北京：北京科学技术出版社，2016.

第6章

血液透析滤过治疗与护理

第一节 血液透析滤过指征

尿毒症患者体内的小分子毒素主要通过"弥散作用"（血液透析）清除，而中、大分子物质蓄积后给患者带来很多并发症，中分子毒素主要通过"对流作用"（血液滤过）清除。血液透析滤过（HDF）即是通过弥散高效清除小分子物质和通过对流高效清除中分子物质的技术。它的出现成功地将弥散和对流结合起来，高效清除小分子和中分子物质，维持血流动力学稳定。血液透析滤过技术近30年进展明显，临床应用越来越广泛。

一、原理

血液透析滤过清除溶质有三种方式：对流、弥散和吸附。以前两者为主，弥散主要清除小分子物质，膜两侧的浓度差决定清除率。此外，其还受以下三个因素影响。

（1）血流量变化：血流量增加到500～600ml/min时小分子溶质清除率仍然增加，中、大分子溶质清除率在血流量超过200～250ml/min后不再增加。

（2）透析器膜孔径和面积：溶质弥散率随膜面积加大而增加。

（3）透析液流量变化：从500ml/min增加到800ml/min，小分子溶质的清除率逐步增加，大分子溶质清除率无明显变化。

血液透析滤过中对流是清除中、大分子物质最主要的方式。对流清除率主要取决于跨膜压，超滤系数反映膜对溶液的通透性，两者呈正相关。联机HDF的关键是超纯透析液和置换液的制备，血滤机内要必备两个内毒素过滤器，是提高透析液纯度的关键。联机HDF透析液需要达到超纯水程度，细菌数＜10^{-6} cfu/ml，内毒素含量＜0.03Eu/ml。

置换液现在多由联机在线（on-line）制备，补液入口有前稀释、后稀释及混合稀释，各有其优缺点。

（1）前稀释置换法：置换液于滤器前的动脉端输入。优点是血液在进入滤器前已被稀释，血流阻力小，不易凝血，可减少抗凝剂用量；血流量要求低，滤过量稳定，不易在膜上形成蛋白覆盖层。缺点是溶质清除率低，置换液用量大，无肝素或小剂量抗凝剂治疗时选择前稀释法。

（2）后稀释置换法：置换液于滤器后静脉端输入。优点是清除率高，可减少置换液用量。缺点是血流阻力大，抗凝要求高，肝素用量大，滤器内易形成蛋白覆盖层，导致滤过率逐渐下降。临床上常用的是后稀释，后稀释时超滤率小于血流量的30%，如若为无肝素或小剂量抗凝剂治疗及高凝倾向的患者，不宜选择此方法。

（3）混合稀释置换法：既具有前稀释抗凝剂用量少的优点，又具有后稀释清除率高的优点，是一种优化的稀释治疗方法。

理想的血液滤过膜具备以下特点：①生物相容性好，无毒性；②高滤过率；③截留相对分子质量通常小于60 000，完全截留血清蛋白；④理化性质稳定。

血液滤过机器与血液透析机器的最大区别在于前者设有体液平衡装置，超滤液与置换液的不平衡可快速导致危及生命的容量性循环衰竭，因此连续监测至关重要。

二、适应证

（1）高血压。

（2）低血压。

（3）中分子毒素积聚引起的神经病变、视物模糊、皮肤瘙痒。

（4）与透析相关的体腔积液或腹水。

（5）肝性脑病。

（6）药物中毒。

（7）高磷血症。

（8）多脏器功能障碍，特别是伴有急性呼吸窘迫综合征、低氧血症者。

第二节　血液透析滤过操作流程

一、操作目的

（1）利用弥散和对流机制清除血液中的中、小分子毒素。

（2）稳定的血流动力学使血液净化治疗更安全、舒适。

二、评估内容

（1）透析医嘱：核对患者、治疗模式、透析液连接是否正确。

（2）水处理系统运行正常：机器电源、水源正常，内、外部消毒完成，处于完好备用状态。

（3）桶装液配方正确、标识清楚、密封良好，在有效期内。

（4）检查透析器及管路：一次性血滤器、补液管及血路管标签清楚，型号正确，在有效期内，无破损，无潮湿。

三、操作准备

（1）空气清新，环境整洁安静、宽敞明亮，尽可能避免人员走动。

（2）护士衣帽整洁，七步洗手法洗手，戴口罩。

（3）治疗车上层：基础治疗盘物品、快速手消毒液、透析器、透析管路、补液管、内瘘护理包；治疗车下层：锐器桶及医疗垃圾桶。

四、操作步骤

（1）开机自检，自检通过。

（2）A、B液连接正确、紧密，桶装液加盖。

（3）安装透析器及管路，打开透析器外包装，将透析器动脉端朝下，静脉端朝上，置固定夹中。打开管路外包装，取出动脉端管路，拧紧接头，关闭动脉夹，动脉端接头连接生理盐水500ml，动脉壶倒置于固定架中，安装泵管及管路，连接透析器动、静脉端及静脉端管路，末端连接一次性的废液袋，挂于输液架上。

（4）预冲管路：开泵，Qb＝100ml/min预冲整个透析器和管路，翻转动脉壶，依次冲洗肝素管及动、静脉壶各侧口，夹闭管夹，拧紧肝素帽。再次拧紧透析器动、静脉端接口，静脉端朝上，轻拍透析器，排尽空气。

（5）停泵，调节静脉除气壶液面距顶端1cm，静脉压感应器处于工作状态，冲洗泵前补液口。再次检查各接头连接是否紧密，管夹是否夹于根部，肝素帽是否拧紧。

（6）预冲补液管：拧开置换液接头处金属帽，0.5%碘仿棉签消毒置换液出口，安装补液管，点击sub pring键，自动预冲200ml，连接补液管。

（7）设置脱水量（包括上、下机水400ml）、时间、温度电导度、置换量等参数，前稀释连接动脉壶，置换量的流速为血流量的1/2。

（8）引血：将动脉端与穿刺针相连，打开夹子，管路妥善固定，开启血泵，血流量100ml/min，透析器静脉端向上，再次排尽空气，翻转透析器并再次旋紧上、下接头。

（9）遵医嘱给予首剂量及追加肝素。

（10）观察机器各压力数值，根据医嘱调整血流量。

（11）按透析键，治疗开始。

（12）与患者核对治疗参数，覆盖治疗巾，外露穿刺肢体，以便观察。

（13）自我查对：按照上机流程自我查对管路连接是否正确。

（14）双人查对：上机后护士和另一名护士同时查对，并双签名。

五、终末处理

（1）垃圾分类处理。

（2）脱手套，洗手或快速手消毒剂。

（3）记录透析记录单。

六、血液透析滤过下机回血（同密闭式回血操作）

1.生理盐水回血 操作前注意夹闭置换液补液夹子，确认治疗结束，下机回血。

2.置换液回血 注意将患者动脉端内瘘针夹闭，分离后接生理盐水注射器冲洗内瘘针血液，动脉端管路夹闭分离后接置换液补液管出口，注意无菌操作。

七、血液透析滤过治疗中的注意事项

（1）严格观察患者的生命体征变化和神志变化。护士在巡视中要注意倾听患者的主诉和观察临床症状，是否有恶心、呕吐、心慌、胸闷、寒战、出血倾向。

（2）密切监视血滤机器运转情况，治疗中注意观察动脉压、静脉压、跨膜压，以及血流量、置换量的变化。上机前仔细检查并确认置换液泵管与机器置换液出口连接紧密，没有渗漏，每小时记录透析参数。

（3）严格执行查对制度，预防急性并发症，如液体平衡误差、置换液污染导致的细菌污染反应、置换液成分错误、低血流量、凝血。

（4）水质管理：注意透析用水和置换液的质量管理。联机HDF透析液需要达到超纯水程度，细菌数＜10^{-6} cfu/ml，内毒素含量＜0.03Eu/ml。

（5）设备管理：反渗水进入透析机器与透析液混合后，还需要进一步净化处理，要通过两个内毒素细菌过滤器后才能成为置换液。内毒素细菌过滤器2～3个月更换，或达到900h更换。定期检测水质和置换液的细菌数和内毒素，停机日需要开机冲洗20～30min，排空管道内水，使机器管道内水静止不超过24h，停机超过3d需要重新消毒后方可使用。

（6）饮食指导：患者接受HDF治疗后会丢失大量蛋白质，须在饮食中及时补充。蛋白质摄入量每日每千克体重1.5g，其中50%～70%是高生物效价蛋白质。

第三节　习题与答案

【习题】

一、填空题

1.血液透析滤过（HDF）清除溶质有三种方式，即_____、_____和_____。

2.血液滤过中溶质的滤过率主要受_____、_____、_____、_____及_____的影响。

3.血液透析滤过（HDF）中_____是清除中、大分子物质最主要的方式。

4.联机HDF透析液需要达到超纯水程度，细菌数_____，内毒素含量_____。

5.理想的血液滤过膜具备以下特点：_____、_____、截留相对分子质量通常_____、完全截留_____、理化性质稳定。

6.血液透析滤过内毒素细菌过滤器_____更换，或达到_____h更换。

二、单项选择题

1.血液滤过机器与血液透析机器的最大区别是（　　）

A.重量平衡装置

B.体液平衡装置

C.on-line系统

D.具有血液滤过器

E.超纯装置

2.以下哪项不是前稀释的优点（　　）

A.血流阻力小

B.滤过量稳定

C.置换液需求量小

D.可减少肝素用量

E.不易在膜上形成蛋白覆盖层

3.以下哪项是后稀释的特点（　　）

A.清除率相对较高

B.置换液用量大

C.肝素用量小

D.血流阻力小

E.不会在膜上形成蛋白覆盖层

4.以下关于on-line HDF的描述不正确的是
（　　）

　　A.关键是超纯透析液和置换液制备

　　B.必备单极反渗膜系统

　　C.必备两个内毒素过滤器

　　D.是目前对中、大分子毒素清除率最高的方式

　　E.治疗过程中有大量蛋白质的丢失

5.联机HDF透析液需要达到超纯水程度，细菌数（　　），内毒素含量（　　）

　　A.100 cfu/ml，2 Eu/ml

　　B.200 cfu/ml，1 Eu/ml

　　C.＜10^{-4} cfu/ml，＜0.02Eu/ml

　　D.＜10^{-6} cfu/ml，＜0.03Eu/ml

　　E.＜10^{-2} cfu/ml，＜0.03Eu/ml

三、多项选择题

1.理想的血液滤过膜具备的特点有（　　）

　　A.生物相容性好，无毒性

　　B.低滤过率

　　C.截留相对分子质量通常小于60 000，完全截留血清蛋白

　　D.理化性质稳定

　　E.以上都对

2.血液透析滤过的适应证有（　　）

　　A.高血压

　　B.低血压

　　C.中分子毒素积聚引起的神经病变、视物模糊、皮肤瘙痒

　　D.高磷血症患者

　　E.以上都是

3.关于血液透析滤过的描述以下正确的是
（　　）

　　A.HDF主要以对流和弥散的方式清除溶质

　　B.血流量增加到500～600ml/min时小

分子溶质清除率仍然增加

　　C.中、大分子溶质清除率在血流量超过200～250ml/min后不再增加

　　D.透析器膜孔径和面积，溶质弥散率随膜面积加大而减少

　　E.透析液流量变化，从500ml/min增加到800ml/min，小分子溶质的清除率逐步增加，大分子溶质清除率无明显变化

4.血液透析滤过清除溶质的方式有（　　）

　　A.对流

　　B.弥散

　　C.超滤

　　D.吸附

　　E.以上都对

四、案例分析题

患者，女，40岁，2年前诊断慢性肾炎尿毒症期行规律血液透析治疗，透析期间经常血压升高，头痛明显，伴恶心、心悸，下机及加服降压药物后可好转，血压波动在190～150/110～90mmHg，无尿，否认糖尿病、心脏病史，无药物及食物过敏史。透析方案：维持性血液透析。患者每周3次碳酸氢盐透析，每次4h，血流量250ml/min，低分子量肝素2500U抗凝，费森FX60透析器，血管通路AVF。目前针对该患者计划更改透析方式。

（1）下述透析方式适合该患者的是（　　）

　　A.血液透析滤过

　　B.短时高效血液透析

　　C.低温血液透析

　　D.高钠血液透析

　　E.无肝素血液透析

（2）影响透析器溶质清除的因素有（　　）

　　A.透析器厂家

　　B.透析器批号

　　C.透析器消毒方式

　　D.透析器包装

E.透析器膜孔径和面积

（3）使用新的透析方式时透析液流量变化
　　为（　　）

　　A.300～500ml/min

　　B.400～600ml/min

　　C.500～800ml/min

　　D.500～1000ml/min

　　E.500～1200ml/min

（4）新的透析方式清除中大分子物质的最
　　主要方式是（　　）

　　A.弥散

　　B.渗透

　　C.对流

　　D.吸附

　　E.反超

（5）根据我国质控要求，on-line置换液细
　　菌数应小于（　　）cfu/ml，内毒素含
　　量小于0.03Eu/ml

　　A.10^{-5}

　　B.10^{-6}

　　C.10^{-8}

D.10^{-10}

E.10^{-12}

【参考答案】

一、填空题

1.对流　弥散　吸附

2.膜对水的通透性　跨膜压　血流量　膜
　的几何性　血浆蛋白浓度

3.对流

4.$<10^{-6}$ cfu/ml　<0.03Eu/ml

5.生物相容性好无毒性　高滤过率　小于
　60 000　血清蛋白

6.2～3个月　900

二、单项选择题

1.B　2.C　3.A　4.B　5.D

三、多项选择题

1.ACD　2.ABCDE　3.ABCE　4.ABD

四、案例分析题

（1）A（2）E（3）C（4）C（5）B

参　考　文　献

［1］陈香美.血液净化标准操作规程2010版［M］.北京：人民军医出版社，2010.

［2］王质刚.血液净化学［M］.4版.北京：北京科学技术出版社，2016.

第7章

血液灌流治疗与护理

血液灌流是最早被广泛应用于临床的吸附疗法，主要用于清除身体内源或外来毒素及余量的药物和治疗一些特定的并发症，如瘙痒等。随着科学技术的进步及人类对于健康的需求，吸附技术也在不断革新，新的吸附材料不断问世，能够满足不同疾病的治疗需求。

第一节　血液灌流指征

血浆灌流（hemoperfusion，HP）是全血经过灌流器通过吸附作用排除毒素，亦称为血液吸附。

一、原理

血液灌流是根据固态吸附剂的吸附作用，吸附患者血液中游离的蛋白和与蛋白结合的有毒物质，从而达到净化血液及解毒的目的。如临床中针对急性药物中毒的患者，实行血液灌流抢救是目前理想的急救方法。

吸附材料的特性应具有制备血液相容性好，吸附能力强，高选择性或特异性。目前常用的血液灌流用吸附材料主要为活性炭、天然改性高分子、合成高分子及无机材料。

二、适应证

1.药物/毒物中毒时血液灌流的适应证　①血浆浓度已达致死浓度；②有继续吸收，经内科治疗无效，病情加重；③严重中毒、长时昏迷、已发生心肺肾等脏器损害；④原有肝/肾功能不全，对毒物排泄不利者；⑤具有产生代谢性障碍或有延缓效应的药物中毒。

2.药物中毒非适应证　①毒物作用迅速或代谢清除率＞血液灌流清除率；②药物分布容积大或不可逆；③药物无严重毒性。

第二节　血液灌注操作流程

一、评估内容

（1）患者的生命体征，包括神志是否清楚，血压、微循环灌注情况，以及患者有无呼吸困难。

（2）评估患者肢体活动度，有无皮肤破损。

（3）患者有无出血性疾病或有出血倾向，如皮肤黏膜有无出血点，有无呕血、黑粪、咳血等，监测凝血功能及血小板情况。

（4）患者中毒原因，了解病情并评估中毒程度。

（5）患者有无糖尿病，基础血糖，有无低血糖症状。

二、操作准备

1.协助患者选择合适的体位，给予吸氧、心电监护，建立外周静脉输液通道，配合医生进行血管通路的建立。

2.机器准备：依据患者的体重及病情选择合适的灌流器型号及大小，预冲体外循环管路及灌流器，必需的预冲液量为0.9%生理盐水3000ml＋肝素钠200mg；排尽体外循环管路及灌流器内的空气，过程中注意有无活性炭或树脂颗粒漏出。

三、操作步骤

1.遵医嘱使用抗凝剂，连接血管通路开始治疗。过程中观察患者神志、生命体征，做好生活护理、心理护理及健康教育。

2.评价治疗的效果，结束治疗，安置患者。

3.做好记录并终末处理。

四、护理

1.病情观察　因须行血液灌流治疗的患者起病急，病症复杂，病情严重且变化快，尤其是中毒患者建议6h内进行血液灌流治疗。严密观察患者生命体征、神志、意识、瞳孔，必要时留置尿管记录24h尿量。给予患者氧气吸入，保持呼吸道通畅，及时清除呕吐物、分泌物，防止窒息死亡，并协助患者做好生活护理。

2.保证治疗有序、顺利地进行　护理人员应熟悉安装管路及灌流器，熟练掌握机器设备操作流程，严格按照操作过程进行操作。治疗过程中严密监测机器各项阐述值，如静脉压、跨膜压等，及时判断有无凝血趋势及凝血表现，及早做好判断，正确解读各种报警并及时解除。

3.防止感染　医务人员严格执行无菌操作原则和消毒隔离制度，防止交叉感染。

4.心理护理　因疾病起病急、发展快，应积极对患者及家属进行心理疏导，取得家属支持，减轻患者心理创伤使其积极配合治疗。

五、不良反应

1.微粒栓塞

（1）原因：微粒栓塞主要发生在早期使用不包膜的活性炭或树脂吸附剂直接进行全血吸附的时期。随着技术的改进和操作流程的完善，血液灌流的安全性有了很大的提高，微粒栓塞的现象极少发生，但也偶有因灌流器破损而出现肺内微粒栓塞的情况。

（2）临床表现：一旦发生微粒脱落，微粒会随着血液的流动进入患者的静脉系统及肺循环的肺动脉系统内，导致患者出现胸闷、气短、呼吸困难、憋闷、口唇发绀，严重时会导致患者休克。

（3）预防与处理：①操作前严格检查灌流器有无破损，使用足量的肝素生理盐水进行冲洗，排尽灌流器内的空气，使灌流器内的吸附颗粒得到充分预冲与浸泡；②使用带有静脉网的静脉管路，可以防止微粒栓塞的发生；③一旦出现微粒栓塞应立即停止血液灌流的治疗，并迅速给予吸氧、高压氧治疗，及时采取对症处理。

2.空气栓塞

（1）原因：①设备简陋，没有空气探测报警装置；②预冲不充分，没有排尽体外循环管路及灌流器内的空气；③治疗过程中进行输液，输液完毕后未及时处理；④治疗结束后使用空气回血或回血速度过快等。

（2）临床表现：如少量空气进入患者体内，气泡会随着血液的循环及心脏的搏动以微小泡沫溶解于血液中或进入肺泡内由肺呼出，一般不会引起患者不适；如有大量的气泡（＞5ml）进入患者体内，可引起明显的空气栓塞症状，如胸闷、呼吸困难、剧烈咳嗽，严重时患者会出现发绀、心律失常、血压下降、抽搐、昏迷，甚至会引起患者呼吸、心搏骤停等。

（3）预防与处理：①治疗过程所使用的设备包括血透机、输液泵均具有空气探测装置。②预冲体外循环管路及灌流器时要将空气排尽。③治疗过程中尽量避免输液，如必须进行输液治疗，尽量避免在体外循环管路上进行输液。④治疗结束时不要使用空气进行回血，回血的速度维持在50～100ml/min，回血完毕应立即关闭血泵并夹闭静脉端夹子。⑤一旦发生空气栓塞，应立即使患者处于头低足高左侧卧位，避免空气堵塞肺动脉入口，并给予氧气吸入，必要时采取高压氧治疗。如若发生其他严重情况，应及时采取抢救措施并对症处理。

3.凝血

（1）原因：因活性炭或树脂对药物具有较强的吸附作用，因此会吸附掉一部分抗凝剂，从而使抗凝剂因剂量不足出现凝血。此外，抗凝剂使用不当、血流速度过慢、血管通路不畅等也会增加凝血的风险。

（2）临床表现：①灌流器凝血。表现为动脉压明显升高，静脉压下降，动脉端管路张力过高。②体外循环管路凝血。发生在动脉端或静脉端均会表现为压力的异常，如滤器前压过高或静脉压过高等，同时用生理盐水冲洗管路可以发现体外循环管路中有凝血块。

（3）预防与处理：①合理使用抗凝剂。血液灌流治疗一般选用普通肝素或低分子量肝素；对于严重出血或具有高危出血倾向的患者可以采用枸橼酸钠抗凝治疗；如有条件，建议监测患者的凝血功能状态。②治疗过程中血流量不应低于100ml/min。如因患者病情致血流速度过慢，应定时使用生理盐水冲洗管路或使用生理盐水以每分钟70～80滴进行输注以稀释血液，防止凝血。③治疗过程中严密监测各项压力值，如出现压力值升高趋势或有压力值报警情况，及时进行对症处理。④如发生凝血情况应立即终止治疗，回血下机，避免因凝血导致患者失血或出现低血压的情况。

4.血压下降

（1）原因：①因灌流器及体外循环管路的容积量在500ml左右，治疗开始时患者有效循环血量减少从而使患者出现低血压的表现；②灌流器的血液相容性较差，治疗过程中使白细胞和血小板被吸附或破损，释放多种血管活性物质从而导致低血压的出现；③伴有肝衰竭及心功能不全的患者进行血液灌流治疗易诱发低血压。

（2）预防与处理：①治疗开始缓慢引血，血流量控制在 50～100ml/min，必要时遵医嘱予以全部预冲液进行上机治疗；②根据患者病情适量补充血浆、白蛋白、代血浆、生理盐水等，以维持血容量的平衡；③治疗过程中严密监测患者的生命体征，一旦发生低血压可以减慢血流量，调整患者体位（头低足高位），适当补充血容量，必要时使用升压药物来维持患者血压；④如患者血压降低过多，汇报给医生后各种措施均无法改善时应立即停止血液灌流治疗。

5. 血小板减少

（1）原因：因灌流器的吸附颗粒对患者血小板的吸附作用使患者的血小板减少。

（2）预防与处理：①选择经包膜且血液生物相容性好的灌流器；②治疗前可预先使用抗血小板聚集药物，如阿司匹林等；③如患者在治疗前血小板水平较低，建议采用血浆吸附治疗；④如治疗过程中血小板降低过多，或下降到会导致患者出血的情况，建议终止血液灌流治疗，必要情况下进行血小板输注。

6. 寒战、发热

（1）原因：①环境温度较低，机器设备无加温装置或治疗时输注过多液体；②早期采用未包膜的灌流器容易引起热原反应；③预冲过程中冲洗不干净、不充分或受污染从而导致致热原反应；④灌流器的材质血液相容性差。

（2）临床表现：在治疗开始后的 30～60 min 患者偶有发生寒战，继而发热，严重患者无法进行治疗。

（3）预防与处理：①选择经包膜且血液生物相容性好的灌流器；②保持室温在22～24℃，使用具有加温装置的机器设备；③治疗过程中如需要进行输液治疗，有条件的情况建议使补充的液体加温至37℃左右；④血液灌流治疗过程中所有使用的耗材均为一次性无菌耗材，严禁复用；⑤治疗过程中患者一旦出现寒战、高热反应时应汇报给医生使用肾上腺皮质激素或抗组胺药，如地塞米松等；⑥如寒战、发热反应严重时应立即终止治疗并进行对症处理。

7. 出血

（1）原因：①肝功能异常的患者，本身凝血功能异常易诱发各种出血；②患者存在易引起出血的疾病，如胃黏膜糜烂、十二指肠溃疡等；③治疗过程中抗凝剂的使用会增加出血的风险；④治疗过程中因血小板的吸附剂某些凝血因子被破坏，从而使患者出血的风险进一步加剧。

（2）预防与处理：①如患者出现活动性出血时应立即停止治疗，如必须治疗应在控制活动性出血后再进行；②治疗过程中抗凝剂的使用要合理，既能达到有效的抗凝，又不会增加出血的风险，必要时可以在治疗结束后使用相应的拮抗药清除体内过多的抗凝剂；③如患者血小板水平过低应补充血小板。

8. 溶血

（1）原因：治疗过程中凝血未及时进行处理，压力过高导致红细胞被破坏，从而导致溶血的发生。此外，血流速度过快也会导致溶血。

（2）预防与处理：①适量、合理使用抗凝剂，避免治疗过程中凝血的发生；②控制治疗过程中适宜的血流量；③密切监测机器的各项监测指标，一旦发生凝血应立即对症处理。

第三节　习题与答案

【习题】

一、单项选择题

1.在血液透析过程中，药物主要是通过（　　）被清除
    A.弥散
    B.对流
    C.吸附
    D.超滤
    E.置换

2.透析机的绝对报警温度下限一般为34℃，上限为（　　），一般控制温度在±0.5℃以内
    A.39℃
    B.40℃
    C.41℃
    D.42℃
    E.38℃

3.当导管动脉端功能障碍而静脉端血流充足，将动静脉反接的缺陷是（　　）
    A.再循环率增加
    B.出现"贴壁"现象
    C.血栓形成
    D.血流不畅
    E.易致感染

4.一旦发生空气栓塞，患者应采取的卧位是（　　）
    A.去枕平卧
    B.向右侧
    C.半卧位
    D.左侧卧位、头低足高

E.以上都不是

5.在血液透析结束回血过程中，规范要求减少透析器残血量的方法为（　　）
    A.用空气回血，血流量＞150ml/min
    B.用液体回血，血流量＝100ml/min
    C.用液体—空气回血，血流量＞150ml/min
    D.无所谓用液体还是空气，血流量＞100ml/min
    E.用液体回血，血流量＝150ml/min

二、多项选择题

1.血液透析过程中发生空气栓塞的病因包括（　　）
    A.动脉穿刺针斜面未完全进入血管或双腔导管部分脱出
    B.补液后液体输完未及时关闭输液器
    C.透析液内气体在温度改变时溶解度发生变化，空气通过透析器进入人体
    D.静脉检测器污染或与静脉壶接触不紧密
    E.操作者透析结束时不认真，空气进入体内

2.失衡综合征的临床表现为（　　）
    A.恶心、呕吐
    B.头痛，血压增高
    C.急性肺水肿
    D.抽搐、昏迷
    E.急性脑水肿

3.血液净化时与药物清除的相关因素包括（　　）
    A.透析器体外超滤系数（Kuf）

B.透析时间

C.血液和透析液流速

D.膜的物理结构

E.滤器对水和溶质的移出特征

4.根据血液灌流原理，以下选项正确的是（ ）

A.根据要清除吸附的溶质的化学结构与生物特性来选择合适的吸附剂

B.要根据清除吸附的溶质的尺寸大小选择吸附剂适宜的比表面，吸附较大相对分子质量的吸附材料比表面越高越好

C.对于固定了生物活性物质，依靠生物亲和力进行吸附血液中溶质的吸附剂，要注意生物活性物质洗脱和自动脱落的问题

D.对于固定了生物活性物质，依靠生物亲和力进行吸附血液中溶质的吸附剂，降低了生物活性物质洗脱，但要注意自动脱落的问题

E.吸附剂微粒脱落的问题也要引起广泛的重视

三、案例分析题

1.患者，男，45岁，因"自行服用安定50片"中毒行血液灌流治疗。HA330灌流器，低分子量肝素抗凝，2h治疗顺利。责任护士给患者下机过程中使用空气回血，出现了空气栓塞，当时患者大声喊叫，出现抽搐、昏迷。随即护士立即呼救医生投入紧张抢救。

（1）下列哪些情况会出现空气栓塞（ ）

A.忘记用盐水预冲透析管道，而且把管道与静脉针直接相连接

B.血流量不足，内瘘动脉针连接不严，气体进入体内

C.回血操作失误，血管钳未夹紧管道，气体进入体内

D.透析机器除气不良，气体通过透析器弥散进入透析管道内

E.以上都不是

（2）根据患者出现的症状，推测患者当时的体位可能是（ ）

A.平卧位

B.坐位或头高位

C.左侧卧位

D.右侧卧位

E.俯卧位

（3）患者在抢救过程中采用的体位是（ ）

A.头高足低位

B.坐位或头高位

C.左侧卧位

D.右侧卧位

E.头低足高位

（4）空气栓塞的处理措施包括（ ）

A.胸外心脏按压

B.右心室穿刺抽气

C.吸纯氧

D.高压氧治疗

E.维持生命体征平稳等对症治疗

2.患者，男，53岁，体重102kg，血压150/95mmHg，确诊为高脂血症，血清胆固醇（CH）19.45mmol/L，三酰甘油（TG）27.47mmol/L，低密度脂蛋白5.53mmol/L。医嘱行血脂净化治疗，采用硫酸右旋糖酐纤维素吸附法，全血流量80ml/min，血浆流量30ml/min。体外循环开始15min后患者出现头痛、胸闷、呕吐、腹痛症状，血压90/58mmHg，立即通知医生，遵医嘱处理。

（1）该患者可能出现了哪种不良反应（ ）

A.症状性低血压

B.过敏反应

C.非特异性反应

D.溶血

E.失衡综合征

（2）与该不良反应有关的因素可能是
　　（　　）

　　A.血容量减少

　　B.迷走神经功能紊乱

　　C.心功能差

　　D.缓激肽的过多释放

　　E.脑水肿

（3）为避免发生此不良反应，在治疗前应
　　停用的药物是（　　）

　　A.ARB

　　B.ACEI

　　C.CCB

　　D.α受体阻滞药

　　E.β受体阻滞药

（4）体外血脂净化疗法的效果有哪些
　　（　　）

　　A.调节血脂

　　B.血液流变学的改善

　　C.氧化应激与炎症反应明显降低

　　D.内皮功能的改善

　　E.心功能的改善

（5）硫酸右旋糖酐纤维素吸附法属于以下
　　哪种方式（　　）

　　A.非选择性

　　B.半选择性

　　C.高选择性

　　D.全选择性

　　E.不完全选择性

（6）该患者治疗后的饮食宣教以下哪些正
　　确（　　）

　　A.每餐不宜吃得太饱，应多吃粗粮

　　B.减少动物性脂肪的摄入

　　C.可多吃甜食

　　D.每日食盐6g以下

　　E.多吃新鲜水果和蔬菜

【参考答案】

一、单项选择题

1.A　2.A　3.A　4.D　5.B

二、多项选择题

1.ABCDE　2.ABCDE　3.ABCDE

4.ACE

三、案例分析题

1.（1）ABCD（2）B（3）CE
　（4）BCDE

2.（1）B（2）D（3）B（4）ABCD
　（5）C（6）ABDE

参 考 文 献

[1]邱海波.ICU主治医师手册［M］.南京：江苏科学技术出版社，2007：397-398.

[2]王质刚.血液净化学［M］.4版.北京：北京科学技术出版社，2016：627-629.

第8章

连续性血液净化治疗与护理

1995年在美国加利福尼亚州圣地亚哥举行了第一届国际连续性肾脏替代治疗（continuous renal replacement therapy，CRRT）。随后的几十年，连续性血液净化治疗已由肾脏病领域扩展至各个学科领域，且由于疾病治疗谱的扩大，临床实际工作中连续性血液净化治疗越来越占有重要的治疗地位。在一些危重患者的抢救治疗中，如脓毒血症、挤压伤等，连续性血液净化治疗发挥着不可替代的作用，并取得了令人满意的效果。

第一节 概 述

连续性血液净化（continuous blood purification，CBP）是指所有连续、缓慢清除机体过多水分和溶质，对脏器功能起支持作用的各种血液净化技术的总称。CBP不再仅局限于CRRT的肾脏替代功能，还具有清除炎性介质、免疫复合物、毒素、脂质、变性蛋白的能力，以及稳定血流动力学、保证营养支持、保护重要脏器功能等多方面功能。CBP的重要特征之一是其作用机制并非针对某一病原体（非病因疗法）或某一发病机制，而是处理危重疾病的重要手段，此外还具有血流动力学稳定、溶质清除率高、有利于营养支持及清除炎性介质的特点。

一、原理

连续性血液净化的原理包括弥散、对流及吸附。不同的治疗模式，清除机制不同，血液透析以弥散清除为主，血液滤过以对流及部分吸附清除为主，而免疫吸附及血液灌流则以吸附为主要清除方式。不同物质的清除方式也不同，小分子物质弥散清除效果好，中、大分子物质则以对流及吸附清除效果好。

二、模式

以操作技术为特点，CBP包含多种技术，并依据其操作特点命名，主要包括：连续性动静脉血液滤过（continuous arteriovenous hemofiltration，CAVH）、连续性静静脉血液滤过（continuous venovenous hemofiltration，CVVH）、缓慢连续性超滤（slow continuous ultrafiltration，SCUF）、连续性动静脉血液透析（continuous arteriovenous hemodialysis，CAVHD）、连续性静静脉血液透析（continuous venovenous hemodialysis，CVVHD）、连续性动静脉血液滤过（continuous arteriovenous hemodiafiltration，CAVHDF）、连续性

静静脉血液滤过（continuous venovenous hemodiafiltration，CVVHDF）、连续性高通量透析（continuous high flux dialysis，CHFD）、高容量血液滤过（high volume hemofiltration，HVHF）、连续性血浆吸附滤过（continuous plasmafiltration adsorption，CPFA）和日间连续性肾脏替代治疗（day-time continuous renal replacement therapy，DCRRT）。目前已问世的CBP机器已囊括以上的模式功能。不同厂家的机器包含的功能各不相同，因此，在临床具体操作中应依据患者的病情需要选择相应的机器。

三、应用范围

分为肾脏疾病及非肾脏疾病两类。

（1）威胁生命的指征：高血钾、酸中毒、肺水肿。

（2）尿毒症并发症。

（3）控制溶质水平。

（4）清除液体。

（5）调节酸碱和电解质平衡。

（6）补充营养。

（7）充血性心力衰竭时清除液体。

（8）脓毒症时调节细胞因子的平衡。

（9）肿瘤化疗时清除磷与尿酸。

（10）治疗ARDS时的呼吸性酸中毒。

（11）MODS时的液体平衡。

目前，临床中连续性血液净化治疗主要应用于以下疾病：复杂性急性肾衰竭、全身性炎症反应综合征、脓毒症、重症急性胰腺炎、顽固性心力衰竭、老年多器官功能衰竭、挤压综合征、热射病等；此外，也可应用于急性呼吸窘迫综合征、心肺旁路、乳酸酸中毒、急性肿瘤溶解综合征、遗传性代谢性疾病及心脏手术、肾移植围术期和肝功能不全等。

四、护理评估

在全面收集患者的主、客观资料的基础上，对所有需要进行连续性血液净化治疗的患者均应着重评估以下内容。①病情评估：疾病史、生命体征、脏器衰竭程度、Apache评分结果；②治疗现状；③血管通路评估：股静脉或颈内静脉单针双腔导管，股静脉加外周静脉；④治疗方式评估及选择：根据病情和患者的经济能力及治疗模式选择合适的机器；⑤血滤器的选择及评估：根据病情和生命体征选择合适面积大小的、不同膜材质的血滤器。

五、技术要点

连续性血液净化治疗操作流程：①协助患者选择合适的体位；②建立血管通路；③准备并检测机器；④预冲和准备血滤器及相匹配的血路管道；⑤连接透析液和置换液，并根据医嘱设定治疗参数；⑥连接血路管道，给予抗凝剂（由于CRRT治疗时间长，对抗凝剂用量要求高，少量、有效、安全地使用抗凝剂可以用试管法测定凝血时间或进行APTT监测）；⑦CRRT治疗开始；⑧根据医嘱调节治疗参数，按照透析时间设定血流量、透析和（或）置换液流量、脱水量；⑨观察病情及血路和血滤器凝血情况，及时向医生汇报病情变化，调整治疗方案；⑩评价疗效（生命体征，毒素清除，水、电解质及酸碱平衡，病情等）；⑪记录并统计出入量（在治疗过程中要正确计算出入量，为临床用药及治疗提供有利的平台和空间）；⑫书面及床边机器和病情交接班，延续治疗的患者继续观察；⑬结束透析治疗；⑭终末处理：医疗废弃物、床单元、环境、机器设备。

六、护理

连续性血液净化治疗过程中的护理：

1.持续监测生命体征 ①密切关注患者神志、意识状态，关注患者主诉；②对于血流动力学不稳定的患者，建议给予动态监测患者血流动力学，如患者发生异常病情变化时及时向医生汇报并调整治疗方案及参数；③给予心电监护持续监测，包括血压、心率、脉氧及呼吸；④对于行连续性血液净化治疗的患者应密切关注患者的体温变化，有异常及时寻找原因，并汇报给医生予以相应的对症处理。

2.管理液体平衡 在连续性血液净化治疗过程中保持出入量平衡至关重要，而这项工作更多的是依赖护理人员，因此，准确地计算患者的出入量关系到治疗的效果。

3.监测血电解质及血气分析 严密监测患者的血生化、血气分析，能够及时保证患者电解质、内环境的稳定。对于使用枸橼酸钠体外抗凝的患者，要定时监测血气分析，及时调整枸橼酸钠和钙的输注，以避免低钙血症、代谢性碱中毒等并发症的发生。

4.监测患者的凝血功能 因连续性血液净化治疗持续的时间较长，充分、有效的抗凝才能保持治疗的持续性，因此，在抗凝剂使用的过程中要监测患者的凝血功能，防止出血的发生。建议临床中要结合患者治疗前后的凝血功能来评价患者抗凝后的凝血状态。

5.预防感染 血管通路、体外循环管路及置换液和（或）透析液的补充都会增加患者感染的机会，对于患者的血管通路必要时每天更换辅料，保持辅料的干爽。凝血更换管路及更换置换液和（或）透析液的过程中要严格执行无菌操作原则，无菌观念是预防感染的重要措施。

6.预防并发症的发生 ①过敏反应：体外循环管路、血滤器都会使患者产生过敏反应，因此，在治疗时选择生物相容性好的耗材可以最大限度地避免过敏反应的发生。此外，在治疗操作前应详细评估患者的过敏史情况。②血管通路不畅及连接不良：血流量不足会导致体外循环管路中血流量下降，从而降低治疗的效果。③体外循环凝血及血栓：在治疗过程中护理人员应持续监测机器各压力值，并观察血滤器外观及动、静脉壶内的状况，必要时使用0.9%生理盐水进行冲洗管路查看凝血状况，早期诊断有无血栓形成。④出血。⑤气栓。⑥低温。⑦滤器功能丧失。⑧水、电解质平衡障碍。⑨感染。⑩营养丢失。⑪液体管理的不良反应。

第二节　常见疾病的连续性血液净化治疗与护理

一、急性肾衰竭

急性肾衰竭（acute renal failure，ARF）是由各种病因引起的短时间内（数小时或数天）肾功能突然下降而出现的临床综合征，是危重患者常见的并发症，在住院患者中发生率为 5%～7%。急性肾衰竭患者进行肾脏替代治疗的目的是维持水、电解质、酸碱和内环境稳定；防止内脏进一步受损；促进肾脏功能恢复；为其他支持疗法创造条件。因此，近些年来连续性血液净化治疗越来越多地被应用于急性肾衰竭患者的抢救治疗中。

（一）治疗时机

目前临床工作中没有统一的标准，但连续性血液净化治疗的治疗时机主要依据患者病情（患者的水负荷、电解质紊乱程度、炎性因子水平等），无论患者是否出现尿毒症的症状，时机把握的准确性关系到患者的预后及是否会引起尿毒症的不良反应。而针对复杂性的急性肾衰竭开始进行连续性血液净化治疗的指征为：①血肌酐≥530.4μmol/L。②血尿素氮≥30mmol/L。③急性肾衰竭合并以下情况之一应尽早进行连续性血液净化治疗：尿量减少导致容量负荷过多的表现，如心力衰竭、肺水肿等；电解质、酸碱紊乱，如高钾血症、严重酸中毒；合并脑水肿或颅内高压；合并急性呼吸窘迫综合征；血流动力学不稳定；合并全身性炎症反应综合征或脓毒症。

（二）停止时机

急性肾衰竭合并多器官功能障碍综合征患者，当炎症反应下调，对机械通气及肠外营养的需求降低，肾功能恢复或部分恢复可考虑停止，临床表现为：①尿量增加（＞1L/24h），机体恢复自身调节容量平衡能力；②停止连续性血液净化治疗后，血尿素氮及血肌酐无明显升高；③停止连续性血液净化治疗后内环境能保持稳定。

（三）护理

急性肾衰竭的预后与原发病性质、患者年龄、肾功能受损程度、是否早期诊断和早期治疗、透析、有无多脏器功能衰竭等并发症有关。

1.根据病情选择血液净化方式，建立血管通路　为了保证治疗过程中获得足够的血流量并保证患者治疗的安全，临床中多采用中心静脉置管（首选右侧颈内静脉）。在置管前必须征得患者及其家属的同意，并签署相关知情同意书，且在治疗中血流量一般维持在 180～200ml/min。依据患者的病情选择治疗模式，首选 CVVH，其次为 CVVHD或 CVVHDF，如患者同时合并高分解代谢、脓毒症和多脏器功能障碍综合征应选择连续性高容量血液滤过治疗，治疗过程中置换液的补充方式可以选择单纯的前稀释或前、后稀释。

2.密切观察病情，及时处理不良反应　予以患者心电监护，动态、持续地监测并记录患者的生命体征，关注患者的意识、神志及主诉，病情危重患者应密切关注血流动力学的改变，监测机器的运转情况及各参数值变化。密切关注患者的出入量，及时调整，避免低血压的发生。连续性血液净化治疗必须保证充分抗凝，从而才能保证体外循环的畅通，以达到预期治疗效果。在治疗过程中应密切关注患者有无出血并发症的发生，及时汇报给医生沟通抗凝剂的使用。

3.做好饮食护理　对于未能进食的患者，给予高生物效价的优质蛋白质。蛋白质的摄入量应限制为0.8g/（kg·d），并适量补充氨基酸。但对于进行连续性血液净化治疗的患者，蛋白质的摄入量可以适当放宽。给予高糖类和高脂饮食，以提供足够的热量，维持机体正氮平衡，同时减少钠、钾、氯的摄入。

4.加强心理护理，注意安全　因对疾病的未知及预后的恐惧，患者易产生焦虑、恐惧的心理，作为护理人员要给予患者同情、关心，耐心倾听患者的诉说，了解其内心的情感反应，并及时与家属沟通，配合做好心理疏导。

5.加强消毒隔离，防止感染　在进行连续性血液净化治疗过程中，因患者自身免疫力低下，且临时血管通路和体外循环管路均会引起细菌感染，因此要严格执行无菌操作原则，定时开窗通风，房间消毒，严格执行一次性物品的使用原则，防止交叉感染。

二、全身性炎症反应综合征

全身性炎症反应综合征（systemic inflammatory response syndrome，SIRS）是指机体被各种感染或非感染性的因素刺激，从而导致机体过量释放各种炎性介质，最终导致多器官功能障碍综合征（MODS）的发生。机体免疫功能紊乱是危重病症患者病理生理机制中的重要环节，持续大量炎性因子的释放是其启动和恶化的根本。

（一）技术优势

连续性血液净化治疗可以迅速降低高热，纠正水、电解质和酸碱失衡，保护心、肺、脑、肾功能，具有支持多脏器功能的作用。在连续性血液净化治疗过程中主要通过对流和吸附两种方式清除炎性介质，并以吸附清除为主，且使用超高通量的新型滤器可增加炎性介质的对流清除。

（二）护理

1.管理液体平衡，控制补液速度　依据中心静脉压、血压、治疗的需要随时调整补液速度，并利用输液泵、微量泵等辅助工具来控制输液速度，以有效地维持血液循环的稳定。

2.心理护理　向患者及家属解释连续性血液净化治疗的目的、过程并取得理解与配合。在治疗过程中如有任何异常情况时应及时查找原因，迅速解除异常情况，并向患者解释异常情况出现的原因。

3.对症处理　①密切关注患者体温的变化，观察患者有无畏寒、寒战及末梢循环温度；②给予抗感染治疗：选择生物相容性好的血滤器，如AN69，能够有效清除炎性介质，缓解患者炎症状态；③严密观察病情，监测患者生命体征，包括血压、心率、脉氧及呼吸，在治疗过程中依据患者生命体征及时调整机器参数。

4.预防感染　做好环境的消毒工作，严格执行无菌操作原则。

5.防止出血　因治疗过程中抗凝剂的使用，所以要及时监测患者凝血功能，并根据结果调整抗凝剂的使用。

三、脓毒症

脓毒症（sepsis）是指由感染所诱发的全身性炎症反应综合征，而多器官功能障碍综合征（MODS）是严重创伤、感染、休克及外科大手术后，同时或序贯出现的2个或2个以上系统器官的功能不全或衰竭的临床综合征。脓毒症是ICU中的常见疾病，发生率为10%～63%，脓毒症和MODS患者病死率高，重症脓毒症的病死率约为30%。连续性血液净化治疗可以清除致病介质、维持内环境稳定、改善免疫力学异常、保护重要脏器功能和防止脏器功能衰竭。

（一）治疗时机

研究发现，合并AKI的患者早期连续性高容量血液滤过可改善预后，但不伴有肾功能损伤的脓毒症患者在何时开始治疗尚有争议。临床中，当脓毒症合并血流动力学不稳定、组织灌注低下（如出现乳酸血症）等脓毒症表现时，即可考虑开始连续性高容量血液滤过治疗；同时，由于连续性高容量血液滤过治疗可改善机体的血流动力学和氧合状况，因此脓毒症及MODS患者在液体复苏及血管活性药物治疗无效时可以考虑开始治疗。此外，也有学者认为脓毒症患者越早开始连续性高容量血液滤过，生存率越高。

（二）护理

1.密切关注患者的体温变化　几乎所有的机器都具有置换液和（或）透析液加温功能，因此，对于高热患者可采取降低机器温度以达到降温的效果，对于体温不升的患者可以提高温度以达到升温的效果。一般机器温度设定在36.5～37.5℃。

2.预防感染　脓毒症患者是由细菌感染引起，因此在任何护理操作过程中均应严格执行无菌操作原则，增强无菌观念，避免细菌和致热原的污染。

3.管理液体平衡　精确计算患者每日出入量，合理设置超滤率，防止患者出现液体负荷过重或低血容量休克的表现。

4.监测凝血功能　患者在进行连续性血液净化治疗过程中须依据凝血功能和患者自身有无出血表现及时调整抗凝剂的使用及量。护理过程中要关注患者有无出血表现，如口腔、黏膜、泌尿道、消化道等。

5.监测电解质　监测患者电解质，防止患者出现电解质紊乱及内环境的紊乱。

6.保持呼吸道通畅　给予患者氧气吸入，必要时予以机械辅助通气。经连续性血液净化治疗可以有效清除炎症介质，减少肺间质水分，改善肺氧合，从而减轻肺的负担。

7.心理护理　保持环境安静，向清醒的患者解释治疗的目的、注意事项。加强心理护理，减轻患者的紧张情绪，鼓励患者积极配合治疗。

四、重症胰腺炎

重症胰腺炎是外科常见急腹症，病情凶险，多伴有明显的腹膜炎、腹胀等体征和器官功能障碍，胰腺（及胰周）多有坏死，病死率高达22.4%～53.3%。近年来，全身性炎症反应在重症急性胰腺炎中起重要作用，阻断炎症反应可降低疾病的严重程度。连续性血液净化治疗重症急性胰腺炎取得了较好的疗效，有学者提出至少连续治疗72h的方案。

（一）治疗时机

有学者建议，重症急性胰腺炎患者出现下列情况之一时须行连续性血液净化治疗：①持续高热（体温＞39℃，超过6h），常规治疗无效；②胰性脑病；③合并多器官功能障碍综合征；④合并少尿［尿量＜0.5ml/（kg·h），持续2h］或急性肾衰竭；⑤明显水肿或液体正平衡（＞20ml/kg，持续24h以上）；⑥合并电解质紊乱；⑦APACHE Ⅱ评分≥12分。

（二）护理

1.心理护理 因重症急性胰腺炎病情急、危重，治疗周期长，治疗费用昂贵，患者会产生焦虑、恐惧、烦躁甚至绝望的心理。因此，护理人员要积极做好心理疏导，向患者解释治疗的目的及重要性。

2.病情观察 在患者进行连续性血液净化治疗开始前及治疗后密切关注患者的体温变化，给予持续心电监护，氧气吸入，必要时予以机械辅助通气。每20～30min巡视患者，如有异常变化及时汇报给医生予以处理。

3.抗凝的护理 在行连续性血液净化治疗过程中应密切关注患者有无出血表现或出血倾向，如有异常及时告知医生。应对抗凝剂进行调整，如血滤器无凝血应24h更换以保证治疗效果。

4.予以抗感染及营养支持 在连续性血液净化治疗过程中责任护士在进行任何操作过程时都要严格执行无菌操作原则，血管通路处每24h更换敷料一次，如敷料潮湿或有渗血、渗液应及时压迫止血并更换敷料。要给予足够的热量和营养，以提高患者的免疫力。

5.管理液体平衡 精确计算患者每日出入量，合理设置超滤率，防止患者出现液体负荷过重或低血容量休克的表现。

五、顽固性心力衰竭

顽固性心力衰竭（refractory heart failure），又称难治性心力衰竭（intractable heart failure），是指慢性心力衰竭经充分的正规传统治疗，包括卧床休息，控制水、钠摄入，应用洋地黄、利尿药及血管扩张药等治疗心力衰竭症状仍持续存在或逐渐加重。

（一）应用范围

近年来，缓慢连续性超滤的治疗对象已不仅局限于严重的顽固性心力衰竭患者，而几乎适用于所有类型的充血性心力衰竭，目前临床中主要应用于：①对常规治疗无效的难治性心力衰竭和慢性间质性肺水肿；②等待心脏移植手术的过渡性治疗；③充血性心力衰竭患者长期综合治疗方案的组成部分；④伴有肾功能损害和内环境紊乱的心力衰竭。

（二）护理

1. 体位　采取适合患者的体位进行血管通路的建立。治疗过程中可以让患者处于半坐卧位或端坐卧位，以减轻心力衰竭引起的呼吸困难。

2. 液体管理　连续性血液净化治疗可以依据患者病情采取单纯超滤，使置换液量维持在 1L/h 左右，以防止胶体渗透压的改变引起患者血压下降。特殊低血压的患者可以少剂量给予升压药物，血压稳定在 130/80mmHg 左右再进行脱水治疗。

3. 监测生命体征及电解质　每 10～15min 监测患者的血压、心率、呼吸及脉氧情况，依据患者病情变化及时调整治疗参数，监测电解质以防止出现电解质紊乱。

4. 控制输液速度　对于顽固性心力衰竭患者，如出现滤器凝血应更换管路或下机时回血速度控制在 50～80ml/min，输入生理盐水总量不超过 200ml。

5. 健康教育　指导患者理解控制饮水的重要性，掌握相关措施有效控制水的摄入，透析间期体重增长维持在干体重的 2%～5%。

6. 并发症　严重低血压、心律失常和冠状动脉缺血。

六、热射病

热射病为致命性中暑，临床主要表现为核心温度升高（＞40.6℃），可导致急性肾衰竭、弥散性血管内凝血、横纹肌溶解（肌酸磷酸激酶明显升高）、急性呼吸窘迫综合征、酸碱失衡和中枢神经系统损害等多个器官功能障碍和衰竭，病死率为 10%～70%。连续性血液净化治疗的应用可以迅速降低危及热射病患者生命的高热，避免高热导致中枢神经系统受损，减轻脑水肿，改善血管扩张和低血压，有利于保护中枢神经系统及多器官功能，从而改善热射病的预后。

连续性血液净化治疗热射病的护理如下。

1. 迅速降温，及早吸氧　尽早使用冰毯，大血管处放置冰块，静脉滴注冰盐水。连续性血液净化机器均配备加温系统，可以设定温度为 35～40℃。迅速降温的目标是 2h 内将核心体温降至 38℃以下。

2. 及早进行血液净化治疗　在传统疗法的基础上采用连续性血液净化治疗可显著提高救治重症中暑的成功率。

3. 严密监测生命体征　在连续性血液净化治疗过程中患者随时可能会出现意外，因此要严密观察生命体征的变化，避免凝血、超滤速度过快导致患者出现低血压的情况，以保证患者心血管系统的稳定。

4. 严格无菌操作　在连续性血液净化治疗过程中任何一个环节都应严格遵守无菌操作原则，避免细菌和致热原的污染。

5. 心理护理　热射病起病急、病情危重，对于情绪不稳的患者要及时给予安慰、心理辅导，解释各项操作的目的以减轻患者紧张、焦虑、恐惧的心理。

七、老年多器官功能衰竭

老年多器官功能衰竭是指老年人（≥60岁）在器官老化、功能低下、免疫调节障碍及患有多种慢性疾病的基础上，当存在创伤、手术、感染、心血管急症等诱因时，短时间内出现2个或2个以上器官序贯或同时衰竭，病死率极高。

连续性血液净化治疗可以有效地维持患者血流动力学稳定、维持内环境稳定、促进肾功能恢复、清除肺间质水分、减轻肺部炎症、改善通气功能及改善患者营养状况，但在临床应用中应避免出血、导管感染、容量失衡及低体温并发症的发生。

八、挤压综合征

挤压综合征是指由于挤压或压力导致肌细胞破坏，使肌红蛋白、钾、尿酸、磷酸等细胞内容物释放进入血液循环中引起的全身性改变。

除了常规补液、碱化尿液和强力利尿等治疗外，在挤压综合征及肌红蛋白血症早期进行连续性血液净化治疗对于救治挤压综合征具有重要作用。连续性血液净化治疗可以有效清除肌红蛋白、维持患者内环境稳定和清除炎性介质。

第三节　习题与答案

【习题】

一、单项选择题

1. "高通量"是指（　　）

　A. 高血流量

　B. 高溶质通量

　C. 高超滤量

　D. 透析膜对水和溶质的高通透性

　E. 高复用率

2. CRRT抗凝时，使用枸橼酸钠，为了达到单纯体外循环内抗凝效果，必须从何处持续输入，直至CRRT结束（　　）

　A. 滤器后

　B. 静脉壶

　C. 滤器前

　D. 静脉端管路

　E. 以上都可以

3. 报警动脉压值降低常见原因有（　　）

　A. 血泵停止

　B. 动脉端血液引出困难

　C. 患者体位改变

　D. 透析器或管路有凝血趋势

　E. 临时补充液体

二、多项选择题

1. 出血性脑血管意外行CRRT治疗，抗凝策略包括（　　）

　A. 急性期选择无肝素透析

　B. 枸橼酸盐抗凝

　C. 抗凝药物选择和剂量要个体化，动态调整

　D. 出血缓解期可用局部抗凝、低分子量肝素抗凝、阿加曲班抗凝

　E. 以上都对

2. 阿加曲班使用时的注意事项有（　　）

　A. 滤器前持续输入

　B. 间断给药

　C. 直接静脉注入

　D. CRRT结束前20min停止追加剂量

　E. 以上都对

3.CRRT的作用有（　　）

A.超滤、脱水、清除及置换液体

B.清除致病性介质

C.重建水、电解质和酸碱平衡

D.维护机体内环境平衡

E.重危病症救治

4.血液透析相对禁忌证包括（　　）

A.晚期恶性肿瘤患者

B.非容量依赖性高血压患者

C.严重心律失常不能耐受体外循环者

D.严重出血倾向

E.严重呕吐者

三、案例分析题

1.患者，女，22岁，因"上腹持续胀痛1d"入院。患者1d前无明显诱因出现上腹部胀痛不适，呈持续性疼痛，无恶心、呕吐，无腹泻、尿频尿急、心慌胸闷不适，急送当地医院就诊。查血淀粉酶928U/L，腹部彩超提示胰腺肿胀，考虑急性胰腺炎，门诊以"急性胰腺炎"收入院。患者自起病以来，精神、食欲、睡眠差，大便未解，小便少，体力、体重无明显减轻。行CVVH肾脏替代治疗，医嘱给予局部枸橼酸钠抗凝。

（1）该患者行CRRT治疗给予局部枸橼酸钠抗凝时，必须监测的项目是（　　）

A.电解质

B.血糖

C.血气及离子钙浓度

D.肾功能

E.血小板

（2）选择枸橼酸钠抗凝的条件包括（　　）

A.存在明确活动性出血性疾病或明显出血倾向的患者

B.APTT、PT和PT-INR明显延长的患者

C.合并肝素诱导血小板减少症患者

D.抗凝血酶活性＜50%的患者

E.抗凝血酶活性＞50%的患者

（3）枸橼酸钠抗凝治疗具体实施方案以下

正确的是（　　）

A.在体外循环管路滤器前持续从动脉端输注4%枸橼酸钠溶液，起始剂量100～200ml/h（多在170～180ml/h），控制滤器后游离钙离子浓度0.25～0.35 mmol/L，一般调节滤器后ACT再200～250s

B.在管路静脉端补充氯化钙生理盐水0.056mmol/L（10%氯化钙80ml加入1000ml生理盐水中）40ml/h，控制管路动脉端（滤器前）游离钙离子浓度1.0～1.35mmol/L

C.4%枸橼酸钠自管路动脉端持续泵入，ACD A初始泵速为血流速度（BFR）的2.0%～2.5%，泵速（ml/h）＝（1.2～1.5）×BFR（ml/min）；10%葡萄糖酸钙自管路静脉端持续输注，泵速8.8～11.0ml/h（为ACD A泵速的6.1%），保持滤器后管路中游离钙离子浓度0.20～0.40mmol/L，外周静脉或动脉游离钙离子浓度1.00～1.20mmol/L

D.枸橼酸钠抗凝治疗时，只有滤器中游离钙离子浓度降至0.35mmol/L以下才具有抗凝作用，并且血流量会影响枸橼酸钠的有效剂量，应予以考虑

E.枸橼酸钠体外抗凝和局部体外肝素抗凝法均可用于存在出血倾向的患者，有观点认为两者的滤器使用寿命和疗效相当，但枸橼酸钠抗凝法有更少的出血并发症

2.患者，女，70岁，因胸闷气急3d入院。诊断为CKD5期，2型糖尿病，肌酐1115.5μmol/L，尿素氮28.21mmol/L，予以行右侧颈内静脉置管术，进行CRRT治疗，为首次诱导血透。

（1）导管置入静脉优先选择（　　）

A.锁骨下静脉

B.右股静脉

C.右颈静脉

D.左颈内静脉

E.左股静脉

（2）临时性中心静脉导管留置术适应证为（ ）

    A.初次透析或无长期血管通路患者

    B.感染

    C.急性肾衰竭

    D.中毒抢救

    E.血浆置换

（3）诱导透析注意事项有（ ）

    A.使用小面积、低效率透析器

    B.多次短时透析

    C.增加血浆渗透压

    D.选择适当血液净化方法

    E.使用大面积透析器

（4）临时性中心静脉导管并发症有（ ）

    A.穿刺部位出血

    B.局部血肿形成

C.心律失常

D.空气栓塞

E.喉部血肿、喉返神经损伤

（5）静脉导管更换适应证为（ ）

    A.导管相关感染经抗感染无效者

    B.导管功能不良

    C.导管体外部分破损

    D.导管涤纶套托出

    E.导管漏血、漏气

【参考答案】

一、单项选择题

1.D 2.E 3.E

二、多项选择题

1.ABCDE 2.AD 3.ABCDE 4.ABCDE

三、案例分析题

1.（1）C（2）ABCD（3）ABCDE

2.（1）C（2）ABCDE（3）ABCD

  （4）ABCDE（5）ABCDE

参 考 文 献

［1］季大玺，谢红浪，黎磊石，等.连续性肾脏替代疗法在重症急性肾衰竭治疗中的应用［J］.中华内科杂志，1999，38：802-805.

［2］季大玺.连续性血液净化与重症感染［J］.肾脏病与透析肾移植杂志，2004，13：235-236.

［3］黎介寿.连续性血液净化——治疗重症急性胰腺炎的一项有效措施［J］.肾脏病与透析肾移植杂志，2004，13：452-453.

［4］宋青.热射病致命的中暑［J］.军医进修学院学报，2008，29（6）：453-454.

［5］王士雯.老年人多器官功能衰竭的若干问题［J］.中华老年医学，1993，12：182-185.

［6］王志红，周兰姝.危重症护理学［M］.北京：人民军医出版社，2004：236.

［7］徐斌.连续性与间歇性血液净化的比较//黎磊石，季大玺主编.连续性血液净化［M］.南京：东南大学出版社，2004：157-164.

［8］Bouchama A，Knochel JP.Heat stroke［J］.N Engl J Med，2002，346：1978-1988.

［9］Cole L，Bellomo R，Joumois D，et al.High-volume hemofiltration in human septic shock［J］.Intensive Care Med，2001，27：978-986.

［10］DuBose TD Jr，Warnock DG，Mehta RL，et al.Acute renal failure in the 2^{1st} century：recommendations for management and outcomes assessment［J］.Am J Kidney Dis，1997，29：793-799.

［11］Garred L，Leblanc M，Canaud B.Urea kinetic modeling for CRRT［J］.Am J Kidney Dis，1997，30（Suppl 4）：S2-S9.

［12］Rnoco C，Bellomo R.Basic mechanisms and definitions for continous renal replacement therapies［J］.

Int J Artif Organs，1996，19：95-99.

［13］Smith J，Greaves I.Crush injury and crush syndrome：a review［J］.J Trauma，2003，54（Suppl5）：S226-S230.

［14］Wang H，Zhang ZH，Yan XW，et al.Amelioration of hemodynamics and oxygen metabolism by continuous venovenous hemofiltration in experimental porcine pancreatitis［J］.World J Gastroenterol，2005，11（1）：127-131.

［15］Xie HL，Ji DX，Gong DH，et al.Continuous venovenous hemofiltration in treatment of acute necrotizing pancreatitis［J］.Chin Med J，2003，116：549-553.

第9章

血液净化用药护理

第一节　肾的药物代谢作用

肾是重要的排泄器官，同时也是一个内分泌器官，参与一些激素的生成和代谢。肾血供丰富，血流量大，排泄内、外源性化学物质（包括药物及其代谢性产物）是其重要功能。通过肾小球滤过、肾小管分泌、再吸收等过程转运，许多药物及药物的活性代谢产物经肾排泄，并以不同方式经肾排出，因此肾脏是药物排泄的主要器官。

一、主要以原形经肾排出

直接由肾排泄的药物，如阿普洛韦、氨基糖苷类、氨苄西林、阿普洛尔、青霉素V、地高辛、万古霉素、维生素B$_{12}$等。

二、主要通过肾排出活性代谢产物

药物活性代谢产物通过肾排出，如醋丁洛尔、依那普利、甲基多巴、普鲁卡因苄胺等。如果药物的30%或以上以原形经肾排出，在肾功能不全时极易造成蓄积。有些药物即使不以原形经肾排出，在肾功能不全时也可能造成蓄积，如非甾体抗感染药的葡萄糖醛酸结合物。酮洛芬（ketoprofen）以原形物排出只有10%左右，大多数是以其代谢产物葡萄糖醛酸结合物形式通过尿液排出，肾功能不全时酮洛芬及其葡萄糖醛酸结合物在血液中蓄积，血液浓度升高。

三、一些药物灭活的主要场所

由肾灭活的药物，主要是一些肽类，如胰岛素、胰高血糖素、甲状旁腺素（PTH）、注射用亚胺培南/西司他丁钠（泰能），肾功能不全时灭活减少，体内浓度将增高。

四、肾小球滤过作用

未与蛋白结合的药物可通过肾小球滤过。与血浆蛋白结合率高的药物，如非甾体抗感染药、青霉素类和利尿类等难以通过滤过方式清除，特别是携带负电荷的药物，如肝素不能自由通过肾小球滤过屏障。当药物与血浆蛋白结合显著下降时（如与蛋白结合率由99%下降到95%），活性药物浓度将上升4倍。

五、主动分泌

药物由肾小管周围毛细血管进入肾小管腔，对于与蛋白结合率高的药物这是一个更有效的清除机制。因为约80%的肾血浆流量（RPF）进入肾小管，而仅约20%的肾血浆流量通过肾小球，与蛋白结合的药物容易经肾小管分泌。近曲小管有两套独立的分泌系统，有机阴离子系统分泌酸性物质，如阿司匹林、青霉素、呋塞米等；另一个系统分泌碱性物质，如麻黄碱、西咪替丁、吗啡等。当肾小管尿液偏碱性时弱酸性药物排泄较快，偏酸性时弱酸性药物排泄减少。反之，效果相反。

第二节　血液透析对药物清除的影响

进行透析治疗的患者，药物的清除规律更为复杂，目前对大多数药物及其代谢产物的可透析性还所知不多。因此，对正在进行急、慢性透析患者用药时，首先应了解透析是如何清除该药物的，以此来确定为了维持治疗效果是否需要在透析后补充药物。当然也要结合患者病情、个体差异等，严密监测仍是必要的。

血液透析对溶质的清除主要是通过弥散作用实现的。由于透析液中不含药物，血与透析液之间就存在药物浓度梯度，有利于药物的清除，因此蛋白结合率低的药物及细胞结合度低的药物容易被血液透析清除。另外，血液透析清除只在血中药物负荷分数相当大的情况下才较显著。如果体内药物负荷分数较小，即使经透析器的清除率达到100%，透析清除也是不明显的（如地高辛）。但是，如果药物在血浆中能很快达到平衡，则药物可能被清除掉。透析液是水剂，不溶于水的脂溶性药物无法清除掉。尿毒症时，药物固有的血浆清除受到影响，如果透析清除能增加机体清除率的30%，那么，其重要性是显而易见的。

一、维持性血液净化治疗

慢性肾衰竭尿毒症患者要长期接受规律性血液透析或腹膜透析。血液透析方式可分为血液透析、血液滤过、血液透析滤过、血液灌流和高通量血液透析等。如上述，血液净化时与药物清除的相关因素包括透析器体外超滤系数（Kuf）、透析时间、血液流速、透析液流速、透析膜的物理结构，以及滤器对水和溶质的移除特征。如果用膜孔较大、Kuf > 12ml/（mmHg·h）、通透性较高的膜，用较快的血液和透析液流速及较高的超滤率等则会使药物的清除能力大大增强。

二、急诊或诱导期血液净化治疗

急性肾衰竭患者可能接受间歇血液透析、间歇血液滤过、腹膜透析和各种连续肾替代治疗（CRRT）。CRRT对血浆中的水及未结合溶质具有强超滤作用，根据所用治疗方式不同，超滤率为10～50ml/min。用高通透膜CRRT治疗时，相对分子质量达5000的药物可以通过。血液滤过时药物的清除与药物的筛系数（sieving coefficient，SC）有关。筛系数是指超滤前后血浆药物浓度的比例，用于评价血浆中未结合药物的百分数，如筛系数接近1，表明药物可通过膜几乎全部被移除。如果已知血浆中药物浓度，就可以用超滤率和筛系数估计药物被移除的量。

$$血液滤过时药物的清除 = A \times 游离片段 \times UF$$

式中：A——动脉端药物血浆浓度；

UF——超滤率。

连续性静静脉血液滤过（CVVH）时，血流量一般在 125～250ml/min，相当于Ccr 为20～40ml/min，则根据GFR为20～30ml/min时用药即可。

三、腹膜透析

腹膜透析分为连续不卧床腹膜透析（CAPD）、连续周期腹膜透析（CCPD）及各种间歇腹膜透析，对药物清除稍有不同。腹膜透析对药物的清除有以下特点：

1. 大多数口服或静脉所用药物经腹膜透析清除较少，主要是因为持续性腹膜透析时腹膜透析液的流速较低。

2. 影响血液透析清除的药物特性同样也影响腹膜透析清除。

3. 腹腔给药吸收入血液循环显著，这是因为腹腔分布容积较小，结合药物的蛋白也较少的缘故。腹膜透析只能靠改变透析液流速、流量，药物弥散到腹膜透析液中直至产生平衡，然后转运移除，须待注入新鲜透析液再重新建立浓度梯度，因此增加交换频率或容量将溢出更多药量。根据药物的理化特性不同，可能或不能影响治疗效果。

四、血浆置换

血浆置换是将患者血浆从体内移出代之以晶体或胶体的过程，用于治疗某些免疫性疾病、感染或代谢性疾病或药物过量、中毒等。血浆置换能移出与蛋白结合的、亲脂的、不能用透析移出的药物，但这只是在交换过程中存在于血液中的药物被移除，而组织结合的药物与血浆的平衡还需要一个时间过程。

药物在透析中的变化是一个复杂的过程，还有许多未知数，医护人员应熟悉所用透析膜种类、性质，了解各种相关因素及药物的临床药理、药物动力学资料，参考已发表文献，作出正确判断。重要且必须强调的是应严密监测患者的反应。

第三节　肾性贫血的用药护理

在慢性肾功能不全患者中，许多机制可导致或加重贫血，其中最重要的是肾促红细胞生成素（EPO）分泌减少，这一原因是可纠正的。在肾功能演变过程中，早期阶段就已经有了贫血，但严重的红细胞计数及血细胞比容（Hct）降低出现得较晚。贫血与左心室扩张、代偿肥厚所致的心血管疾病之间是有关的，并会导致终末期肾病患者病死率的增加。血红蛋白（Hb）浓度与左心室舒张末期容量及左心室的质量呈负相关。左心室舒张末期容量及质量随着血红蛋白浓度的下降而增加。欧美的治疗指南中，进行性发展的慢性肾功能不全患者，在心脏结构发展至不可逆转或仅部分可逆转之前必须给予促红细胞生成素治疗。目前越来越明确，贫血所致的心脏损害程度越重，就越难以逆转，即便是应用冲击疗法治疗，也收效甚微。

血红蛋白浓度＜110g/L是促红细胞生成素治疗的指征。但是理想的血细胞比容水平应是多少，目前仍有争议。最近研究认为血细胞比容保持在40%没有危险，相对于部分纠正贫血来说，这样更有利于控制左心室肥厚。治疗的靶目标值：血红蛋白浓度≥110g/L（血细胞比容＞33%）。靶目标值应在开始治疗后4个月达到，不推荐血红蛋白浓度维持在130g/L以上。应注意的是，靶目标值也要根据患者年龄、种族、性别和生理需求进行调整。此外，在促红细胞生成素治疗前应评估体内铁的含量，因为缺铁可导致促红细胞生成素的抵抗。转铁蛋白饱和度＜20%和血铁浓度＜100mg/ml提示铁缺乏。一旦有缺铁的证据，应在促红细胞生成素治疗前静脉补铁以保证应用最小剂量的促红细胞生成素发挥最大的作用。铁剂的注射速度和单次剂量取决于铁剂的剂型。由于促红细胞生成素价格昂贵，即使在西方国家透析前应用也是一个经济负担。越来越多的证据显示，因持续的、未经治疗的贫血所致的血管并发症会导致随后的医疗费用进一步增加。常用改善肾性贫血的药物如下。

一、促红细胞生成素

1.剂型、剂量　针剂，剂量为每支1500，2000，3000，4000，10 000U。

2.药理作用　本品主要作用在于与红系祖细胞的表面受体结合，促进红系细胞增殖和分化，促进红母细胞成熟，增加红细胞数和血红蛋白含量；稳定红细胞膜，提高红细胞膜抗氧化酶功能。

3.促红细胞生成素使用的护理要点

（1）为避免血细胞比容过快增长应定期监测血常规，根据检查结果随时调整促红细胞生成素的用量及用药的频率。

（2）可皮下或静脉注射，每周分2～3次给药，也可每周单次给药。分次给药开始推荐剂量每周100～150U/kg体重，若血细胞比容每周增加＜0.5vol%，可4周后按15～30U/kg体重增加剂量，但最高增加剂量每周不可超过30U/kg。每周单次给药推荐剂量为成人每周10 000U。当血细胞比容增加到30～33vol%，但不宜超过36%，血红蛋白达到100～110g/L，则进入维持治疗阶段，分次给药剂量为治疗剂量的2/3，每周单次给药维持剂量为每2周一次，每2～4周进行血常规检查以调整使用剂量。

（3）少数患者用药初期可出现头痛、低热、乏力等，个别患者可出现肌肉痛、关节痛，对症处理后可以缓解，不影响继续用药；如症状持续存在，应考虑停药。

（4）极少数患者出现过敏反应，严重者可出现过敏性休克，因此对于首次使用或重新使用者，应严密观察患者的使用情况，有无过敏反应的症状和体征，发现异常立即停药并妥善处理。

（5）应用期间严格监测血压、血栓情况及血清铁含量。由于血细胞比容过快增长，使患者血压升高，偶可诱发脑血管意外和癫痫发作，所以对于原有癫痫的患者、脑血栓形成者应慎用。

（6）患者透析血管通路有血栓，高血钾、单纯红细胞再生障碍性贫血患者应慎用。

（7）对于血液透析难以控制的高血压患者，某些白血病、铅中毒患者及孕妇禁用。

（8）在使用促红细胞生成素治疗前和治疗期间，应对患者进行铁状态评估，指标包括转铁蛋白饱和度和血清铁蛋白，如果不足就不能刺激骨髓红细胞的生长。因此，应监测转铁蛋白饱和度和血清铁蛋白，发现不足及时补充铁剂，以满足促红细胞生成素刺激作用下骨髓造血加快时对铁的需求。

二、铁剂

铁剂是造血所需的主要原料之一，补充方式有口服和静脉给药。临床上以口服铁剂的补充治疗为宜，常用的口服铁剂——多糖铁复合物，在进餐时或餐后服用，可减少药物对胃肠道的刺激。铁剂忌与茶同服。当有胃肠道疾病或急须增加铁供应者可选用静脉补充铁剂，此时应及时停止口服铁剂，用药期间注意观察患者的不良反应。叶酸、维生素C和维生素B_{12}不仅有利于铁的吸收，还补充了其他造血所需原料。

1.临床常用的铁剂及用法

（1）琥珀酸亚铁（速立菲）：片剂，100mg。

①用法：初始剂量为200mg，每日3次口服；维持剂量0.1～0.4g/d，根据促红细胞生成素用量调整。

②药理作用：补充造血原料。

（2）右旋糖酐铁（科莫非）：针剂2ml，每支含100mg铁。

①用法：静脉滴注，100～200mg，右旋糖酐铁用0.9%氯化钠注射液或5%葡萄糖注射液稀释至100ml。给予首次剂量时，应先缓慢滴注25mg至少15min，如无不良反应发生，可将剩余剂量在30min内滴注完毕。

②适应证：适用于不能口服铁剂或口服铁剂治疗不满意的缺铁患者。

（3）蔗糖铁（维乐福）：针剂，每支5ml，含100mg铁。

①用法：在患者第一次治疗前，应按照推荐的方法先给予小剂量进行测试。成年人用1～2.5ml（20～50mg）铁，应备有心肺复苏设备。如果在给药15min后未出现不良反应，继续给予余下的药液。1ml本品最多只能稀释到20ml生理盐水中，稀释液配好后应立即使用（如5ml本品最多稀释到100ml生理盐水中）。100mg铁至少滴注15min；铁蛋白＜200ng/ml时，每次100mg，透析结束后使用，连续10次，以后根据铁蛋白水平每1～2周1次。

②适应证：用于口服铁剂效果不好或不能耐受者而需要静脉铁剂治疗的缺铁性贫血患者。

2.铁剂使用的护理要点

（1）口服铁剂

①常有胃肠不适、腹痛及腹泻等；偶可致便秘。一般宜饭后服。粪便可能呈黑色，须预先告知患者。

②服时忌茶，也不宜与鞣酸蛋白及抗酸药碳酸氢钠等同服，以防阻碍铁的吸收。

③稀盐酸与维生素C能促进铁剂吸收，常合并使用。

④铁剂与四环素类药物可形成络合物，可互相阻碍吸收。

⑤对于胃肠道反应严重不能耐受者应停止使用口服铁剂，昏迷及不能口服的患者应

改为静脉用药。

（2）静脉铁剂

①静脉铁剂的主要不良反应为过敏性反应，可在给药后的几分钟内发生。因此，建议在给予患者初次剂量前先给予0.5ml右旋糖酐铁（相当于25mg铁），如60min后无不良反应发生，再给予剩余的剂量。

②急性过敏反应表现为呼吸困难、潮红、胸痛和低血压，缓慢静脉注射可降低急性严重反应。过敏反应一般出现在给予试验剂量时间内。最常见的不良反应是皮肤瘙痒和呼吸困难，其他不良反应为胸痛、恶心、低血压、淋巴结肿大、消化不良、腹泻、潮红、头痛、心脏停搏、关节肌肉疼痛等。偶有注射部位的静脉疼痛和感染的报道。

③任何右旋糖酐铁的肠道外给药都可能引起致命性的过敏反应。对药物有过敏史的患者这种可能性增加。给有自身免疫性疾病或有炎症的患者用药，可能会引起Ⅲ型变态反应。静脉注射过快可能引起低血压。对有感染的儿童可能会产生不利影响。

④有支气管哮喘、铁结合率低和（或）叶酸缺乏症的患者，应特别注意过敏反应的发生。有严重肝功能不良、感染、过敏史的患者慎用。如果注射速度太快，可能会引发低血压。妊娠前3个月不建议使用，妊娠中、晚期慎用。

⑤静脉铁剂产生的羟基自由基能损伤肝脏，对肝功能不全者补充铁剂时要充分评估获益与风险比，严密观察铁指标，避免出现铁过量而加重肝损伤。

⑥透析过程中避免大量脱水。单位时间内脱水量增加，机体循环血量将急剧下降，内环境不稳定，血压下降，可诱发静脉铁剂不良反应。因此，应向患者宣教透析间期要控制体重的增长，增长率小于干体重的3%～5%。

⑦加强患者的饮食护理。维持性血液透析患者每次透析可丢失氨基酸和肽类，并有多种维生素和微量元素丢失，患者普遍存在营养不良、贫血。因此，应向患者介绍高铁饮食的意义及含铁丰富的食物如瘦肉、木耳等，治疗期间嘱患者及时补充蛋白质及含铁、维生素B_{12}、叶酸等丰富的食物，多食新鲜水果、蔬菜，有助于铁的吸收。

⑧预防药物外渗。药物外渗后可引起局部疼痛、炎症反应、局部褐色变，严重时发生坏死。如发生外渗应立即停止用药，局部给予热敷，用30%～50%的硫酸镁湿热敷效果更好，温度宜在45℃左右以防烫伤，10～15min观察一次皮肤情况。

第四节　高血压的用药护理

慢性肾功能不全患者的高血压，尤其是终末期患者高血压发生率高达90%。主要机制有：①水、钠平衡紊乱，水、钠潴留；②肾素-血管紧张素-醛固酮系统（RAAS）及自主神经系统活性增高。高血压可加快肾脏疾病的进展，特别是糖尿病肾病和尿蛋白阳性的慢性肾小球肾炎。高血压在心血管疾病的进展中起重要作用，这种作用机制可能是病肾单位数量的减少导致的肾小球内血流动力学改变如小球内高压、高滤过。

在上述情况下入球动脉呈扩张状态，动脉的高血压直接传递至小球毛细血管壁，增加了球内压力，加剧了小球损害。肾素-血管紧张素-醛固酮系统抑制药如血管紧张素转化酶抑制药（ACEI）和血管紧张素受体 I 拮抗药（ARB）可以扩张出球小动脉，不仅能拮抗血管紧张素 II 导致的全身性血管收缩，还可以减轻小球的高滤过，保护肾小球结构，减轻高血压的肾损害。

由于肾小管腔内蛋白运输量增加可加剧小管损伤的恶化，上述药物可显著减少患者的尿蛋白量，从而延缓肾功能不全进展。这一保护作用已在中度肾功能不全的糖尿病和非糖尿病蛋白尿患者中得到证实。因此，ACEI 或 ARB 是轻、中度肾功能不全病患者的首选抗高血压药物。低钠饮食，合用利尿药（即使是小剂量），均可增加其作用，还可促进肾小管泌钾，防止 ACEI 类药物对抗醛固酮所致的高血钾。由于其保钾作用，在合并高钾的重症肾衰竭中，ACEI 必须慎重使用。且 ACEI 对肾素 - 血管紧张素系统有拮抗作用，对肾大动脉阻塞所致的缺血性肾病的老年患者可能会导致肾功能不全的急剧恶化。在这种情况下及所有非小球性疾病中（包括多囊肾），应选用钙离子拮抗药，而在其他疾病中可合用 ACEI。

目前，有关高血压在肾功能不全快速进展中的作用的研究显示：目标血压值必须低于以前的标准，血压应在 130/80mmHg 以下（有蛋白尿者，120/70mmHg 以下更好）。

可以引起透析中发生高血压的因素有：①失衡综合征。②硬水综合征或高钙透析液。③脱水可能导致血液中某些缩血管活性物质浓度增加。④低钾或无钾透析液。⑤降压药物的清除。可以被透析清除的药物包括多数 ACEI 和 β 受体阻滞药，而钙离子拮抗药和受体阻滞药一般不被透析清除。

对透析中发生高血压的患者，要仔细寻找原因，以预防为主。对于服用抗高血压药物的患者，将抗高血压药物改为透析前服用，或根据情况增加透析前抗高血压药物剂量。如果透析中发生高血压，可舌下含服硝苯地平或卡托普利，必要时使用静脉抗高血压制剂，以防透析中发生心脑血管意外。

一、常用降血压药的用药指导

1. 钙通道阻滞药（CCB） 根据分子结构的不同，分为二氢吡啶类和非一氢吡啶类；根据药物作用时间，可分为长效和短效制剂。CCB 能阻断心肌细胞和血管平滑肌细胞上电压依赖的钙通道。临床上常用的有三类 CCB。维拉帕米、地尔硫草较二氢吡啶类有更大的变时性、变力性、变传导性，对心肌细胞较血管平滑肌细胞有更强的作用。目前临床上二氢吡啶类以长效二氢吡啶类最为常用，以氨氯地平为代表，降压起效快、效果强，个体差异小，除心力衰竭外较少有治疗禁忌证；缺点是可能会引起心率增快、面色潮红、头痛和下肢水肿等。维拉帕米、地尔硫草有明显的负性肌力和负性传导作用，在心功能差或同时服用 β 受体阻滞药患者要特别小心。

2. β 受体阻滞药 β 受体阻滞药的作用机制包括降低肾素释放、调整中枢肾上腺素能活性、改变外周肾上腺素能功能等。β 受体阻滞药起效较迅速，较适用于心率较快或合并心绞痛的患者。主要副作用为心动过缓和传导阻滞，突然停药可能导致撤药综合征，还有可能掩盖糖尿病患者的低血糖症状。急性心力衰竭和支气管哮喘患者禁用。

3. 血管紧张素转换酶抑制药（ACEI） ACEI 不仅能抑制组织和循环中血管紧张素的转换，也能抑制激肽酶 II 从而抑制缓激肽降解，后者促进一氧化氮和前列腺素合成，在重新调整压力反射和缓解交感神经系统活性上有重要作用。ACEI可有效降低总外周阻力（TPR），在透析患者中是有效的降压药物。按照结构的不同，ACEI可以分为三类：含有疏基的（如卡托普利）、含有二羧基的和含有磷酰基的（如福辛普利）。卡托普利、赖诺普利和依那普利是活性药物，其他须在体内转化成活性成分。短效的有卡托普利，长效的有福辛普利、贝那普利、依那普利等。起效快，逐渐增强，3～4周达最大作用，对糖尿病患者及心血管等靶器官损害者尤为合适；一般ACEI的耐受性较好，大部分患者可长期服用而无严重不良反应。常见不良反应是刺激性干咳和血管性水肿；用于肾衰竭患者时应注意有发生高血钾的可能。

4.血管紧张素Ⅱ受体阻滞药（ARB） ARB作用在血管紧张素Ⅱ和Ⅰ型受体的结合部位，可以降低血压，抑制血管紧张素Ⅱ的肾内作用和对醛固酮分泌的刺激作用。目前常用的ARBs有氯沙坦、依贝沙坦和缬沙坦。氯沙坦、厄贝沙坦和缬沙坦不被血透清除，在终末期肾病（ESRD）中不须调整剂量。该类药物患者的依从性好，在各类降压药中不良反应最轻，降压作用起效缓慢、持久、平稳，6～8周才达最大作用，持续时间达24h以上，副作用很少，常作为ACEI发生不良反应后的替换药，具有自身独特的优点。

5.血管扩张药 临床常用的扩血管药物包括肼屈嗪、米诺地尔（长压定）、二氮嗪、硝普钠，其直接作用在血管平滑肌上引起TPR降低。因常引起反射性交感活性增加，需要联合使用交感神经阻滞药。这类药物是治疗难治性高血压的二线药物，也常在高血压危象时使用。

尿毒症患者90%以上均有不同程度的高血压，且绝大多数都需要联合用药。长期口服药，较常用的联合方案是CCB＋ACEI/ARB＋β受体阻滞药，并酌情增减剂量，不要随意停止治疗或改变治疗方案。控制血压对降低尿毒症患者心脑血管疾病病死率具有重要作用。

二、降血压药的用药护理

1.高血压发病率较高，是脑卒中、冠心病的主要危险因素。因此，防治高血压是预防心血管疾病的关键。常规降压药物治疗能有效降压，但如不坚持用药或用药不规范，血压控制效果欠佳。

2.降压治疗宜缓慢、平稳、持续，以防诱发心绞痛、心肌梗死、脑血管意外等；根据医嘱选择和调整合适的降压药物，可先用一种，开始时小剂量，逐渐加大剂量。尽量选用保护靶器官的长效降压药物。

3.用药前，应向患者讲解药物治疗的重要性及须使用的药物名称、用法、使用时间、可能出现的副作用，解除患者的顾虑和恐惧。

4.用药时，老年患者因记忆力较差，应指导其按时、正规用药，及时测量血压，判断药物的效果及不良反应。当患者出现头晕、头痛、面色潮红、心悸、出汗、恶心、呕吐、血压较大波动等不良反应时，应及时就医。

5.尽量选择在血压高峰前服用降压药物，注意监测血压，掌握服药规律。

6.向患者宣教，提醒用药后应预防直立性低血压，避免跌倒和受伤。

7.教会患者自测血压。注意应在同一时间、同一部位使用同一血压计测量血压。

8.透析时易发生低血压的患者，透析前降压药须减量或停用一次。

9.透析时服用降压药者，透析结束后，嘱患者缓慢起床活动，以防止发生直立性低血压。有眩晕、恶心、四肢无力感时，应立即平卧，以增加脑部血供。

第五节　钙磷代谢的用药护理

钙磷代谢紊乱及骨病是慢性肾衰竭（CRF）患者的重要并发症之一，它可发生在其早期，并贯穿在进行性肾功能丧失的全过程中，且受到各种治疗因素的影响。大量证据表明，慢性肾衰竭时的钙磷代谢紊乱及继发性甲状旁腺功能亢进与增加的发病率及病死率相关。

一、骨与矿物质代谢改变的主要原因

1.高磷血症。

2.活性维生素D_3水平降低及随后出现的低钙血症。

3.骨骼对甲状旁腺素（PTH）产生抵抗，从骨骼中释放到血中钙离子减少。血钙降低和血磷增加均可导致甲状旁腺功能亢进。高磷血症可刺激甲状旁腺素分泌，主要由于慢性肾衰竭时维生素D缺乏，尿磷排泄减少。此可导致高转换和低转换性骨病。

二、骨与矿物质代谢改变的治疗原则

原则为：纠正和预防肾性骨病并发症的发生。常用药物的用药指导如下。

1.西那卡塞　一般耐受性良好，首次服用量25mg/d。最常见的不良反应是低钙血症和胃肠道副作用。低钙血症一般无症状，需要监测血钙水平，必要时监测心电图了解有无Q-T间期延长。低钙血症可以通过调整透析液钙含量或使用含钙的磷结合剂、活性维生素D或降低西那卡塞的剂量缓解。目前临床主要用于治疗慢性肾脏病血液透析患者的继发性甲状旁腺功能亢进（SHPT）及各种原因引起的甲状旁腺肿瘤患者的高钙血症。

2.盐酸司维拉姆（sevelamer hydrochloride）　是一种非吸收性的阳离子聚合物，通过离子交换和氢化结合磷酸根离子，在消化道中结合食物中的磷。用法：每日3次，餐中服用，每次2～4片。临床研究已证明：其能有效降低血磷，降低高钙血症发生率。碳酸镧（lanthanum carbonate）可有效控制血磷，高钙血症发生率低于碳酸钙。

3.骨化三醇及维生素D类似物　长期使用会增加高钙血症的危险性。如果高磷血症长期使用骨化三醇及维生素D类似物，会增加高钙血症的危险性。如果高磷血症未充分纠正，同时使用碳酸钙作为磷酸盐结合剂最终会加重高钙血症，这可能导致血钙磷乘积的升高，钙在各个组织（包括血管壁和冠状动脉）中隐匿性沉积可导致严重并发症。

三、降磷药物的用药护理

1.在降磷药物使用过程中应定期测定血清钙值，密切注意避免低钙血症。在发生低钙血症或有可能发生低钙血症时，应在考虑减少用药剂量的同时，酌情使用钙剂或维生素D制剂。在降磷药物使用过程中如要中止钙剂或维生素D制剂的使用，须注意低钙血症的发生。有Q-T间期延长、麻痹、肌肉痉挛、心情不佳、心律失常、血压下降及癫痫等，应密切观察患者的症状，注意不良反应的发生。

2.在肾功能不全的进展过程中出现高磷血症，用活性维生素D控制血钙以前，是比较容易先通过饮食和磷酸盐结合剂来纠正的。如果血钙在正常范围（2.3 ~ 2.4mmol/L）以下，尽管控制高磷血症，甲状旁腺素水平仍然呈增加趋势，这时必须给予口服骨化三醇纠正血钙水平，钙磷乘积不超过55。如果存在超过最大正常值的危险，可使用西那卡塞或盐酸司维拉姆来达到钙磷平衡，抑制甲状旁腺素的分泌，并且对血清钙和磷的影响非常小。

3.通过饮食和活性维生素D治疗纠正低钙血症。通过合理的饮食及磷结合剂的应用减少磷的吸收：饮食中磷的摄入应该在800 ~ 1000mg/d，慢性肾脏病（CKD）5期血磷应＜1.78mmol/L。每日摄入含钙的磷结合剂中离子钙的剂量不要超过1500mg，每日总离子钙的摄入不要超过2000mg。透析患者如果连续2次化验均有高血钙（校正的血钙＞2.54mmol/L）或血浆全段甲状旁腺素＜150pg/ml，不要使用含钙的磷结合剂。含磷高的食物应避免食用，豆类有红豆、绿豆、蚕豆；干果类如瓜子、核桃、腰果、花生、栗子等；米面类要避免全麦面包和糙米；其他如汽水、可乐、蛋黄、动物内脏也属于含磷高的食物，不可食用。

4.长期进行血液透析的患者病程长，存在着一定的经济压力，并伴有全身奇痒难忍，加重焦虑烦躁，因此要做好患者的心理护理，使其树立战胜疾病的信心；向其详细介绍用药的不良反应及注意事项，使其积极配合治疗。每天观察皮肤，预防皮肤感染；避免抓挠；忌用碱性肥皂；避免紫外线照射；注意个人卫生，勤剪指甲；避免局部皮肤破损。

第六节　脂质代谢异常的用药护理

慢性肾功能不全中脂质代谢异常主要因肾损害所致。如患者无长期的严重蛋白尿或肾病综合征，血脂代谢异常主要表现为三酰甘油（甘油三酯）、富含三酰甘油的极低密度脂蛋白胆固醇、Apo B、Apo C Ⅲ和脂蛋白的升高，高密度脂蛋白胆固醇和载脂蛋白AI（Apo-AI）的水平降低。尽管小颗粒低密度脂蛋白胆固醇比例偏高，低密度脂蛋白胆固醇可在正常范围内。患者通常有富含三酰甘油的脂蛋白如中间密度脂蛋白微粒增多。上述成分均为高密度脂蛋白胆固醇、低密度脂蛋白胆固醇之外的致动脉硬化的独立危险因素，目前它们是低密度脂蛋白胆固醇之外，作为非高密度脂蛋白胆固醇的研究目标。脂质代谢异常在非糖尿病肾病患者的肾损害作用几乎等同于糖尿病肾病患者。

目前一致认为，无论低密度脂蛋白胆固醇升高还是富含三酰甘油的残余脂蛋白微粒蓄积时，都必须使用降脂药物。当脂蛋白代谢严重异常，通过改善生活方式疗法无法有效控制血脂异常时，需要及时采用药物治疗。

一、脂质代谢异常的常用药物

1. 贝特类药物　由于慢性肾衰竭患者的脂质代谢异常主要表现为三酰甘油代谢紊乱，所以贝特类药物应为首选。这类药物有氯贝丁酯、苯扎贝特、吉非贝齐等。建议在高三酰甘油（500mg/L）患者才使用这类降脂药物。普遍认为在CKD5期，应避免使用此类药物。

2. HMG-CoA还原酶抑制药　3-羟基-3-甲基戊二酰辅酶A（HMG-CoA）还原酶抑制药，即所谓"他汀"类药物，作用机制在于通过特异性竞争性抑制HMG-CoA还原酶，从而抑制体内胆固醇（CH）水平的合成，对降低三酰甘油也具有一定疗效。

3. 烟草酸类药物　此类药物属于B族维生素，当大剂量使用时具有明显降低血脂的作用，K/DOQI指南建议在严重高甘油三酯血症的透析患者中使用。烟草酸类制剂是降低三酰甘油最有效的药物，常用药物有烟酸、阿昔莫司（乐脂平）等。

二、脂质代谢异常的用药护理

1. 服药后可出现胃肠道功能紊乱、恶心、失眠、肌肉疼痛及皮疹等，有的患者还出现转氨酶升高，极少数患者可发生横纹肌溶解症，所以在使用中仍应监测肌酐磷酸激酶（CPK），防止横纹肌溶解症的发生。

2. 加重溃疡病、糖尿病，引起痛风发作；还可引起肌酸激酶（CK）升高的疾病，胰腺炎发生的危险性也有增加。因此，有上述疾病的患者应慎用此类药物。

3. 此类药物可增强降压药物的作用，可能造成直立性低血压。嘱患者体位改变时（如做起、直立）应动作缓慢，预防低血压的发生。

4. 改变不良的饮食习惯和生活方式对于纠正脂质代谢异常是非常有效的，控制总热量的摄入，减少脂肪的摄入量，限制动物内脏、蛋黄、鱼子等的摄入量。多吃蔬菜和鱼油可促进脂蛋白残余物的清除。

第七节　肾衰竭患者中草药使用的护理

中草药来自于天然植物，且已应用数千年，至少曾用过约7000种植物作为药用，其中常用者约150余种，有毒者约10种。在中国，中西医结合治疗肾病是一大特点，取得了很多成果，许多疗效值得进一步研究和探讨。但若认为中草药是无害的，此观点对那些患有肾病的人群尤为重要。首先应指出，肾功能不良的患者其全身各系统均有不同程度的损害，可能出现各种症状，往往采用中草药治疗。如果不了解中草药的有关知识，将使自己陷入险境。例如，处于透析前的患者，为了延缓病情发展，排除水分利用利尿药，服用具有利尿作用的中草药可能导致液体平衡紊乱以致病情恶化，而且有些草药有刺激肾上皮组织的作用，从而直接引起肾损害。

处于透析前的患者如果服用大量含钾中草药会发生高钾的问题，如苜蓿、荨麻、蒲公英。此外，某些草药可能影响血压，如麻黄是一味流行的减肥产品，可以增加血压和心率，事实上FDA已报道过上千次麻黄有害作用（包括30例死亡）。所有高血压、心脏病、糖尿病患者均应避免用该种草药。血液透析或腹膜透析患者也应注意慎用含钾高和利尿、影响血压的草药。血液透析患者用肝素时注意有抗凝作用的草药的使用，因其可能会延长出血时间或干扰其他抗凝药物。许多透析患者有便秘，如经常用芦荟、番泻叶、波希鼠李皮等具有缓泻作用的草药，其害大于利，其中的蒽醌（anthraquinone）成分可蓄积在肾，造成电解质和液体紊乱。

对肾病患者的建议：近年已有较多文献报道中草药导致的肾损害，包括雷公藤、关木通、益母草、胖大海、马兜铃、广防己等。其中由关木通引起的肾损害，主要由所含马兜铃酸成分引起，暂称马兜铃酸肾病。我国马兜铃属植物除马兜铃外还有大仙藤、青木香、朱砂莲、寻骨风及广防己。由马兜铃酸（aristolochic acid，AA）引起的肾损害可达到需要透析或移植的程度。还应指出，动物实验结果表明马兜铃酸具有潜在的致癌作用，已有报道发现在患马兜铃酸肾病患者中发生泌尿系统肿瘤。大多数是几味草药混在一起水煎服，但有些会做成成药，如龙胆泻肝丸、耳茸丸等均含有关木通或西药混合，如某种减肥药、感冒清热药。

预防：须加强宣传力度，政府部门出面，采取有效干预手段。

第八节　习题与答案

【习题】

一、单项选择题

1.尿毒症血液透析患者静脉注射左卡尼汀可诱发以下哪种情况（　　）

　　A.低钙血症

　　B.癫痫

　　C.出血

　　D.心动过缓

　　E.低钾血症

2.ESRD血液透析患者服用磷结合剂可降低血磷，以下说法错误的是（　　）

　　A.服用碳酸钙的主要不良反应是高钙血症

　　B.应于餐前服用，以减少肠道磷的吸收

　　C.碳酸镧不含钙，咀嚼服用

　　D.同等单位剂量，醋酸钙比碳酸钙能够结合更多的磷

　　E.服用盐酸司维拉姆可出现胃肠道不良反应

3.蔗糖铁适用于以下哪类患者（　　）

　　A.缺铁性贫血

　　B.非缺铁性贫血

　　C.铁过量

　　D.铁利用障碍

　　E.已知对单糖或二糖铁复合物过敏者

4.K/DOQI指南规定，服用含钙的磷结合剂，元素钙的总剂量应控制在（　　）

　　A.600 mg/d

　　B.800 mg/d

　　C.1000 mg/d

　　D.1500 mg/d

　　E.1800 mg/d

5.服用ACEI患者使用哪类膜材料的透析器进行血液透析治疗时易诱发透析膜过敏反应（　　）

　　A.三醋酸纤维膜

　　B.AN69

　　C.PMMA

　　D.聚砜膜

　　E.以上都是

6.K/DOQI指南提出，重组人促红细胞生

成素（rHuEPO）用于治疗肾性贫血的靶目标是（　　）

A. Hb目标浓度为110～120g/L, Hct 33%～36%, Hb水平控制为每月升高10～20g/L

B. Hb目标浓度为100～110g/L, Hct 33%～36%, Hb水平控制为每月升高20～30g/L

C. Hb目标浓度为110～120g/L, Hct 26%～33%, Hb水平控制为每月升高20～30g/L

D. Hb目标浓度为100～110g/L, Hct 26%～33%, Hb水平控制为每月升高10～20g/L

E. Hb目标浓度为100～110g/L, Hct 33%～36%, Hb水平控制为每月升高10～20g/L

7.针对重组人促红细胞生成素（rHuEPO）的使用，以下说法错误的是（　　）

A.高血压是最常见的并发症

B.必须保存在2～8℃冰箱中

C.皮下注射半衰期仅4～5h，而静脉注射后半衰期长达22h

D.定期检查血细胞比容，避免红细胞过度生成

E.给药剂量和次数须根据患者的贫血程度、年龄及其他相关因素调整

二、多项选择题

1.终末期肾衰竭（ESRD）血液透析患者合并高血压，合理用药的原则是（　　）

A.联合用药，增强疗效，减少不良反应

B.如药物疗效反应差应增大剂量

C.选用长效制剂

D.尽量选用不被透析清除的药物

E.从低剂量开始以减少不良反应

2.血液透析疗法对药物具有一定的清除作用，影响药物清除的因素包括（　　）

A.药物相对分子质量及体积

B.蛋白结合率

C.药物分布容积

D.透析器膜性能

E.血流量、透析液流量及超滤量

3.重组人促红细胞生成素（rHuEPO）是治疗肾性贫血的主要药物之一，其副作用包括（　　）

A.加重高血压

B.血管通路的栓塞

C.低血钾

D.部分患者偶有惊厥

E.低血压

4.血液透析中可能被清除，须在透后补充的抗生素是（　　）

A.林可霉素

B.头孢克洛

C.头孢拉定

D.青霉素

E.阿昔洛韦

5.维持性血液透析患者发生营养不良的原因中患者自身因素有（　　）

A.代谢产物在体内潴留，尿毒症毒素对消化系统造成损害

B.透析患者口服铁剂或含钙磷结合剂对胃肠道产生刺激

C.精神因素造成的食欲缺乏

D.营养不良易发感染，造成高分解代谢，增加体内营养物质消耗

E.非透析治疗过程中，限制蛋白质的摄入量使营养不良加重

三、简答题

1.简述促红细胞生成素用药的注意事项。

2.简述铁剂用药的注意事项。

3.降血压药的用药护理措施有哪些？

4.慢性肾功能不全患者如何正确使用骨化三醇（罗盖全）？

四、案例分析题

1.患者，男，56岁，规律透析5年余，近来查血红蛋白88g/L，血清铁蛋白148

ng/ml，转铁蛋白饱和度13%，医嘱予益比奥3000U静推3次/周，蔗糖铁100mg静推2次/周。首次使用蔗糖铁时先将25mg药液溶于20ml生理盐水中缓慢静推，约5min后患者出现胸闷气促，心率108次/分，血压90/46mmHg。

（1）该患者出现了何种不良反应（　　）

A.呼吸窘迫综合征

B.脑梗死

C.蔗糖铁过敏反应

D.急性心力衰竭

E.脑出血

（2）以下预防及处理措施正确的是（　　）

A.立即停药

B.氧气吸入

C.静脉滴注甘露醇

D.医嘱静注地塞米松或肾上腺素

E.密切观察病情及生命体征变化，及时做好护理记录

（3）终末期肾病患者贫血的最主要原因是（　　）

A.铁摄入不足

B.促红细胞生成素生成不足

C.慢性失血

D.感染

E.红细胞寿命缩短

（4）蔗糖铁药物适用于以下哪类患者（　　）

A.缺铁性贫血

B.非缺铁性贫血

C.铁过量

D.铁利用障碍

E.已知对单糖或二糖铁复合物过敏者

（5）导致终末期肾衰竭患者促红细胞生成素（EPO）低反应的原因是（　　）

A.铁缺乏

B.失血

C.继发性甲状旁腺功能亢进

D.炎症

E.全身瘙痒

2.患者，男，72岁，有多囊肾、高血压病病史。规律透析15年，使用动静脉内瘘。实验室检查：血肌酐823.0μmol/L，尿素氮32.6mmol/L；甲状旁腺素（PTH）355pg/ml；血小板计数85×10^9/L；血红蛋白105g/L。患者长期使用普通肝素治疗，首剂20mg，追加2mg/h。近半年患者述全身皮肤瘙痒明显，近1个月身上抓痕、发绀、瘀斑明显，自述无外伤及碰撞史。

（1）该患者可能出现了什么情况（　　）

A.患者可能出现了肝素使用后相关并发症：瘙痒、血小板减少、血脂升高、高血钾、出血

B.透析器过敏

C.内瘘并发症

D.继发性甲状旁腺功能亢进

E.高血压脑病

（2）下列对该患者的护理措施正确的是（　　）

A.汇报给医生，根据患者透析相关并发症停止使用普通肝素

B.勤剪指甲，注意卫生，避免抓挠

C.建议患者改用低分子量肝素

D.做好健康宣教，告知患者避免碰撞、擦伤、摔倒等意外

E.为了减少该并发症，建议患者减少透析次数

（3）血液透析患者对于肝素引起的出血可使用鱼精蛋白拮抗，以下哪种说法正确（　　）

A.1mg鱼精蛋白可拮抗100U肝素

B.1mg鱼精蛋白可拮抗200U肝素

C.1mg鱼精蛋白可拮抗300U肝素

D.1mg鱼精蛋白可拮抗500U肝素

E.1mg鱼精蛋白可拮抗1000U肝素

（4）肝素的半衰期为0.5～2h，平均（　　）

A.20min

B.30min

C.40min

D.50min

E.60min

（5）临床上常用的肝素每支2ml的溶液中
含肝素（　　）

A.1000U

B.10 000U

C.5000U

D.12 500U

E.15 000U

（6）血液透析患者使用肝素相关并发症，
最常见的是（　　）

A.血脂升高

B.血小板减少

C.瘙痒

D.高血钾

E.出血

（7）肝素在血液中能改变循环抗凝血酶
（AT）的构象，导致多种凝血因子，
尤其是（　　）迅速失活

A.因子Ⅱ

B.因子Ⅳ

C.因子Ⅷ

D.因子Ⅹa

E.因子Ⅹ

【参考答案】

一、单项选择题

1.B　2.B　3.A　4.D　5.E　6.A　7.C

二、多项选择题

1.ACDE　2.ABCDE　3.ABD　4.BCDE

5.ABCDE

三、简答题

1.促红细胞生成素用药的注意事项：①主
要不良反应是血压升高，偶可诱发脑血
管意外、癫痫发作；其次为透析通路血
栓、高血钾、纯红细胞再生障碍性贫

血。其他如瘙痒、发热、恶心、头痛、
关节痛等。②血液透析难以控制的高血
压患者，某些白血病、铅中毒患者及孕
妇禁用。对本品过敏者禁用。癫痫患
者、脑血栓形成者慎用。③应用期间严
格监测血压、血栓情况及血清铁含量。

2.铁剂有口服铁剂和静脉铁剂。铁剂是造
血所需的主要原料之一，铁剂的补充治
疗以口服为宜，常用的口服铁剂——多
糖铁复合物于进餐时或餐后服用，可减
少药物对胃肠道的刺激。铁剂忌与茶同
服，也不宜与鞣酸蛋白及抗酸药碳酸氢
钠等同服，以防阻碍铁的吸收。铁剂与
四环素类药物可形成络合物，可互相阻
碍吸收。有胃肠道疾病或急须增加铁供
应者可选用静脉补充铁剂，此时应及时
停止口服铁剂，用药期间注意观察患者
不良反应。叶酸、维生素C和维生素B_{12}
不仅有利于铁的吸收，还补充了其他造
血所需原料。

3.

（1）高血压发病率较高，是脑卒中、冠心
病的主要危险因素。因此，防治高血
压是预防心血管疾病的关键。常规降
压药物治疗能有效降压，但如果不坚
持用药或用药不规范，血压控制效果
欠佳。

（2）降压治疗宜缓慢、平稳、持续，以防
诱发心绞痛、心肌梗死、脑血管意外
等；根据医嘱选择和调整合适的降压
药物，可先用一种药物，开始时小剂
量，逐渐加大剂量。尽量选用能保护
靶器官的长效降压药物。

（3）用药前，讲解药物治疗的重要性，以
及须使用的药物名称、用法、使用时
间、可能出现的副作用，解除患者的
顾虑和恐惧。

（4）用药时，老年患者因记忆力较差，应
指导其按时、正规用药，及时测量血

压，判断药物的效果及不良反应。当患者出现头晕、头痛、面色潮红、心悸、出汗、恶心、呕吐、血压较大波动等不良反应时，应及时就医。

（5）尽量选择在血压高峰前服用降压药物，注意监测血压，掌握服药规律。

（6）向患者宣教，提醒用药后应预防直立性低血压，避免跌倒和受伤。

（7）教会患者自测血压。注意应在同一时间、使用同一血压计测量血压。

（8）透析时易发生低血压的患者，透析前降压药须减量或停用一次。

（9）透析时服用降压药者，透析结束后，嘱患者缓慢起床活动，以防止发生直立性低血压。有眩晕、恶心、四肢无力感时，应立即平卧，增加脑部血供。

4. 慢性肾衰竭时，骨骼中的甲状旁腺素（PTH）受体水平下调，需要较高的血清PTH水平，保持骨的正常转运。过早或过多地使用1,25（OH）$_2$D$_3$受体下调抑制甲状旁腺分泌PTH，可使高转换骨病变为低转换骨病，更难处理。因此，须经常监测血清PTH水平和掌握使用1,25（OH）$_2$D$_3$的指征。1,25（OH）$_2$D$_3$处理使用方法有常规口服、口服冲击和静脉注射疗法。极轻度甲状旁腺功能亢进iPTH＜400pg/ml，暂时不用服用；轻-中度甲状旁腺功能亢进iPTH400～600pg/ml，0.25～0.5μg，qd；中-重度甲状旁腺功能亢进iPTH600～1200pg/ml用口服冲击治疗（2～4μg，2次/周），目的是直接抑制甲状旁腺产生PTH，或静脉注射1,25（OH）$_2$D$_3$ 1～2μg，3次/周；极重度iPTH＞1200pg/ml，局部注射或手术切除。骨化三醇（罗盖全）主要成分是1,25（OH）$_2$D$_3$，该患者iPTH205pg/ml，血钙2.9mmol/L，不适于过早使用罗盖全。

四、案例分析题

1.（1）C（2）ABDE（3）B（4）A（5）ABCD

2.（1）A（2）ABCD（3）A（4）D（5）D（6）E（7）D

参 考 文 献

［1］方艺，丁小强，邹建洲，等.盐酸司维拉姆治疗维持性血液透析患者高磷血症的短期疗效［J］.中华肾脏病杂志，2012，28（3）：183-188.

［2］林惠凤.实用血液净化护理［M］.2版.上海：上海科学技术出版社，2016.

［3］梅长林，叶朝阳，赵学智.实用透析手册［M］.北京：人民卫生出版社，2003.

［4］瞿丽.实用血液净化技术及护理［M］.北京：人民军医出版社，2012.

［5］王质刚.血液净化学［M］.4版.北京：北京科学技术出版社，2017.

［6］夏虹，薛颖芝，董玲，等.护理干预对提高维持性血液透析高血压患者用药依从性的影响［J］.中华现代护理杂志，2011，17（2）：148-150.

［7］叶志斌，陆国才，凌昌元，等.中草药肾脏毒性研究现状及展望［Jj.中国新药杂志，2000，9：526-528.

第10章

血液净化治疗常见并发症的治疗与护理

血液净化的并发症有多种，根据并发症的发生情况，可分为急性并发症和慢性并发症，涉及全身各个系统。血液净化的并发症会不同程度地影响透析患者的透析效果、生存质量，甚至会威胁透析患者的生命。

第一节　血液透析急性并发症

急性并发症是在血液透析过程中或透析结束后发生的与透析治疗有关的症状和体征。随着透析设备和透析材料的不断改进，血液透析技术越来越成熟，经验越来越丰富，血液透析急性并发症已明显减少，但仍有部分并发症会危及血液透析患者的生命。为了提高血液透析的质量，应尽量减少此类并发症的发生。

一、首次使用综合征

由于使用新透析器产生的一组症候群，称为首次使用综合征（FUS）。病因尚不清楚，但2/3病例血清中有抗消毒剂环氧乙烷抗体滴度升高。临床上可分为A、B两型。

1.A型首次使用综合征

（1）临床表现：A型首次使用综合征在透析后几分钟可以发生，突出特点是呼吸困难，在内瘘局部或全身有发热感，可突然心搏骤停甚至死亡。轻者仅有瘙痒、荨麻疹、咳嗽、流泪和流涕，也可有腹肌痉挛和腹泻。

（2）治疗与护理：透析中发生首次使用综合征，轻者鼓励、安慰患者，减轻患者的紧张情绪，减慢血流量，给予吸氧，监测血压、心率、心律变化，无须特殊处理。重者应立即停止透析，抛弃透析器及管路中的血液给予吸氧，必要时可用激素、抗组胺药或肾上腺素，监测生命体征，观察呼吸情况，防止喉头水肿。

2.B型首次使用综合征

（1）临床表现：B型首次使用综合征比A型多见，但症状轻，多发生于透析开始后1h内，主要表现为胸背部疼痛。病因不清，复用透析器症状减少，可能是因为在透析膜内形成一层蛋白膜，使生物相容性改善。出现症状时可给予吸氧继续透析。

（2）治疗与护理：①透析前对透析器用生理盐水800～1000ml充分预冲；②选择生物相容性好的透析器；③透析前使用抗组胺药物；④上机前采用自体血液包裹体外循环20～30min，然后再上机。

二、症状性低血压

症状性低血压是指在透析过程中出现恶心、呕吐、出汗，重者可出现面色苍白、呼吸困难，血压低于90/60mmHg，也可有血压明显下降，乃至测不出，是透析中主要并发症之一，发生率为20%～40%。低血压可造成血流量不足而使透析不充分，也可因低血压被迫提前终止透析，甚至危及患者生命。

1.原因

（1）有效血容量减少：透析脱水过多低于干体重，透析超滤率过大，大于毛细血管再充盈率。

（2）血浆渗透压的变化：透析中清除尿素氮、肌酐等溶质使血浆渗透压迅速下降，并与血管外液形成一个渗透压梯度，使水分移向组织间隙，有效血容量减少，导致血容量下降。

（3）醋酸盐的毒性作用：醋酸盐对末梢血管有扩张作用，容易使血压下降。

（4）自主神经功能紊乱：有50%的透析患者可发生。

（5）生物相容性对血压的影响：生物相容性差的透析器可以激活补体，补体激活后产生一些过敏毒性物质，如C3a、C5a都对心血管功能有不良影响。

（6）心脏及全身因素：患者有心脏瓣膜病、严重心律失常、心包积液、心力衰竭，以及糖尿病、严重营养不良、低钠或低蛋白血症。

（7）腹腔内脏血液蓄积。

（8）进餐后低血压：全身脏器血容量重新分布，使循环血容量减少。

2.临床表现（评价标准）　早期患者临床表现较轻微，如打哈欠、便意、背后发酸等，有可能是低血压的先兆，发现时及时采取措施，可避免低血压的发生。典型的低血压表现是恶心、呕吐、出汗，重者可出现面色苍白、呼吸困难、头晕、一过性意识丧失甚至昏迷，血压明显下降（低于90/60mmHg），甚至测不出。

3.预防、治疗与护理

（1）首先要帮助透析患者解除思想顾虑，去除恐惧心理。

（2）透析器和血液管路要充分预冲，使干膜透析器充分湿化或使用湿膜透析器，选用生物相容性好的合成膜透析器。

（3）对于心功能差、基础血压低的患者可以用透析器和管路预冲满生理盐水，和A-V内瘘直接对接。

（4）对严重贫血者，要在血液管路中预冲血液或透析开始就输血。

（5）有严重低蛋白血症者，在透析中可输入血浆、白蛋白或其他胶体溶液，以提高血浆胶体渗透压。

（6）对心源性低血压和感染性休克，可用强心药和升压药。

（7）改变透析方式（低温透析、序贯透析、可调钠透析或超滤模式改变）或行血液滤过可防止低血压。

（8）正确评估患者的干体重。

（9）透析中不宜使用降压药（特殊患者除外），最好不吃或少吃饭。

（10）低血压时采取去枕平卧，头低足高位，停止超滤，降低血流量，给予吸氧、快速补充生理盐水 100～200ml，或 20% 甘露醇、人体白蛋白等。经上述处理后，如血压好转，则逐步恢复超滤，期间仍应密切监测血压变化；如血压无好转，应再次予以补充生理盐水等扩容治疗，减慢血流速度，并立即寻找原因，对可纠正诱因进行干预。如上述处理后血压仍快速降低，则须应用升压药物治疗，并停止血透，必要时可以转换治疗模式，如单纯超滤、血液滤过。

三、透析中高血压

慢性肾衰竭几乎 100% 合并高血压，而通过充分透析仍有 50% 以上患者血压高于正常值，可视为维持性透析患者的高血压并发症。在透析过程中，平均动脉压较透析前升高 10mmHg 以上定为血压升高标准。

1. 原因　透析中血压升高的病因不清，可能与多种因素有关，如神经紧张，透析中输入高张溶液过多或过快，透析中的热源反应，失衡综合征，硬水综合征，透析中超滤脱水，血钠降低，血浆肾素活性增高等。

2. 临床表现　透析中高血压患者，在透析之前血压可正常，也可轻度升高。在透析中、后期发生血压升高，轻度升高无症状，如超过 180/100mmHg，患者有头痛，有部分患者头痛难以忍受，出现恶心、呕吐等症状。

3. 治疗与护理　对血压升高者，可舌下含服卡托普利或硝苯地平，效果不佳者收缩压超过 200mmHg，可静脉推注降压药，仍效果不佳，应中止透析。对患者进行心理疏导，缓解患者的紧张心理，配合一些调节自主神经的药物及其他对症处理。

四、失衡综合征

透析失衡综合征的发生率为 3.4%～20%，一般认为是透析中水进入脑细胞引起脑水肿。

1. 原因

（1）在透析中血浆尿素氮比脑脊液尿素氮下降得快，血脑之间产生渗透梯度，使水进入脑脊液中，引起脑水肿。

（2）透析后细胞内酸中毒。

（3）透析中脑缺氧也可促进失衡的发生。

（4）脑组织钙含量过高，甲状旁腺功能亢进，低血糖和低血钠也容易发生失衡综合征。

（5）血液透析引起的血浆尿素氮快速下降可以导致肺淤血、肺水肿，其发生机制主要是由于尿素反向渗透效应，导致肺/血渗透压梯度的形成，使水逆向流入肺组织，形成肺水肿。

2. 临床表现

（1）脑型失衡综合征：发生在首次透析 2～3h，血浆尿素氮水平越高发生的可能性越大。临床表现为恶心、呕吐、头痛、血压升高、焦虑、嗜睡等，严重者伴有抽搐、扑翼样震颤、谵妄、昏迷甚至死亡。

（2）肺型失衡综合征：透析前无肺水肿和心力衰竭，但在第 1～2 次诱导透析结束后 4～6h 出现呼吸困难，逐渐加重，不能平卧，甚至出现发绀、大汗淋漓，发生急性肺水肿。如不及时采取有效措施，患者可死于急性左心衰竭。患者透析前有心力衰竭、心肌病变或伴有明显的低蛋白、低钠血症，透析后易发生此类表现。

3.预防、治疗与护理　充分合理的诱导是减少失衡综合征的主要措施。

（1）首次透析使用低效透析器，面积小的短时透析，逐步过渡到规律性透析。

（2）提高透析液钠浓度。

（3）在透析过程中静脉使用甘露醇、高张葡萄糖和人体白蛋白。

（4）出现失衡综合征轻者可采用上述方法并给予吸氧治疗，重者停止透析。

五、透析中溶血

1.原因

（1）透析液浓度异常，特别是低钠透析。

（2）高温透析。

（3）透析中输异型血。

（4）消毒剂残留超标。

（5）血泵对管路内红细胞的挤压。

（6）水处理系统中活性炭失效，不能有效吸附自来水的氯胺。

2.临床表现

（1）透析中观察血液管路中血液变色情况，若患者的尿呈酱油色，应高度怀疑急性溶血。

（2）患者有胸闷不适、恶心、头痛、背痛或腹痛，可伴有发冷、发热和急性贫血，若不及时发现可死于高钾血症。

3.预防、治疗与护理

（1）严密检测水质，每天测氯胺一次。

（2）严密观察透析液的温度和电导度。

（3）透析前对透析器和管路要充分冲洗。

（4）工程师检查血泵转子松紧是否适宜。

（5）发现溶血时及时查明原因，采取有效措施，给予吸氧、镇静，并给予心理护理。

（6）严重者立即终止透析，并丢弃体外循环的全部血液；贫血严重者输新鲜血；预防高血钾的发生。

六、出血

1.原因

（1）尿毒症患者凝血机制障碍，特别是血小板功能不良。

（2）透析不充分，使用抗凝剂不当。

2.临床表现

（1）眼底出血、眼前房出血，鼻出血，牙龈出血。

（2）血性胸腔积液，咯血，尿血。

（3）脑出血，蛛网膜下腔出血，自发性腹膜后出血，硬膜下血肿，心脏压塞。

3.预防与护理

（1）根据凝血功能情况选择合适的抗凝剂和抗凝方法。

（2）保证患者充分透析是前提。

（3）对有出血倾向者应减少肝素用量，体外肝素化，枸橼酸透析或无肝素透析。

（4）透析结束时可根据病情使用等量的鱼精蛋白静脉注射中和肝素。

七、空气栓塞

1.原因

（1）动脉管路和内瘘针连接处有缝隙，动脉管路脱落或破裂（机器的空气监测器失灵）。

（2）从动脉管路输液时输完后未及时发现（机器的空气监测器失灵）。

（3）动脉管路上未使用的各个口的帽和夹子没有盖好或夹好，未处于双保险状态（机器的空气监测器失灵）。

（4）机器的负压泵低，对透析液不能充分除气，致使透析液中的空气不能完全清除，通过透析器进入血液中。

（5）违反操作规程，未使用全程回血。

2.临床表现　多数患者起病急骤，突然出现烦躁不安、极度恐惧、呼吸困难、发绀，剧烈的胸、背部疼痛，心前区压抑感，并迅速陷入严重休克状态。查体：患者的脉搏细弱，甚至触不到；血压下降，甚至难以测出；瞳孔散大、心律失常，于心前区可听到从滴嗒声至典型的收缩期粗糙磨轮样杂音。

3.预防、治疗与护理

（1）当患者突然发生呼吸困难、胸闷、胸痛、眩晕、发绀等，立即夹闭静脉管路，停止透析；立即使患者头低足高左侧卧位，持续轻拍患者的背部，鼓励患者咳嗽，该体位有利于气体浮向右心室尖部，避免阻塞肺动脉入口，随着心脏舒缩将空气混成泡沫，分次小量进入肺动脉内。

（2）同时给予患者高流量氧气吸入，清醒患者面罩吸氧，意识丧失患者气管插管予以机械通气；有条件者给予高压氧治疗。吸入纯氧可使血液中氮分压降到接近零，增加氮从气泡向血液中扩散，氮溶解于血液中，空气栓子的体积可缩小。

（3）静脉注射地塞米松减少脑水肿的发生。

（4）给予静脉输液，改善低血压和微循环；严密监测生命体征变化，监测血氧饱和度。

（5）透析前检查安全装置，牢固连接透析器和血液管路。透析过程中如果输血输液一定要专人看护，下机回血要用生理盐水全程回血，严禁空气回血。

第二节　慢性透析患者并发症

一、继发性甲状旁腺功能亢进及肾性骨病

1.发病机制

（1）慢性肾衰竭长期接受透析治疗。

（2）低钙血症及钙敏感受体下调，血钙下降刺激甲状旁腺素的生成，降低甲状旁腺素的降解。

（3）磷代谢异常，高磷血症。

（4）维生素 D 代谢异常。

（5）成纤维细胞生长因子 -23 合成增加。

（6）甲状旁腺素清除减少及甲状旁腺素抵抗。

（7）甲状旁腺自主性增生。

2.临床表现

（1）骨折和骨痛：骨痛是典型的症状。

（2）肌病：以近端肢体肌无力最常见，下肢尤其明显，可出现"企鹅"步态。

（3）关节炎及关节周围炎：可出现无明显诱因单个或多个关节的红、肿、热、痛等急性炎症表现。

（4）骨骼畸形和生长缓慢。

（5）皮肤瘙痒：是晚期患者最常见的并发症。

（6）转移性钙化。

3.治疗与护理　治疗的目标是维持血钙、磷水平尽可能接近正常，以阻止甲状旁腺肥大；或甲状旁腺功能亢进已经出现，则抑制甲状旁腺素分泌。

（1）限制饮食中磷的摄入。

（2）给予磷结合剂。

（3）活性维生素 D 的应用，主要包括骨化三醇和阿法骨化醇。使用前须纠正钙、磷水平异常，使钙磷乘积 < 55mg/dl。

（4）增加磷的透析清除，增加透析次数或延迟透析时间，做血液灌流能使血磷的清除增加。

（5）手术切除甲状旁腺，根据情况选择甲状旁腺全切、甲状旁腺次全切、甲状旁腺全切加前臂移植术。

二、透析相关性淀粉样变

透析相关性淀粉样变是长期透析患者常见而严重的并发症。淀粉样物质的主要成分是 β_2- 微球蛋白（β_2-MG），其沉积于骨关节周围及消化道和心脏等部位，引起关节和关节周围组织病变及器官损害。

1.发病机制　透析相关性淀粉样变的发病机制目前尚不完全清楚，其发生、发展可能涉及慢性肾衰竭时 β_2-MG 的潴留、透析因素的参与、β_2-MG 的结构改变，以及某些可能促使淀粉样纤维形成和沉积的因素。

2.临床表现

（1）腕管综合征：透析患者常有手指麻痛，尤其是做内瘘的手更为严重，晚上睡觉或透析治疗时疼痛加重，严重影响睡眠及透析治疗。

（2）淀粉样骨关节病：关节受累常是对称性的，主要是大关节。

（3）破坏性脊柱关节病：可引起四肢感觉异常、运动异常、枕部神经痛。

（4）囊性骨损害与病理性骨折：常发生股骨颈骨折。

（5）全身性 β_2-微球蛋白淀粉样变：淀粉样物质不仅沉积在骨关节组织，还可沉积在全身内脏组织，如胃肠道、心脏、肺及内脏器官的中等血管。

3. 与 β_2-微球蛋白淀粉样变相关的危险因素

（1）年龄：开始透析年龄越大，发病率越高。

（2）透析程：透析程越长，发病率随之增加。

（3）血液净化模式：使用高通量透析器发病风险降低。

（4）膜生物相容性：使用合成膜发病率低。

（5）透析液的组成和纯度：使用超纯透析液是减少淀粉样变的重要因素。

4. 治疗与护理

（1）使用生物相容性好的高通量透析器，可通过吸附和对流更多地清除 β_2-MG，避免和减轻炎症反应综合征，降低 β_2-MG 合成和释放。

（2）延长透析时间和夜间长时透析可清除更多 β_2-MG，延迟透析相关性淀粉样变的发生、发展。

（3）提高透析液的纯度。

（4）血液滤过和血液透析滤过。

（5）血液灌流可使腕管综合征的症状得到明显缓解。

（6）严重的腕管综合征可行手术解压从而减轻症状。

三、慢性透析患者的感染并发症

1. 透析患者易于发生感染的相关因素

（1）免疫功能低下。

（2）营养不良。

（3）血管通路、体外循环、透析器生物相容性、透析液或供液管路污染均可诱发感染。

（4）老年透析患者易发生感染；糖尿病患者感染率高；合并其他疾病；使用免疫抑制药易感染；治疗贫血补铁过度也易感染；输血液制品增加血源感染的机会。

（5）透析患者本身的疾病进展及尿毒症毒素累积。

2. 常见感染的类型

（1）细菌感染

①血管通路感染：自身血管内瘘很少引起感染，感染率高的血管外瘘现已不用，移植血管内瘘（包括人造血管及异种血管）也易发生感染。近年中心静脉留置导管作为血管通路应用较多，若导管护理不当，或留置导管过久特别是临时性的中心静脉导管，很容易发生感染。血管通路感染可分为局部感染和全身感染。瘘管穿刺针眼局部皮肤或导管口及导管口周围皮肤出现红、肿、热、痛及脓性分泌物，如果不能正确处理很容易诱发毒血症、菌血症、脓毒败血症（血液透析患者48%～72%的脓毒症由血管通路感染引起），患者出现寒战、高热，血培养细菌阳性。造成血管通路感染的细菌一般是革兰阳性球菌。

②脓毒症：透析患者脓毒症的发病率很高，约占全部感染病例的20%，临床上透析患者在透析开始后出现寒战、高热，以后慢慢缓解。在透析间期，有的患者体温正常，

有的低热，也有的持续高热，这主要取决于感染的程度。血培养可以确诊。

③泌尿系感染：血液透析患者因尿量进行性减少而使泌尿系感染及无症状性菌尿发病率明显增高，在并存多囊肾及泌尿系结石时尤其显著。

④呼吸道感染：透析患者因抵抗力差，尿毒症肺损害，心功能不全肺淤血，体弱不能咳嗽等综合因素造成。

（2）结核感染：透析患者免疫力低下，不少患者存在营养不良而易感染结核，特别是曾有结核感染史者透析后易活动。透析患者结核感染率是普通人群的4.6～15倍。透析患者结核感染以肺外结核多见，常见的有淋巴结结核、结核性胸膜炎、结核性腹膜炎、泌尿系结核、骨关节结核等，其中淋巴结结核最为常见。

（3）病毒感染：由于透析患者免疫力低下及营养不良，很易发生病毒感染，除呼吸道病毒感染外，尤其是血源性病毒感染。①乙型肝炎病毒感染；②丙型肝炎病毒感染；③人免疫缺陷病毒感染。

3.治疗与护理

（1）使用生物相容性好的透析器及超纯透析液。

（2）中心静脉导管防治护理：①观察导管皮肤出口部位是否有红、肿等感染现象及导管部位周围的皮肤完整性，有无渗血或渗液（有渗出做分泌物培养）；②观察缝线及导管有无脱出；③触诊感觉皮肤下导管周围有无波动感等隧道感染，如若有则局部定时消毒、换药，管道出口处皮肤用百多邦，加强导管口的护理，全身使用抗生素——口服或根据分泌物培养结果全身使用抗生素，同时抗生素封管；④根据血培养结果遵医嘱执行，经过治疗，效果不好应拔管，并将导管前端剪下做细菌培养；⑤操作过程中患者头要偏向导管对侧或戴口罩。

（3）切除有潜在感染的残留人工血管，尽量避免长期使用导管进行血液透析。

（4）血液净化中心保持良好的环境，减少探视和陪护。

（5）患者和医护人员定期检测传染病四项，避免交叉感染，阳性者在各自区域透析。

（6）医护人员严格执行消毒隔离措施，严格做好诊间手消毒，减少职业暴露，操作时严格执行患者一消毒一止血带一副手套，避免交叉感染。

四、肾性贫血

1.原因

（1）促红细胞生成素（EPO）绝对或相对不足导致红细胞生成减少。90%的EPO由肾脏产生，EPO通过与特异性EPO受体结合，从而导致最终的生物学效应。肾衰竭时EPO减少。

（2）活动性失血：慢性肾衰竭晚期时的出血倾向，频繁抽血化验，透析结束后透析器残留血液及透析用水不纯，有机氯、氯胺超标及冲洗管路中残留消毒液，低钠、高温透析液均可使患者溶血而加重贫血。

（3）营养不良：尿毒症患者常有营养不良，血浆蛋白水平低，造血原料摄入不足，如铁剂、叶酸、维生素B_{12}缺乏等。

（4）红细胞生长的抑制因子：尿毒症的某些毒素对红细胞生长有抑制作用，能直接抑制红细胞生长或间接通过EPO和细胞因子的抑制作用。

（5）尿毒症毒素：尿毒症毒素干扰红细胞的生成和代谢，使红细胞寿命缩短。

（6）继发性甲状旁腺功能亢进：①作为尿毒症毒素之一，可直接抑制骨髓造血，并使红细胞寿命缩短；②导致高转运骨病，骨髓纤维化，抑制造血；③降低对EPO的反应性。

2.治疗与护理

（1）充分透析清除体内尿毒症毒素，改善食欲，增加蛋白质的摄入。

（2）根据血常规化验结果合理使用促红细胞生成素，适当补充铁剂和叶酸。

（3）重度贫血者给予输注红细胞，尽快纠正贫血，改善缺氧状态。

五、心血管系统并发症

维持性血液透析患者的心脏并发症主要表现为两类：一类是心肌疾病，导致左心室结构和功能的改变，包括左心室肥厚和左心室扩张；另一类是心脏自身血管的疾病，主要指冠状动脉粥样硬化。这两类并发症均可导致缺血性心脏病和充血性心力衰竭。此外，与血液透析相关的心包炎和心内膜炎也是影响患者预后及生存的重要因素。

1.维持性血液透析患者的心脏并发症的危险因素

（1）高血压：由于肾脏调节血压的功能丧失，慢性容量负荷及交感神经兴奋等多种因素的共同作用，80%以上终末期肾病（ESRD）患者透析前有高血压。长期血压升高可导致左心室压力负荷及容量负荷过重，诱发心肌重构，而使左心室肥厚、扩大，导致心力衰竭和缺血性心脏病的发生。

（2）糖尿病：已成为ESRD的首要致病原因。由糖尿病自身引起的大血管病变、微血管病变和心肌损害促进了透析患者心脏并发症的发生，左心室肥厚和心肌纤维化发生的比例更高。

（3）血脂异常：血液透析患者的高脂血症通常表现为三酰甘油升高。

（4）慢性炎症：是ESRD患者脑血管疾病高发的主要危险因素，炎症标志物与血管钙化、氧化应激和内皮功能受损相关。尿毒症本身就是一种低度的持续炎症状态，氧化应激增强，炎症因子水平增高，激发动脉硬化的进程。

（5）贫血：是维持性透析患者常见并发症，也是影响心脏疾病预后的危险因素。贫血能降低血液黏稠度、氧的运输能力和外周血管阻力，增加静脉回流量和交感神经活性。心排血量的增加进一步导致左心室肥厚和扩张。

（6）钙磷代谢紊乱和继发性甲状旁腺功能亢进：钙磷代谢紊乱和继发性甲状旁腺功能亢进能促进心血管钙化。

（7）血管钙化：血管钙化在慢性肾病中发生率很高，亦是动脉硬化的标志，可诱发心肌缺血、充血性心力衰竭、心瓣膜损伤、心律失常。

2.治疗与护理

（1）保持干体重。控制理想的血压和血容量是主要的，除进行适当的限制水、钠摄入量外，增加单次血透时间和透析频率也有利于控制血压和达到理想的干体重。对容量依赖性高血压患者通过健康教育，控制透析间的体重增长，调整透析模式，重新评估干体重。

（2）合理使用降压药，及时调整药物的剂量和用药时间。

（3）对难治性高血压透析患者要选择合适的透析器和透析方案，最好使用高通量透析器，多做血液透析滤过、血液滤过、必要时血液灌流。对于老年透析患者，透析间期体重增大不能超过2kg；适当增加透析次数，减少超滤量，维持血压平稳，防止高血压引起的心肌耗氧量增加，同时又要防止低血压引起的心肌供血不足。

（4）对于首次透析诱导时及透析间隔时间较长者，要缩短透析时间，控制血流量（150～180ml/min），使用小面积低通量的透析器，透后给予高渗药物，避免失衡综合征引起的高血压。

（5）对情绪不良者要做好心理护理。与透析患者沟通，讲解紧张情绪对血压的影响，指导患者自我控制紧张情绪的方法，保持良好心态。

（6）维持血压平稳，防止低血压引起的心肌供血不足；积极纠正贫血，应用促红细胞生长素；调整血脂代谢，改善血液黏稠度；控制血流量，限制超滤量及超滤率，防止发生心绞痛或心肌梗死。

（7）严重者立即停止透析，给予生命支持，保持气道通畅，回血，保留静脉通道。

六、透析患者心理问题

在生物-心理-社会医学模式指导下，我们对尿毒症透析患者进行透析治疗延长生命的同时，通过心理护理改变患者对疾病的看法，帮助患者解决心理障碍，增强战胜疾病的信心；无尿毒症症状，无严重的透析并发症，对自己的生存质量认可满意，在心理上对疾病有正确认识，情绪上比较平和，行为有一定的自控力，能适应家庭和社会。

1.影响透析患者康复的因素

（1）医源性因素：透析太晚，透析不充分，出现并发症未重视预防，对透析患者的饮食管理不当。

（2）患者因素：多数患者对尿毒症的危害性和透析的作用缺乏正确的认识，治疗不配合，缺乏依从性，饮食无规律。

（3）经济和社会因素：因为经济和社会因素，我国透析患者康复、回归社会就业比例较低。即使身体条件达到就业水平，也会因家庭不支持及来自单位的阻力，不能真正回到工作岗位。

2.透析患者的心理护理　在进行心理护理时首先要考虑到满足患者的合理需求，消除患者的不良情绪；其次，要改善患者的心理环境，清除患者的心理障碍；再次，要提高患者的适应能力，促进患者的身心健康。

因此，加强护理疏导，增强患者自我调整能力，消除或减轻心理压力，在思想上、心理上和生活上进行调适，使患者从疾病和精神的双重压力中解脱出来。

（1）重视来自家庭成员的支持作用。患者从家庭中获得的支持越多，焦虑、抑郁情绪越少，精神生活质量亦越高。因此，如何加强家庭支持的力度，提高家庭成员的支持作用，是临床护理工作的一项重要内容。

（2）运用语言艺术安慰尿毒症患者。护士对患者要真诚对待，使患者产生信任感；交谈时要严肃认真、自然，要善于从谈话中体会患者在语言中隐藏的感情，并给予恰如其分的帮助；通过外因的良性刺激，激发患者的内在潜能，给患者以精神力量；运用激励性语言，激发患者对治疗的信心，主动乐观地与医护人员合作。

（3）满足需要。尿毒症患者很多需要受到限制，进而影响到情绪和行为。认真、仔细观察患者的需要，是做好尿毒症患者护理的重要环节。求生是尿毒症患者最强烈的需要，他们渴望继续享受生存的欢乐，渴望得到别人的理解和支持。为满足患者的这一需要，首先应与患者家属建立良好的护患关系，鼓励家属及亲友对患者给予更多的体贴、照顾，使患者感到亲情的温暖，更好地配合治疗。

（4）在血液透析治疗过程中，应根据患者文化程度的高低，深入浅出地做好宣教工作。让患者了解更多的血液透析原理和目的，指导患者在血液透析间期和血液透析过程中的饮食起居，使患者对尿毒症的病因、治疗和预后有一个较全面的认识，解除患者对尿毒症的焦虑和恐惧心理。

（5）加强巡视，增加患者的安全感。透析治疗过程中患者可能出现低血压、高血压、恶心、呕吐等并发症，也可能出现透析器凝血、管路滑脱等异常情况。加强对患者的巡视，以及认认真真、一丝不苟的工作态度可增加患者的安全感。同时增加与患者的接触、交流，主动关心患者。

（6）熟练的穿刺技术。消除患者的恐惧感：动、静脉穿刺前，向患者讲清配合方法，嘱其深呼吸进行心理调整或采取与患者交谈的方法，干扰其紧张心理，分散其注意力；穿刺时要严格无菌操作、动作轻柔、争取"一针见血"，以增加患者的信任感，消除恐惧情绪，积极配合治疗。

（7）重视患者回归社会。治疗的目的不仅在于解除目前的症状，更重要的是要使患者的社会适应功能得到恢复。血液透析患者由于要长期进行透析治疗，他们不得不离开工作岗位，如何让患者进行透析治疗的同时回归社会，行使社会角色功能，是我们护士要考虑的。社会支持来源于亲属关系，如爱人、家庭成员、亲属；社会关系，如朋友、邻居、同事，以及医护人员。为此，护士必须做好患者家属及单位同事的思想工作，指导其在感情上给予安慰、关心，让患者体验到社会大家庭的关爱和温暖，树立起生活的信心和战胜病魔的勇气。鼓励患者多参加社会活动、进行适当的体育锻炼，最大限度地帮助患者解决社会、家庭中的问题。还可针对尿毒症患者，成立"肾友"联谊会，组织肾病专家讲座、患者间的交流，使他们从透析效果好的病友身上看到自己的未来和希望，对于防止抑郁和焦虑的发生，不失为一个有益的尝试。

第三节　习题与答案

【习题】

一、填空题

1.由于使用新透析器产生一组症候群，称为＿＿＿＿＿，临床上分为＿＿＿＿＿和

两型。

2.失衡综合征可以预防，诱导透析不要太迟，最好在血浆尿素氮不超过＿＿＿＿＿时开始透析。

3.维持性血透患者脑出血的发生率明显高于正常人，主要由于＿＿＿＿＿和＿＿＿＿＿

4.透析中急性溶血发生在以下四种情况：
_____，_____，_____和_____。

5.在透析中由于清除尿素、肌酐等溶质，血浆渗透压迅速下降，并与血管外液形成一个渗透压梯度，驱使水分移向_____，_____，导致血压下降。

6.血液透析引起的血浆尿素氮快速下降导致肺淤血、肺水肿，其发生机制主要是由于_____，导致_____的形成，使水逆流入肺组织，形成肺水肿。

7.已经发生透析失衡综合征，轻者要_____，重者_____，同时静脉给予_____，积极对症治疗，包括_____、使用_____和_____药物。

8.透析中心包快速渗出250ml液体可以引起_____症状。

9.透析中，通常透析液含钾2.0～2.5mmol/L，如果患者有1000ml以上尿量，则透析中后期容易产生_____，使心率加快，甚至产生_____。

10.促红细胞生成素的最大副作用是引起_____，成为心脑血管并发症重要危险因素之一。

11.透析相关淀粉样变是长期透析患者的常见而严重的并发症，淀粉样物质的主要成分是_____。

12._____是诊断β_2-微球蛋白淀粉样变的金指标。

13.透析性痴呆是一种进行性发展的、表现为多系统疾病的临床神经综合征，与_____有关。

14.ESRD患者高血压，临床上主要有三种类型，即_____、_____、和_____，其中_____是最常见的类型。

15.透析患者须限制磷的摄入，控制在____g/d，以保持血清磷的水平在_____mmol/L。

16.透析间的体重增长应不超过干体重的_____。

17.维持性血液透析患者常见的远期并发症是_____，_____，_____，感染，心血管并发症。

二、单项选择题

1.A型首次使用综合征突出的特点为（　　）
A.胸背痛
B.头痛
C.呼吸困难
D.瘙痒
E.流泪

2.B型首次使用综合征主要表现为（　　）
A.胸背痛
B.头痛
C.呼吸困难
D.瘙痒
E.流泪

3.在首次使用综合征中对患者影响程度较轻、发生率较多的临床分型为（　　）
A.A型
B.B型
C.两种都是
D.两种都不是
E.以上都不对

4.透析时引起病理性低血压和休克的主要原因是（　　）
A.用餐
B.腹腔血液蓄积
C.血浆渗透压的变化
D.超滤少
E.以上都不对

5.低温透析时，透析液的温度为（　　）
A.36.5℃
B.36℃
C.37℃
D.34℃
E.35℃

6.透析中发生心脏压塞，应及时停止透析，用（　）中和肝素

A.生理盐水

B.促红细胞生成素

C.鱼精蛋白

D.多巴胺

E.以上都不对

7.透析中透析液受到甲醛、漂白剂、氯胺污染，可引起（　）

A.低血压

B.溶血

C.高血压

D.头痛

E.以上都不对

8.防治失衡综合征，首次透析时透析前后血尿素氮下降控制在（　）左右

A.10%

B.30%

C.70%

D.60%

E.50%

9.如果透析患者低血压多发生在进餐后，应该在（　）再进餐

A.透析前

B.透析中

C.透析后

D.无特殊要求

E.以上都对

10.由于透析患者心源性病死率高，因此所有透析中心均应备有（　）

A.呼吸机

B.输液泵

C.彩超

D.呼吸囊

E.除颤仪

11.维持性血液透析患者的常见并发症——高血压的分型为（　）

A.容量依赖型高血压

B.肾素依赖型高血压

C.A＋B

D.水钠潴留

E.贫血

12.维持性血液透析患者防治高血压的有效措施是（　）

A.限制水和钠的摄入

B.评估干体重，充分超滤

C.饮食指导，限制脂肪和高胆固醇食物的摄入

D.序贯透析或血液滤过

E.以上都是

13.终末期肾衰竭患者发生肾性骨病的主要因素是（　）

A.低钙

B.高钙

C.高磷

D.甲状旁腺功能亢进

E.低磷

14.尿毒症患者低血钙的主要原因是（　）

A.摄入不足

B.营养不良

C.血磷低

D.PTH抵抗

E.代谢性酸中毒

15.长期血液透析患者贫血，多为（　）

A.缺铁性贫血

B.正细胞正色素性贫血

C.再生障碍性贫血

D.小细胞低色素性贫血

E.以上都不是

16.血液透析患者发生肾性骨病不会出现下列哪种情况（　）

A.骨软化

B.视物模糊

C.高磷

D.高钙

E.甲状旁腺功能亢进

17.以下血液透析患者易发生感染的原因

不包括（　　）

A.免疫功能异常

B.高血压

C.血管通路感染

D.接触易感物

E.营养不良

18.终末期肾病患者贫血的最主要原因是（　　）

A.铁摄入不足

B.EPO生成不足

C.慢性失血

D.感染

E.红细胞寿命缩短

19.导致终末期肾衰竭患者促红细胞生成素（EPO）低反应的原因是（　　）

A.铁缺乏

B.失血

C.继发性甲状旁腺功能亢进

D.炎症

E.以上都是

20.关于肾性骨病以下哪项不是常见的临床表现（　　）

A.顽固性的皮肤瘙痒

B.骨痛与骨折

C.骨畸形

D.透析器反应

E.软组织和血管迁徙性钙化

21.血液透析患者发生心血管疾病常见的主要因素是（　　）

A.感染

B.低血压

C.高血压

D.贫血

E.发热

22.可明确肾性骨病诊断与组织学分型的辅助检查是（　　）

A.患者的临床表现

B.实验室检查

C.骨病理活检

D.骨密度测定

E.以上都是

23.下列哪项是透析相关性淀粉样变（DRA）的临床表现（　　）

A.腕管综合征

B.淀粉样骨关节病

C.全身性 β_2-微球蛋白相关性淀粉样变

D.囊性骨损害与病理性骨折

E.以上都是

24.透析患者在透析期间突然死亡的常见原因是（　　）

A.高钾血症

B.急性肺水肿

C.大量空气栓塞

D.严重失衡综合征

E.以上都是

25.改善透析患者营养状态的首要步骤是（　　）

A.高蛋白

B.高维生素

C.高钙低磷饮食

D.充分的透析

E.高热量

26.肾性骨病的组织学分型以下正确的是（　　）

A.高转换型骨病

B.低转换型骨病

C.混合性骨病

D.β_2-微球蛋白淀粉样变性骨关节病

E.以上都是

27.导致尿毒症患者睡眠障碍的相关因素是（　　）

A.不安腿综合征

B.皮肤瘙痒

C.透析性骨关节病

D.睡眠呼吸暂停

E.以上都是

三、多项选择题

1.对B型首次使用综合征的预防措施有

（　　）

A.选择生物相容性好的透析膜

B.用生理盐水500～1000ml冲洗透析器

C.预先使用抗组胺药和激素

D.吸氧

E.复用透析器

2.症状性低血压发生的原因有（　　）

A.有效血容量的减少

B.血浆渗透压的变化

C.醋酸盐的毒性作用

D.补体激活后释放过敏介质

E.腹腔内脏血液蓄积

3.症状性低血压的预防措施有（　　）

A.高钠透析

B.使用生物相容性好的透析膜

C.醋酸盐透析

D.透析中输白蛋白、血浆或其他胶体溶液

E.血液灌流

4.透析中出现高血压的原因有（　　）

A.透析液钠钙浓度较低

B.失衡综合征颅内压升高

C.精神紧张/焦虑

D.硬水综合征

E.超滤后肾素水平降低

5.失衡综合征的临床表现分为（　　）

A.脑型

B.心型

C.肺型

D.一型和二型

E.以上都是

6.肺型失衡综合征的临床表现有（　　）

A.透析结束后4～6h出现呼吸困难

B.出现急性肺水肿体征

C.肺/血渗透压梯度的形成

D.早期肺部无啰音

E.以上都对

7.透析中溶血的处理措施有（　　）

A.血泵转子松紧适宜

B.透析机无消毒液残留

C.经常检查水质

D.观察透析液浓度和温度变化

E.以上都不对

8.血液透析患者心源性猝死的易感因素有（　　）

A.缺血性心脏病

B.高血压

C.主动脉僵硬度增加

D.炎症

E.高凝状态

9.血液透析过程中发生空气栓塞的病因包括（　　）

A.动脉穿刺针斜面未完全进入血管或双腔导管部分脱出

B.补液后液体输完未及时关闭输液器

C.透析液内气体在温度改变时溶解度发生变化，空气通过透析器进入体内

D.静脉检测器污染或与静脉壶接触不紧密

E.操作者透析结束时操作不认真，空气进入体内

10.对A型首次使用综合征的综合预防措施有（　　）

A.停止透析

B.丢弃透析器和管道内血液

C.使用肾上腺素、抗组胺药或激素

D.至少500ml生理盐水预冲

E.通过以上措施可以杜绝发生A型首次使用综合征

11.失衡综合征发生的原因有（　　）

A.透析中血液循环中水分进入脑细胞引起脑水肿

B.透析后细胞内酸中毒

C.脑组织中自身渗量物质的堆积

D.甲状旁腺功能亢进

E.低血糖和低血钠

12.以下是中分子尿毒症毒素的是（　　）

A.β₂- 微球蛋白

B.瘦素

C.甲状旁腺素（PTH）

D.磷

E.补体蛋白

13.透析患者易于发生感染的相关因素有（　　）

A.免疫功能低下

B.营养不良

C.慢性炎症

D.贫血

E.干体重状态

14.血液透析患者HBV感染途径的预防措施有（　　）

A.血液透析患者定期检测HBV标志物

B.应用促红细胞生成素纠正贫血，减少输血次数

C.对未感染HBV的血液透析患者及血液透析室的工作人员预防性接种乙肝疫苗

D.加强医务人员手卫生管理

E.要求患者不要与传染病患者接触

15.下列是血液透析慢性并发症的有（　　）

A.继发性甲状旁腺功能亢进

B.透析中心律失常

C.肾性骨营养不良

D.透析相关高血压

E.透析相关性淀粉样变

16.磷结合剂的种类有（　　）

A.含钙的磷结合剂

B.非钙非铝磷结合剂

C.含铝的磷结合剂

D.含镁的磷结合剂

E.以上都是

17.尿毒症患者肾性贫血的影响因素有（　　）

A.重组人红细胞生成素

B.营养缺乏

C.尿毒症毒素

D.继发性甲状旁腺功能亢进

E.活动性失血

18.不安腿综合征患者的护理指导有（　　）

A.养成良好的睡眠习惯，调整睡眠周期

B.保持稳定的情绪，睡前2h停止运动

C.睡前泡脚或热敷小腿，肢体按摩

D.少吃富含铁剂和维生素的食物

E.使用高通量透析器透析

19.下列哪些是肾性骨病的临床表现（　　）

A.骨痛与骨折

B.自发性肌腱断裂

C.退缩人综合征

D.儿童生长迟缓

E.心包炎

20.诊断继发性甲状旁腺功能亢进的首要指标有（　　）

A.钙

B.磷

C.钾

D.镁

E.碱性磷酸酶

21.中心静脉置管的血液透析患者如若发生细菌感染，则感染后易引起（　　）

A.菌血症

B.亚急性细菌性心内膜炎

C.呼吸衰竭

D.以上都不是

E.以上都是

四、简答题

1.β₂-微球蛋白淀粉样变相关的危险因素有哪些？

2.透析相关淀粉样变的治疗和预防通过血液净化治疗有哪些措施？

3.血液透析患者充血性心力衰竭的病因有

哪些?

4.血液透析患者HBV感染途径的预防措施有哪些?

5.尿毒症患者中分子毒素有哪些?

6.维持型血液透析患者高血压的病理生理是什么?

五、案例分析题

1.患者,84岁,体重50kg,血液透析5年余,透析时间4h,低分子肝素首剂3000U,超滤2kg,一次性透析器,膜面积1.4m²。患者在透析2h时诉胸闷、胸痛、腹痛、畏寒,测体温39℃,血压80/50mmHg,血管通路内血液呈淡红色。急查血常规:血红蛋白50g/L,血钾7.0mmol/L。

(1)请问该患者发生了何种情况 (　　)

A.腹膜炎

B.高热

C.溶血

D.高钾

E.出血

(2)该种情况紧急处理措施下列选项中哪项是错误的 (　　)

A.应终止透析,夹闭血管路,丢弃管路中血液

B.及时纠正贫血,必要时可输新鲜全血,将血红蛋白提高到许可范围

C.严密监测血钾,避免高钾血症

D.用生理盐水回血,结束治疗

E.以上紧急处理措施均错误

2.患者,体重77kg,血液透析6年余。本次透析方案:碳酸氢盐透析液,电导度13.9,一次性聚砜膜透析器,膜面积1.5m²,Qd=500ml/min,AVF引血,Qb=250ml/min,透析时间4h,低分子量肝素首剂2500U。透析3.5h时,患者诉头痛,测血压180/120mmHg,遵医嘱给予硝苯地平10mg舌下含化,继而患者诉恶心,呕吐一次,量约100ml,为胃

内容物。遵医嘱结束透析,前往CT室检查,结果显示脑出血。

(1)该患者发生此种情况原因以下叙述不正确的是 (　　)

A.透析间期水分和盐分控制不良,摄入过多,使循环血液量增加,血压升高

B.高肾素患者,肾素分泌过多,透析时由于除水,肾血流量减少,肾素分泌增加,通过肾素-血管紧张素-醛固酮系统,尤其是血管紧张素Ⅰ转换为血管紧张素Ⅱ,引起血管收缩,血压升高。

C.降低透析液中钠、钙浓度

D.精神因素,如兴奋、焦虑、愤怒致使血压升高

E.以上均是

(2)针对透析过程合并高血压危象处理措施以下正确的是 (　　)

A.快速单超

B.降低透析液钠浓度

C.快速回血,结束治疗

D.合理降压,心理疏导,配合一些调节自主神经的药物

E.透析液温度调高

3.患者,女,78岁,行维持性透析治疗每周3次,碳酸氢盐透析液,每周2次血液透析,一次性低通量透析器;每周1次血液透析滤过,一次性高通量湿膜透析器,膜面积均为1.6mm²。血管通路为自体动静脉内瘘,局部膨出有一假性动脉瘤;近期干体重为76kg,透析间期体重增加5kg;在透析中间歇性短时间发生低血压,予以停止超滤、补液等对症处理后缓解,心电图示:心肌缺血,左心室肥厚。今诉夜间不能平卧,气喘,偶有咳嗽,咯粉红色泡沫黏痰,日常活动后胸闷,听诊:两肺底部有湿啰音,心尖部舒张期出现有隆隆样

杂音。

（1）患者此次出现了心力衰竭，试分析在透析中，心功能受到以下哪些因素的影响（ ）

A.透析模式

B.透析超滤总量和超滤率

C.透析液电解质浓度

D.动静脉内瘘血流量

E.以上都不对

（2）患者行彩色多普勒超声检查血管内瘘，内瘘血流量在3000ml/min，应采取以下何种措施（ ）

A.增加透析泵控血流量

B.手术矫正内瘘孔径

C.热敷局部

D.抬高患肢

E.以上都不对

（3）从血流动力学角度分析，血液透析如果超滤过多、过快会加重左心室后负荷，加重心力衰竭的原因为（ ）

A.反射性地引起小动脉收缩

B.小动脉扩张

C.透析后血中溶质浓度增高，如肾素-血管紧张素、去甲肾上腺素等血管活性物质

D.透析后血中溶质浓度降低，如肾素-血管紧张素、去甲肾上腺素等血管活性物质

E.以上都对

4.患者，男，60岁，体重65kg，血液透析治疗3年，两年前曾有心肌梗死病史，每周一、三、五上午透析。本次方案为：血液透析，碳酸氢盐透析液，电导度13.9，一次性透析器，膜面积1.6m²，透析时间4h，超滤4kg，血流量250ml/min，低分子量肝素首剂4000U，测血压132/85mmHg，脉搏89次/分。患者在透析3h左右突发恶心、呕吐2次，测生命体征，血压0，随后大汗淋漓、抽

搐、意识丧失、大便失禁、心跳呼吸骤停。值班人员迅速给予心肺复苏，抢救无效，宣布死亡。死亡原因：心源性猝死。

（1）下列关于维持性透析患者心源性猝死原因分析正确的是（ ）

A.缺血性心脏病

B.心肌超微结构和功能异常

C.高血压

D.左心室肥厚，是患者因心律失常死亡的基础

E.透析不耐受

（2）维持性透析患者心源性猝死一般性预防措施以下正确的是（ ）

A.合并冠心病、充血性心力衰竭和心肌病的透析患者及糖尿病透析患者服用β受体阻滞药可降低死亡率

B.应用抑制素和EPO

C.调整透析液钾离子浓度可降低心室异位起搏性

D.提高透析的充分性，增加透析时间和透析频率

E.以上均是

（3）由于透析过程中心源性猝死发生率高，因此透析中心必备（ ）

A.监护仪

B.除颤仪

C.输液泵

D.呼吸机

E.吸氧装置

5.患者，男，59岁，体重80kg，因患尿毒症行血液透析治疗。今日第三次透析。前两次透析未诉特殊不适，透析器使用的是1.3H，今日医嘱予改用F16透析器，透析时间3h。透析1h后，患者诉胸背痛，测血压130/88mmHg，予以氧气吸入，症状稍有缓解，至透析结束后症状消失。

（1）该患者在血液透析中出现了何种急性

透析并发症（　　）

A.失衡综合征

B.症状性低血压

C.首次使用综合征（B型）

D.首次使用综合征（A型）

E.空气栓塞

（2）采用以下哪些方法可以减轻症状或减少该并发症的发生（　　）

A.发作时给予氧气吸入

B.选择生物相容性好的透析器

C.透析前用生理盐水500～1000ml冲洗透析器

D.复用透析器

E.患者取头低足高左侧卧位

6.患者，女，42岁，尿毒症，维持性血液透析1年，每周3次，干体重61kg。近期饮食、运动正常，但透析间期血压由原来的平均148/86mmHg，下降到126/70mmHg，未服降压药。今日体重63.2kg，上次体重61.1kg，今日脱水2.3kg。透析前血压123/72mmHg，透析2h时患者出汗，测血压95/58mmHg，停止超滤5min后血压升至118/74mmHg，调整脱水量为2.0kg，之后血压平稳，115/70mmHg左右，下机前血压126/76mmHg。

（1）该患者在血液透析中出现了何种急性透析并发症（　　）

A.症状性低血压

B.失衡综合征

C.心律失常

D.首次使用综合征

E.透析中高血压

（2）该并发症发生的原因有（　　）

A.血浆渗透压的变化

B.有效血容量减少

C.自主神经功能紊乱

D.生物相容性对血压的影响

E.心脏及全身因素

7.患者，女，37岁，眼睑及双下肢水肿，血肌酐805μmol/L，血压168/97mmHg，食欲缺乏。该患者曾于1周前已透析1个月，由于个人原因透析中断1周，今继续透析治疗，透析时间3h。透析2.5h左右，患者出现焦躁症状，诉头痛，测血压180/100mmHg，呕吐，予以50%葡萄糖液40ml静脉推注，10min后头痛、呕吐症状好转，测血压170/95mmHg。

（1）该患者在血液透析中出现了何种急性透析并发症（　　）

A.透析中高血压

B.失衡综合征

C.首次使综合征

D.心律失常

E.症状性低血压

（2）如何预防和处理此种急性透析并发症（　　）

A.首次透析采用低效透析器，短时透析

B.提高透析液钠浓度

C.透析过程中静脉推注50%葡萄糖

D.透析过程中静脉滴注甘露醇

E.重者终止透析并给予对症治疗

8.患者，男，56岁，尿毒症，维持性血液透析2年。近2个月患者透析前血压140～150/78～89mmHg，每次透析中血压高达170～195/89～105mmHg，有时收缩压高达200mmHg以上，含服硝苯地平效果差。由于反复血压高，该患者透析时出现了紧张、焦虑情绪。

（1）该患者在血液透析中出现了何种急性透析并发症（　　）

A.失衡综合征

B.透析中高血压

C.首次使用综合征

D.心律失常

E.症状性低血压

（2）出现这种并发症的处理措施有（　　）

A.舌下交替和反复含服硝苯地平、卡托普利

B.收缩压持续超过200mmHg可静脉推注酚妥拉明

C.如果血压仍高，可以静脉滴注硝普钠（输注速度$1 \sim 3\mu g/kg$），对症处理

D.严重的高血压经处理仍不能下降，终止透析

E.积极进行心理疏导，缓解患者的紧张心理

9.患者，女，38岁，行维持性血透析治疗2年，因高血压合并慢性肾衰竭行透析治疗，平素自服降压药治疗。一日患者进入透析候诊区，突然倒地，神志不清，大汗，头痛、恶心、呕吐，测血压为208/120mmHg，心率88次/分，呼吸22次/分。

（1）该患者发生了何种透析并发症（　　）

A.失衡综合征

B.高血压脑病

C.急性心力衰竭

D.继发性甲状旁腺功能亢进

E.肾性骨营养不良

（2）针对该并发症护士如何配合抢救（　　）

A.高糖2支静脉推注

B.给予硝酸甘油降压处理

C.平卧位，头偏向一侧，防止呕吐物误吸

D.急查血甲状旁腺素（PTH）

E.立即给予紧急透析治疗

（3）以下针对该患者护理诊断最首要的是（　　）

A.活动无耐力

B.有窒息的危险

C.知识缺乏

D.有感染的危险

E.睡眠状态紊乱

（4）防治该并发症的措施是（　　）

A.嘱患者平时控制血糖

B.可自己随意停降压药

C.透析间期严密监测血压变化，评估干体重

D.透析间期补钙治疗

E.多食高蛋白、高脂肪、高胆固醇食物以保证营养

（5）下列关于该患者健康教育正确的是（　　）

A.要多吃富含纤维的食物，预防便秘

B.不要摄入过多的盐和水

C.遵医嘱服用降压药物，注意观察降压药物的各种副作用

D.限制磷的摄入，应避免食用含磷高的食物

E.适当补充维生素

10.患者，女，62岁，行维持性血液透析治疗15年，每周3次透析，血液透析滤过每周1次。患者诉皮肤瘙痒，睡眠差，两脚在安静状态下不停摆动。透析处方：碳酸氢盐透析液透析，透析液钙浓度1.5mmol/L，透析4h。今查甲状旁腺素（PTH）1564.3 pg/ml，血钙2.96 mmol/L，血磷2.15 mmol/L。自诉口服罗盖全（1片，qd）。

（1）该患者发生了何种透析并发症（　　）

A.失衡综合征

B.高血压脑病

C.急性心力衰竭

D.继发性甲状旁腺功能亢进

E.肾性骨营养不良

（2）做出上述诊断的原因是（　　）

A.血钙2.96 mmol/L

B.血磷2.15 mmol/L

C.PTH 1564.3 pg/ml

D.睡眠差

E.口服罗盖全（1片，qd）

（3）以下针对该患者护理诊断最首要的是（　　）

A.活动无耐力

B.疼痛

C.营养失调

D.有感染的危险

E.睡眠状态紊乱

（4）下列预防及治疗措施正确的是（　）

A.尽可能保持血液中正常的钙和磷水平

B.给予磷结合剂

C.给予低钙透析液（1.25mmol/L）透析

D.给予高通量、生物相容性好的透析器

E.调整透析模式，改做血浆置换

（5）下列关于该患者健康教育正确的是（　）

A.定期检查血PTH

B.勤剪指甲，注意卫生，避免抓挠

C.皮肤瘙痒期间，用温水洗浴，禁用肥皂擦洗，洗后涂抹护肤用品或止痒膏

D.告知患者高磷饮食，以降低PTH

E.穿全棉质衣服

11.患者，男，51岁，维持性血液透析12年。近期手指、手掌麻木，疼痛，握物无力，甚至整晚不能减轻，手部活动后麻木加重，以腕管综合征住院。

（1）腕管综合征的病因是下列哪种物质在关节周围的沉积（　）

A.β_2-微球蛋白

B.瘦素

C.甲状旁腺素（PTH）

D.磷

E.补体蛋白

（2）建议该患者采用何种透析方式治疗（　）

A.血液透析

B.血液滤过

C.血液灌流

D.血液透析＋血液灌流

E.床边透析

（3）上题透析方式是通过什么原理达到治疗目的的（　）

A.吸附

B.弥散

C.弥散＋吸附

D.对流

E.压力差

（4）该透析方式主要清除以下哪种特性的物质（　）

A.非水溶性、与蛋白结合的物质

B.磷

C.钾

D.钙

E.水溶性蛋白

（5）以下针对该患者护理诊断最首要的是（　）

A.活动无耐力

B.疼痛

C.知识缺乏

D.有皮肤完整性受损的危险

E.睡眠状态紊乱

（6）以下透析方式治疗腕管综合征有效的是（　）

A.血液透析滤过

B.高通量透析

C.超纯透析

D.延长透析时间

E.每日透析

12.患者，男，60岁，透析龄10年，每周3次，2次血液透析，1次血液透析滤过，脱水2.5kg左右。近日出现皮肤抓痒，呈结节样疹，角化样丘疹，灰褐色，角化性丘疹呈红色或紫色，大小一般为3～12mm，斑片状。今查甲状旁腺素1361.3 pg/ml，血钙2.86mmol/L，血磷2.25mmol/L，血红蛋白110g/L。

（1）该患者出现了以下哪种情况（　　）

　　A.日光性皮炎

　　B.瘙痒症

　　C.红斑狼疮

　　D.药疹

　　E.食物过敏

（2）该患者出现此类症状的原因有（　　）

　　A.皮肤干燥

　　B.钙磷代谢异常

　　C.继发性甲状旁腺功能亢进

　　D.肥大细胞增多

　　E.P物质

（3）下列治疗措施正确的是（　　）

　　A.一般对症治疗

　　B.光疗

　　C.药物治疗

　　D.血液灌流和血液滤过

　　E.增加透析次数

（4）以下针对该患者护理诊断最首要的是
　　（　　）

　　A.活动无耐力

　　B.疼痛

　　C.知识缺乏

　　D.有皮肤完整性受损的危险

　　E.睡眠状态紊乱

（5）作为透析室护士，以下对该患者进行
　　宣教的内容正确的是（　　）

　　A.告诉患者保持皮肤清洁卫生

　　B.勤洗澡、勤换衣，避免抓伤

　　C.不用刺激性大的肥皂沐浴

　　D.涂润滑剂

　　E.减少含磷物质的食物摄入

13.患者，女，62岁，因慢性肾功能不全，
　　行维持性血液透析16年。近期患者诉
　　胸闷，不能平卧，活动后气喘明显，
　　偶尔出现夜间阵发性呼吸困难。胸片
　　示：两肺中、上野肺静脉纹理增粗。
　　心电图示：心电图PV1，终末向量阳
　　性。心率128次/分，透析期间自测血

压130～150mmHg/60～105mmHg，血
红蛋白85g/L。

（1）患者发生了何种透析并发症（　　）

　　A.心肌梗死

　　B.充血性心力衰竭

　　C.感染性心内膜炎

　　D.心包积液

　　E.三尖瓣狭窄

（2）造成血液透析患者上述并发症的原因
　　有（　　）

　　A.透析间期的高容量负荷

　　B.贫血

　　C.高血压的刺激造成微小动脉管径缩
　　　小，动脉壁僵硬度增大，导致后负
　　　荷增大

　　D.钙化所致的瓣膜功能受损

　　E.血管通路血流量是透析患者特有的致
　　　病因素

（3）针对该患者需要继续完善以下哪些检
　　查（　　）

　　A.肾活检

　　B.超声心动图

　　C.心肌酶

　　D.骨活检

　　E.心包穿刺

（4）以下针对该患者护理诊断最首要的是
　　（　　）

　　A.活动无耐力

　　B.疼痛

　　C.潜在并发症：猝死

　　D.有皮肤完整性受损的危险

　　E.睡眠状态紊乱

（5）以下针对该患者的治疗正确的是
　　（　　）

　　A.正确评估干体重

　　B.增加血液透析滤过

　　C.控制血压

　　D.合理使用EPO治疗

　　E.血浆置换治疗

（6）下列关于该患者健康教育正确的是
（　　）

A.要多吃富含纤维的食物，预防便秘

B.不要摄入过多的盐和水

C.遵医嘱服用降压药物，注意观察降压的各种副作用

D.禁止运动以减轻心脏负担

E.高蛋白、高磷饮食以纠正贫血

14.患者，男，50岁，慢性肾脏病5期，糖尿病肾病，血液透析治疗每周3次，每次4h，右颈内静脉置管，置管时间3周。近日患者上机半小时后诉畏寒、寒战，测体温为38.4℃，给予地塞米松10mg静脉推注后寒战缓解，透析3h时体温逐渐下降恢复正常。隔日患者再次进行透析治疗，上机后30min再次出现寒战、发热，血常规提示：白细胞计数1.4×10^9/L，中性粒细胞百分率93%。

（1）该患者可能出现了以下哪种情况（　　）

A.导管相关性血流感染

B.血源感染

C.创口感染

D.以上都是

E.以上都不是

（2）为确诊，以下关于样本采集正确的是
（　　）

A.外周静脉血培养

B.中心静脉血培养

C.导管口皮肤菌落培养

D.根据导管是否仍有保留的必要性有两种采取方法，保留导管：外周静脉血1份，中心静脉血1份；拔除导管：2个不同部位的外周静脉血、导管尖端5cm或整根

E.以上都不对

15.患者，男，46岁，因"维持性血液透析10年余，关节痛1年"入院。既往有"睡眠障碍"，曾行"多囊肾去顶手术"及"右前臂动静脉内瘘成形术"。患者10余年前因诊断"尿毒症"开始行血液透析治疗，病情控制尚可。3年前查甲状旁腺素（PTH）提示升高明显，具体数值不详，给予骨化三醇胶丸治疗后无明显好转。1年前，膝关节及肩关节疼痛反复发作，近半年感双腿乏力，行走障碍，PTH达2022 pg/ml，血磷2.38 mmol/L、血钙2.44 mmol/L，甲状旁腺ECT示继发性甲状旁腺增生。经多科联合会诊，行甲状旁腺全切术（PTX）。术后PTH降至27 pg/ml，血磷1.58 mmol/L、血钙1.41 mmol/L，给予高钙透析液行血液透析。术后数天内，患者原有的骨痛及瘙痒症状缓解、下肢乏力缓解、睡眠及精神状态改善。

（1）甲状旁腺功能亢进，常用的内科治疗方法有（　　）

A.合理营养、充分透析（HDF，HD＋HP，HDF＋HD）等

B.活性维生素D治疗

C.钙敏感性受体激动药治疗（西那卡塞）

D.含钙的磷结合剂治疗

E.交换树脂类药物治疗（司维拉姆）

（2）目前，对于甲状旁腺切除术，常见的手术方式有（　　）

A.甲状旁腺次全切除术

B.甲状旁腺切除术＋自体移植

C.甲状旁腺全切除术，并且不移植

D.以上都对

E.以上都不对

（3）PTX术后低钙血症的健康指导原则是
（　　）

A.鼓励患者术后开放高钙磷、高蛋白质饮食，无须克制

B.口服适量钙剂，根据病情遵医嘱适量服用活性维生素D

C.血液透析治疗时,遵医嘱使用高钙透析液,持续泵入葡萄糖酸钙

D.定期复查、抽血化验相关指标

E.以上都对

16.患者,女,44岁,因"腰部疼痛8个月余伴肾功能异常6个月余,半天前无明显诱因下出现胸闷、气促"入院。入院时神志清楚、消瘦,骶尾部有一2 cm×2 cm的二度压疮。次月于外院诊断为多发性骨髓瘤(轻链型)。后行化疗+血浆置换清除异常增高的球蛋白。3个月后,再次入院后肾功能提示:尿素氮25.5 mmol/L,肌酐710 mmol/L。行血液透析治疗,每周3次,患者先后行右侧股静脉置管术、动静脉内瘘成形术。实验室检查:红细胞计数$2.0×10^{12}$/L,血红蛋白61g/L,血小板计数$43×10^9$/L。患者经过1个月的治疗与护理,病情好转后出院,随后规律地行维持性血液透析治疗3次/周。精神状态较前改善。

(1)患者可能存在的护理诊断有( )

A.营养不良:与热量和(或)蛋白质摄入不足或消耗过多有关

B.焦虑:缺乏与疾病相关的健康知识

C.有感染的危险:与免疫功能下降有关

D.体温过高:与感染有关

E.以上都对

(2)以下对患者的饮食指导正确的是( )

A.高热量、高维生素、低盐、低脂、优质蛋白、富含纤维素的清淡易消化软食

B.限制钾、磷的摄入

C.避免食用辛辣刺激性强的、干硬的食物

D.患者出现无尿时严格限制水摄入量,

每日监测体重

E.以上都对

(3)下列关于该患者健康教育正确的是( )

A.化疗期间做好宣教,加强用药疗效、不良反应的观察

B.保持口腔、肛周、皮肤清洁,预防口腔、皮肤感染;戒烟,预防肺部感染

C.积极纠正贫血,遵医嘱应用EPO,注射抗凝血药物时观察皮肤有无出血倾向

D.加强患者的心理疏导,鼓励回归社会

E.以上都对

(4)此患者在行血液透析治疗时,抗凝护理的注意事项是( )

A.遵医嘱调节抗凝方式及抗凝剂的用量

B.观察管路、透析器的凝血状况,并做好血液净化记录

C.透析过程中和结束后,观察穿刺点皮肤周围有无渗血、淤青,及时处理,交代观察皮肤黏膜有无出血倾向

D.以上均是

E.以上均不是

【参考答案】

一、填空题

1.首次使用综合征 A B

2.23.6mmol/L

3.高血压 抗凝

4.血路、导管或针阻塞、狭窄 透析机温控失调 透析液配制失误 异型输血

5.组织间或细胞内 有效血容量减少

6.尿素反向渗透效应 肺/血渗透压梯度

7.缩短透析时间 立即终止透析 50%葡

萄糖　吸氧　解痉　镇静

8.心脏压塞

9.低血钾　心房纤颤

10.高血压

11.β₂-微球蛋白

12.组织活检

13.铝中毒

14.容量依赖型　肾素依赖型　交感神经兴奋型　容量依赖性

15.0.6～1.2　1.45～1.78

16.2.5%～3%

17.肾性骨病　皮肤瘙痒　睡眠障碍

二、单项选择题

1.C　2.A　3.B　4.B　5.E　6.C　7.B

8.B　9.C　10.E　11.C　12.E　13.D

14.D　15.B　16.B　17.B　18.B　19.E

20.D　21.C　22.C　23.E　24.E　25.D

26.E　27.E

三、多项选择题

1.ABE　2.ABCDE　3.ABD　4.BCD

5.AC　6.ABCDE　7.ABCD　8.ABCDE

9.ABCDE　10.ABCD　11.ABCDE

12.ABCE　13.ABCD　14.ABCD

15.ACE　16.ABC　17.ABCDE　18.ABCE

19.ABCD　20.ABE　21.AB

四、简答题

1.①年龄；②透析龄；③血液净化模式；④膜生物相容性；⑤透析液的组成和纯度。

2.①高通量血液透析；②透析膜与生物相容性；③延长透析时间；④提高透析液纯度；⑤血液滤过和血液透析滤过；⑥血液灌流。

3.①透析间期的高容量负荷；②贫血；③高血压的刺激造成微小动脉管径缩小，动脉壁僵硬度增大，导致后负荷增大；④钙化所致的瓣膜功能受损也是影响心脏功能的危险因素；⑤血管通路血流量是透析患者特有的心力衰竭致病因素。

4.

（1）应定期监测血液透析患者HBV标志物。对感染HBV的患者进行隔离，固定透析机和所有物品，分区分机器透析。透析护理人员也要相对固定，防止患者和医务人员的血液接触。

（2）患者透析时更换专用服装和干净床单。HBV感染患者透析结束后，透析机和使用的小桌要进行消毒。

（3）使用一次性注射器及穿刺针，每操作一例患者要更换手套。

（4）应用促红细胞生成素纠正贫血，减少输血次数。

（5）对未感染HBV的血液透析患者及血液透析室的工作人员预防性接种疫苗。

5.①β₂-微球蛋白；②瘦素；③肾上腺髓质素；④甲状旁腺素；⑤具有抑制免疫活性作用的蛋白质和多肽；⑥补体成分D因子；⑦细胞因子。

6.①水、钠潴留；②RAS功能紊乱；③交感神经系统功能异常；④内皮细胞血管调节功能异常；⑤继发性甲状旁腺功能亢进；⑥EPO的使用；⑦透析处方；⑧遗传因素。

五、案例分析题

1.（1）C　（2）C

2.（1）C　（2）D

3.（1）ABCD　（2）B　（3）AC

4.（1）ABCD　（2）ABCDE　（3）B

5.（1）C　（2）ABCD

6.（1）A　（2）ABCDE

7.（1）B　（2）ABCDE

8.（1）B　（2）ABCDE

9.（1）B　（2）BC　（3）B　（4）C（5）ABCDE

10.（1）D　（2）C　（3）E　（4）ABCD（5）ABCE

11.（1）A （2）D （3）C （4）A
（5）B （6）ABCDE

12.（1）B （2）ABCDE （3）D
（4）D （5）ABCDE

13.（1）B （2）ABCDE （3）BC

（4）C （5）ABCD （6）ABC

14.（1）A （2）D

15.（1）ABCDE （2）D （3）BCD

16.（1）ABC （2）ABCDE
（3）ABCDE （4）D

参 考 文 献

［1］陈亚民.维持性血液透析患者心理护理干预的效果分析［J］.护士进修杂志，2012,27（18）：
1699-1700.

［2］崔文英.维持性血液透析患者的心理护理［J］.中国血液净化，2008,7（7）：399-402.

［3］林惠凤.实用血液净化护理［M］.上海：上海科学技术出版社，2016.

［4］王质刚.血液净化学［M］.3版.北京：北京科学技术出版社，2013.

［5］王质刚.血液净化学［M］.4版.北京：北京科学技术出版社，2017.

第11章

血液净化感染控制标准

第一节 血液净化室（中心）硬件设施要求

血液净化室（中心）规范管理的前提是设置布局合理，才能保证正常的工作运转。设置时必须将清洁区、污染区及其通道分开，并要求医护患严格落实血液净化室（中心）的管理规定。

1.血液净化室（中心）应该合理布局，清洁区、污染区及其通道必须分开。其结构必须具备以下功能区：

清洁区：医护人员办公室和生活区、水处理间、配液间、清洁库房。

半清洁区：透析准备室（治疗室）。

污染区：透析治疗室、候诊室、污物处理室等。

有条件的应设置专用手术室、更衣室、接诊区、独立卫生间等。

（1）候诊室：患者候诊室大小可根据透析室（中心）的实际患者数量决定，以不拥挤、舒适为度，患者更换拖鞋后方能进入接诊区和透析治疗室。

（2）更衣室：工作人员更换工作服和工作鞋后方可进入透析治疗室。

（3）接诊区：患者称体重等，由医务人员分配透析单元、测血压和脉搏，确定患者本次透析的治疗方案及开具药品处方、化验单等。

（4）透析治疗室

1）设置空气消毒装置、空调等，相关卫生指标应当达到《医院消毒卫生标准》（GB 15982—2012）中规定的对Ⅲ类环境的要求，并保持安静，有良好的通风，光线充足。一台透析机与一张床（或椅）称为一个透析单元。透析治疗区的每一个透析单元使用面积不少于3.2m²，血液透析床（或椅）间距不少于0.8 m。地面应使用防酸材料并设置地漏。

2）应配备供氧装置、中心负压接口或配备可移动负压抽吸装置。每一个透析单元应当有电源插座组、反渗水供给接口、废透析液排水接口。

3）应当具备双路电力供应。如果没有双路电力供应，则停电时血液透析机应具备相应的安全装置，使体外循环的血液回输至患者体内。

4）配备操作用的治疗车（内含血液透析操作必备物品）、抢救车（内含必备抢救物品和药品）及基本抢救设备（如心电监护仪、除颤仪、简易呼吸器）。

（5）透析准备室（治疗室）

1）相关卫生指标应达到《医院消毒卫生标准》（GB 15982—2012）中规定的对Ⅲ类环境的要求。

2）用于配制透析中需要使用的药品如肝素盐水、鱼精蛋白等。

3）用于储存备用的消毒物品（如缝合包、静脉切开包、置管及透析相关物品等）等。

（6）专用手术室：是否设置专用手术室可根据医院实际情况决定。

1）达不到医院常规手术室要求，仅能进行中心静脉导管置管、拔管、换药和拆线等操作。

2）达到医院常规手术室要求，可进行自体动静脉内瘘成形术和移植血管搭桥造瘘术。

3）手术室管理同医院常规手术室。

（7）水处理间

1）水处理间面积应为水处理装置占地面积的1.5倍以上；地面承重应符合设备要求；地面应进行防水处理并设置地漏。

2）水处理间应维持合适的室温，并有良好的隔音和通风条件。水处理设备应避免日光直射，安装遮光窗帘，放置处应有水槽。

3）水处理机的自来水供给量应满足要求，入口处安装压力表，压力应符合设备要求。

（8）库房：透析器、管路、穿刺针等耗材应该在库房存放，库房应符合《医院消毒卫生标准》（GB 15982—2012）中规定的Ⅲ类环境。

（9）污物处理室：污物处理室用来暂时存放生活垃圾和医疗废弃品，须分开存放，按相关部门要求分别处理。

（10）医务人员办公及生活用房：可根据实际情况设置（如办公室、用餐室、卫生间、值班室等）。

2.应在血液透析治疗区域内设置供医务人员手卫生设备：水池、非接触式水龙头、消毒洗手液、速干手消毒剂、干手物品或设备。

3.应配备足够的工作人员个人防护设备：手套、口罩、工作服等。

4.乙型肝炎和丙型肝炎患者必须分区分机进行隔离透析；感染病区的机器不能用于非感染病区患者的治疗；应配备感染患者专门的透析操作用品车。

5.护理人员应相对固定，照顾乙型肝炎和丙型肝炎患者的护理人员不能同时照顾非感染患者。

6.感染患者使用的设备和物品如病历、血压计、听诊器、治疗车、机器等应有标识。

7.HIV阳性患者建议到指定的医院透析或转腹膜透析。

第二节　血液净化室（中心）感染控制基本要求

随着医学科学的发展，血液净化技术已广泛应用于临床。这是一项高风险的医疗技术，一旦发生感染，严重影响患者的生活质量，增加患者的身心痛苦和医疗负担。因此，血液净化室（中心）的感染控制与管理是提高护理质量、减少医疗纠纷、提高透析患者生存率及生活质量，加强医护人员自我防护意识的重要环节。所以，要求严格遵守血液净化感染控制的基本要求。

1.从事血液透析工作人员应严格贯彻执行《医院感染管理办法》《消毒管理办法》和《消毒技术规范》等有关规范。血液净化室（中心）应保持空气清新，光线充足，环境安静，符合医院感染控制的要求。

2.血液透析单元的清洁消毒

（1）清洁区保持空气清新，必要时进行动态空气消毒。

（2）每次透析结束应更换床单、被套、枕套等，对透析期间内所有的物品表面及地面进行消毒擦拭。

（3）每次透析结束后，透析机表面没有肉眼可见的污染时应对透析机外部进行初步消毒，采用500mg/L的含氯消毒剂擦拭消毒机器；如果有血迹污染到透析机，应立即用1500mg/L浓度的含氯消毒剂的一次性消毒湿巾去除血迹，再用500mg/L的含氯消毒剂擦拭消毒机器外部。

（4）透析时如发生透析器的透析膜破损，应及时更换透析器，并在透析结束后对透析机内部及表面进行消毒。动、静脉传感器保护罩渗漏时应立即对透析机污染表面进行清洁与消毒并更换。

（5）血液净化室（中心）物体表面、地面应保持清洁、干燥，每次透析结束后进行清洁消毒，遇明显污染随时清洁消毒。当物体表面、地面有血液、体液或分泌物时，先用吸湿材料去除可见的污染物，再进行清洁消毒。一般采用500mg/L的含氯消毒剂进行擦拭。

3.工作人员手卫生

（1）医务人员在接触患者前后应洗手或用快速手消毒剂擦手。

（2）医务人员在接触患者前或透析单元内可能被污染的物体表面时应戴手套，离开透析单元时应脱去手套。

（3）医务人员在进行以下操作前后应洗手或用快速手消毒剂擦手，操作时应戴口罩和手套：深静脉插管、静脉穿刺、注射药物、抽血、处理血标本、处理插管及通路部位、处理伤口、处理或清洁透析机时。

（4）在接触不同患者、进入不同透析单元、清洁不同机器时应洗手或用快速手消毒剂擦手并更换手套。

（5）以下情况应强调洗手或用快速手消毒剂擦手：脱去个人保护装备后；开始操作前或结束操作后；从同一患者污染部位移动到清洁部位时；接触患者黏膜、破损皮肤及伤口前后；接触患者血液、体液、分泌物、排泄物、伤口敷料后；触摸被污染的物品后。

4.经血传播疾病的预防

（1）新入血液透析患者要进行乙型肝炎病毒（HBV）、丙型肝炎病毒（HCV）、梅毒螺旋体及艾滋病病毒（HIV）感染的相关检查。登记患者检查结果并保留原始资料。

（2）对于HBsAg、HBsAb及HBcAb均阴性的患者建议接种乙肝疫苗。对于HBV抗原阳性患者应进一步行HBV-DNA及肝功能指标的检测。对于HCV抗体阳性的患者应进一步行HCV-RNA及肝功能指标的检测。每6个月复查HBV、HCV标志物1次。

（3）长期透析的患者每6个月要进行一次HBV、HCV、梅毒螺旋体及HIV感染的相关检查。登记患者检查结果并保留原始资料。

（4）经血传播疾病（HBV、HCV、梅毒螺旋体及HIV感染）患者应使用一次性透析器，分区分机在各自的区域内进行隔离透析，并配备专门的透析操作用品车。透析机、血压计、听诊器、治疗车、抢救车及耗材等应专区使用并有标识。护理人员相对固定。

5.医疗用品的管理

（1）一次性使用的无菌物品应一次性使用。

（2）应在透析治疗室准备治疗物品，并将所需物品放入治疗车，带入透析单元的物品应为治疗必需且符合清洁或消毒要求。

（3）带入透析单元的一次性医疗用品（如无菌纱布等），若开启后未使用完应按医疗废物处置，不应给下一位患者使用，也不应带回透析治疗室。

（4）带至透析单元的可重复使用的物品（如听诊器等），应规范清洁消毒后方可给下一位患者使用或返回储存区。

（5）动、静脉压力传感器外部保护罩应一人一用一更换。

（6）不应用一注射器向不同的患者注射肝素或对深静脉置管进行肝素封管。

（7）透析管路预冲后必须在4h内使用。

6.当出现医院感染聚集性发生，应立即停止收治患者，查明原因，采取有效防范措施，避免造成严重后果。

7.根据设备的要求定期对水处理系统进行冲洗、消毒，定期进行水质检测，确保符合质量要求。每次消毒和冲洗后测定管路中消毒液残留量，确保在安全范围内。

8.医务人员的职业防护要求

（1）应配备个人防护用品手套、口罩、隔离服、防水围裙、面罩、护目镜等和洗眼装置。

（2）血液净化医务人员应每年定期进行常见血源性感染病原学的检查，HBV血清标志物阴性的医务人员应进行乙肝疫苗接种。

（3）呼吸道传染病流行期间，应根据疫情需要，开展工作人员的症状监测，必要时应为高风险人群接种经空气传播疾病疫苗。

（4）严格管理锐利器械，做好医疗垃圾及锐利器械的分类。穿刺针及一次性针头切勿回套针帽，直接与管路分离后放入锐器盒内，集中由专人收集处理（2/3处）。发生针刺伤应立即向远心端挤出伤口部位的血液，用肥皂水清洗伤口并在流动水下冲洗5min，用消毒液消毒伤口并包扎，向上级主管部门报告并登记。注射病毒血清和疫苗，定期复查。

第三节　血液净化室（中心）感染控制监测

建立并严格执行消毒隔离制度、透析液及透析用水质量检测制度、相关诊疗技术规范和操作规程、设备运行记录与检修制度等。

一、透析室物体表面和空气监测

每季度对透析室空气、物体、机器表面及部分医务人员手进行病原微生物的培养监测，保留原始记录，建立登记表。

二、透析患者传染病病原微生物监测

1.对于第一次开始透析的新入患者或由其他中心转入的患者必须在治疗前进行HBV、HCV、梅毒螺旋体及HIV病感染的相关检查。对于HBV抗原阳性患者应进一步行HBV-DNA及肝功能指标的检测，对于HCV抗体阳性的患者应进一步行HCV-RNA及肝功能指标的检测。保留原始记录，登记患者检查结果。

2.对长期透析的患者应每6个月检查HBV、HCV标志物1次，保留原始记录并登记。如有患者在透析过程中出现乙肝、丙肝阳性，应立即对密切接触者进行HBV、HCV标志物检测。对于血液透析患者存在不能解释的肝脏转氨酶异常升高时应进行HBV-DNA和HCV-RNA定量检查。

3.对于暴露于乙肝或丙肝怀疑可能感染的患者，如病毒检测阴性，在1～3个月后重复检测病毒标志物。

4.建议对HBV阴性患者进行乙肝疫苗接种。

5.血液透析室（中心）发现新发的乙型肝炎、丙型肝炎或其他传染病应按照国家有关传染病报告制度报告相关部门。

三、医务人员感染监测

1.工作人员应掌握和遵循血液净化室（中心）感染控制制度和规范。

2.医务人员应每年定期进行常见血源性感染病原学检查。对于HBV阴性的工作人员应接种乙肝疫苗进行保护。

3.发生职业暴露时，应按照《医务人员职业暴露防护处置标准操作流程》并填写《医务人员职业暴露登记表》，交医院感染管理办公室备案。被HBV或HCV阳性患者血液、体液污染的锐器刺伤，推荐在24h内注射乙肝免疫高价球蛋白，同时进行血液HBV标志物检查，阴性者于1～3个月后再检查，仍为阴性可予以皮下注射乙肝疫苗。

四、透析液和透析用水质量监测

1.血液透析用水每月进行1次细菌培养，在水处理机器进入血液透析机器和回水末端采样，细菌菌落总数不能超过100cfu/ml，干预限度为50cfu/ml；血液透析用水内毒素含量应每季度检测1次，内毒素含量应小于0.25Eu/ml，干预限度为0.125 Eu/ml。

2.透析液每月进行1次细菌培养，在透析器的透析液流入端口采样，常规血液透析透析液细菌菌落数不能超过100cfu/ml，干预限度为50cfu/ml；内毒素含量应每季度检测1次，常规血液透析透析液内毒素含量应小于0.5Eu/ml，干预限度为0.25 Eu/ml。超纯透析透析液细菌菌落数不能超过0.1cfu/ml，内毒素含量应小于0.03Eu/ml。每台透析机每年至少检测1次。

3.透析用水的化学污染物情况至少每年测定1次，软水硬度及游离氯检测至少每天进行1次。结果应当符合规定。

附：血液透析相关监测项目与标准。

血液透析相关监测项目与标准一览表

监测项目		监测频率	标准	来源
病原学检测	HBV、HCV、HIV和梅毒标志物	首次透析前；每半年	根据结果分区透析	《血液透析管理规范》
血液透析机	工作参数	每次透析前核准工作参数（机器自检）每半年进行技术参数校对（参照厂家提供参数）		《血液净化标准操作规程》
透析液（含碳酸氢盐的浓缩液或干粉配制成的浓缩液）	微生物	每月	≤100cfu/ml，真菌总数应≤10cfu/ml，大肠埃希菌应不得检出干预水平是最大允许水平的50%	《YY 0598—2015血液透析及相关治疗用浓缩物》；《血液净化标准操作规程》
	内毒素	每季度	不大于0.5Eu/ml干预水平是最大允许水平的50%	
透析用水	微生物	设备安装完成时；每月	不大于100cfu/ml干预水平是最大允许水平的50%	《YY 0572—2015血液透析及相关治疗用水》；《血液净化标准操作规程》
	内毒素	设备安装完成时；每季度	不大于0.25Eu/ml干预水平是最大允许水平的50%	
	化学污染物	设备安装完成时；更换反渗透膜时；每年	见"血液透析用水允许的化学污染物的最大浓度"	
水处理设备	余氯测定	设备安装阶段每天；之后每周测定	0.1mg/L	《YY/T 1269—2015血液透析和相关治疗用水处理设备常规控制要求》
	残留消毒剂	化学消毒完成后	按不同消毒剂残留浓度用试纸法测定	
	热消毒	消毒期间	热水温度和消毒时间依据制造商规定	
浓缩液配制容器	透析用水清洗	每日		《血液净化标准操作规程》
	消毒	每周	无残留消毒剂	
	更换	每周	更换滤芯和容器	
复用透析器	外观	每次	无血迹和其他污物；外壳、端口无裂隙；中空纤维表面未见发黑、凝血的纤维；两端无血凝块，无渗漏	《血液透析器复用操作规范》《血液净化标准操作规程》
	整体纤维容积（TCV）		复用后TCV应大于或等于原有TCV的80%	
	复用次数		△ 根据血液透析器TCV、膜的完整性试验和外观检查来决定血液透析器可否复用，三项中有任一项不符合要求，则废弃该血液透析器△ 采用半自动复用程序，低通量血液透析器复用应≤5次，高通量血液透析器复用≤10次△ 采用自动复用程序，低通量血液透析器推荐复用≤10次，高通量血液透析器推荐复用≤20次	
	消毒剂残余量检测		采用相应的方法检测透析器消毒剂残余量，确保符合标准；残余消毒剂浓度要求：福尔马林<5mg/L、过氧乙酸<1mg/L、Renalin<mg/L、戊二醛<1～3mg/L	
环境卫生学	空气	每季度	≤4cfu/5min·直径9cm平皿	《医务人员手卫生规范》《医院空气净化管理规范》《医院消毒卫生标准》
	物体表面		≤10cfu/cm²	
	医务人员手		≤10cfu/cm²	

血液透析用水允许的化学污染物的最大浓度

污染物	允许的化学污染物的最大浓度
钙	2（0.1mEq/L）
镁	4（0.3mEq/L）
钠	70（3.0mEq/L）
钾	8（0.2mEq/L）
氟	0.2（mg/L）
氯（自由态）	0.5（mg/L）
氯胺	0.1（mg/L）
硝酸盐	2.0（mg/L）
硫酸盐	100.0（mg/L）
铜	0.1（mg/L）
钡	0.1（mg/L）
锌	0.1（mg/L）
铝	0.01（mg/L）
砷	0.005（mg/L）
铅	0.005（mg/L）
银	0.005（mg/L）
镉	0.001（mg/L）
铬	0.014（mg/L）
硒	0.09（mg/L）
汞	0.0002（mg/L）
锑	0.006（mg/L）
铍	0.0004（mg/L）
铊	0.002（mg/L）

第四节 习题与答案

【习题】

一、单项选择题

1. 水处理间面积应为水处理装置占地面积的（　　）以上
   A.1 倍
   B.1.5 倍
   C.2 倍
   D.3 倍
   E.0.5 倍

2. 清洁区应当保持空气清新，每日进行有效的空气消毒，空气培养细菌应（　　）
   A.＜100cfu/m³
   B.＜150cfu/m³
   C.＜200cfu/m³
   D.＜500cfu/m³
   E.＜1000cfu/m³

3. 透析管路预冲后必须在（　　）内使用，否则要重新预冲
   A.2h
   B.4h
   C.6h
   D.8h

E.12h

4.透析治疗室（准备室）应当达到《医院消毒卫生标准》（GB 15982—2012）中规定的几类环境要求（ ）

A.Ⅲ类环境

B.Ⅱ类环境

C.Ⅳ类环境

D.Ⅰ类环境

E.以上都不对

5.应在血液透析治疗区域内设置供医务人员手卫生设备，主要有（ ）

A.水池、非接触式水龙头

B.消毒洗手液

C.速干手消毒剂

D.干手物品或设备

E.以上都是

6.血液净化室（中心）必须具备的功能区有（ ）

A.清洁区

B.半清洁区

C.污染区

D.以上都是

E.以上都不是

7.配液间应设在（ ）

A.清洁区

B.半清洁区

C.污染区

D.半污染区

E.以上都不是

8.水处理间应设在（ ）

A.清洁区

B.半清洁区

C.污染区

D.半污染区

E.以上都不是

9.患者的候诊室应是（ ）

A.清洁区

B.半清洁区

C.污染区

D.半污染区

E.以上都不是

10.透析准备室（治疗室）应设在（ ）

A.清洁区

B.生活区

C.污染区

D.半污染区

E.以上都不是

二、多项选择题

1.血液净化室（中心）必须具备的功能区的清洁区包括（ ）

A.医护人员办公室和生活区

B.水处理间

C.配液间

D.清洁库房

E.透析准备室（治疗室）

2.医务人员在何种情况下应当实施手卫生（ ）

A.直接接触患者前后

B.接触患者体液或分泌物后

C.接触患者使用过的物品后

D.处理清洁物品后

E.摘掉手套后

3.血液净化室（中心）每月要进行的感控检测项目包括（ ）

A.透析液细菌培养

B.空气培养

C.透析用水细菌培养

D.透析用水及透析液内毒素检测

E.工作人员的手细菌培养

4.血液净化室（中心）污染区包括（ ）

A.透析治疗室

B.候诊室

C.污物处理室

D.走廊

E.医护人员办公室

5.血液净化室（中心）水处理间的布局要求有（ ）

A.水处理间的面积是水处理设备的1.5倍

以上

B.水处理间内水路、电路分开

C.保持清洁干燥和适宜温湿度

D.水处理设备避免光线直射

E.水处理设施放置处应有水槽

三、简答题

1.血液净化室（中心）必须具备的功能区包括哪些？

2.血液净化室（中心）水处理间的要求有哪些？

3.简述透析液和透析用水质量监测制度内容。

四、案例分析题

1.某血液透析室2017年4月透析液细菌学检查结果为：细菌菌落数120cfu/ml。

（1）关于该检查结果下列描述不正确的是（　　）

A.该结果正常不需要任何处理

B.该结果正常但需要干预

C.该结果正常但不需要干预

D.该结果不正常但不需要处理

E.该结果不正常需要查找原因进行处理

（2）超纯透析液是指（　　）

A.内毒素含量<0.03Eu/L

B.细菌菌落数<200cfu/L

C.内毒素含量<30Eu/L

D.细菌菌落数<100cfu/L

E.内毒素含量<0.01Eu/ml

（3）反渗水的细菌培养和内毒素检测部位在（　　）

A.回水管末端

B.活性炭罐前后

C.软化罐前后

D.一级反渗膜前后

E.二级反渗膜前后

（4）关于反渗水和透析液细菌学内毒素检测标准以下正确的是（　　）

A.反渗水和透析液每季度检测一次内毒素，正常值分别<1Eu/ml和

<2Eu/ml

B.反渗水和透析液每月检测一次内毒素，正常值<2Eu/ml

C.反渗水和透析液每月检测一次细菌菌落数，正常值<100cfu/ml，>50cfu/ml时应寻找原因并采取干预及质量持续改进措施

D.反渗水的采样部位为反渗水输水管路的任何部位

E.透析液细菌培养每季度一次，每台透析机每年至少检测1次

（5）血液净化室（中心）每月要进行的感控检测项目包括（　　）

A.透析液细菌培养

B.空气培养

C.透析用水细菌培养

D.透析用水内毒素检测

E.透析液内毒素检测

2.护士小张在给一位急诊行CRRT治疗的患者注射追加量抗凝剂时，被针头扎伤。

（1）以下针刺伤处理流程正确的是（　　）

A.轻轻挤压伤口，尽可能挤出损伤处血液

B.流动水反复冲洗伤口

C.填写《医务人员职业暴露登记表》

D.消毒液（如75%的乙醇）进行消毒并包扎伤口

E.被HCV阳性患者血液、体液污染的锐器刺伤，24h内注射乙肝免疫高价球蛋白

（2）以下关于血液净化护士职业暴露防护不正确的是（　　）

A.乙肝抗体阴性的护士无须注射乙肝疫苗

B.传染病指标阴性患者的血液、体液均视为无传染性的病源物质

C.对所有患者的血液、体液均视为有传染性的病源物质并做好防护措施

D.针刺伤紧急处理时不能挤压伤口，应消毒后包扎

E.被HBV阳性患者血液、体液污染的锐器刺伤应在8h内注射乙肝免疫高价球蛋白

（3）以下关于预防针刺伤或锐器伤的有效方法正确的是（　　）

A.拔出内瘘穿刺针后立即放入利器盒

B.拔出内瘘穿刺针后可放于患者床尾后再放入利器盒

C.拔出内瘘穿刺针后可直接插到透析管路上

D.穿刺针用后须毁形

E.拔针后穿刺针针头和针帽可双手回套

（4）以下关于医务人员感染监测及防范正确的是（　　）

A.血液净化室（中心）工作人员应每年进行HBV、HCV标志物监测

B.乙肝阴性的工作人员无须注射乙肝疫苗

C.接触不同的患者应更换手套

D.被可疑暴露梅毒患者感染时医务人员应预防注射长效青霉素

E.被可疑暴露梅毒患者感染时，3个月后追踪梅毒螺旋体（TP）

（5）对于血液透析患者（　　）情况下应进行HBV-DNA和HCV-RNA定量检查

A.存在不能解释的肝脏转氨酶异常升高

B.乙肝表面抗原阳性

C.丙肝表面抗原阳性

D.乙肝表面抗体阳性

E.丙肝表面抗体阳性

【参考答案】

一、单项选择题

1.B　2.D　3.B　4.A　5.E　6.D　7.A　8.A　9.C　10.D

二、多项选择题

1.ABCD　2.ABCE　3.ACE　4.ABCD　5.ABCDE

三、简答题

1.血液净化室（中心）必须具备的功能区包括：

（1）清洁区：医护人员办公室和生活区、水处理间、配液间、清洁库房。

（2）半清洁区：透析准备室（治疗室）。

（3）污染区：透析治疗室、候诊室、污物处理室等。

（4）有条件的应设置专用手术室、更衣室、接诊区、独立卫生间等。

2.

（1）水处理间面积应为水处理装置占地面积的1.5倍以上；地面承重应符合设备要求；地面应进行防水处理并设置地漏。

（2）水处理间应维持合适的室温，并有良好的隔音和通风条件。水处理设备应避免日光直射，放置处应有水槽。

（3）水处理机的自来水供给量应满足要求，入口处安装压力表，压力应符合设备要求。

3.

（1）血液透析用水每月进行1次细菌培养，在水处理机器进入血液透析机器和回水末端采样，细菌菌落总数不能超过100cfu/ml，干预限度为50cfu/ml；血液透析用水内毒素含量应每季度检测1次，内毒素含量应小于0.25Eu/ml，干预限度为0.125 Eu/ml。

（2）透析液每月进行1次细菌培养，在透析器的透析液流入端口采样，常规血液透析透析液细菌菌落数不能超过100cfu/ml，干预限度为50cfu/ml；内毒素含量应每季度检测1次，常规血液透析透析液内毒素含量应小于0.5Eu/ml，干预限度为0.25 Eu/

ml。超纯透析透析液细菌菌落数不能超过0.1cfu/ml，内毒素含量应小于0.03Eu/ml。每台透析机每年至少检测1次。

（3）透析用水的化学污染物情况至少每年测定1次，软水硬度及游离氯检测至少每天进行1次。结果应当符合规定。

四、案例分析题

1.（1）ABCD （2）A （3）A （4）C （5）AC

2.（1）E （2）ABDE （3）A （4）ACDE （5）A

参 考 文 献

[1] 陈嘉，何永成，栾韶东.维持性血液透析患者丙型肝炎病毒感染基因型及同源性分子流行病学研究 [J].中国血液净化，2013，12（8）：425-431.

[2] 陈香美.血液净化标准操作规程 [M].北京：人民军医出版社，2010.

[3] 胡必杰，郭燕红，高光明，等.医院感染预防与控制标准操作规程 [M].上海：上海科学技术出版社，2010.

[4] 林惠凤.实用血液净化护理 [M].上海：上海科学技术出版社，2016.

[5] 王质刚.血液净化学 [M].4版.北京：北京科学技术出版社，2017.

[6] 中华人民共和国医药行业标准 YY 0572—2015 血液透析和相关治疗用水.

[7] 中华人民共和国医药行业标准 YY 0598—2015 血液透析及相关治疗用浓缩物.

第12章

血液净化治疗患者的营养干预

蛋白质-能量营养不良（protein-energy malnutrition，PEM）是维持性血液透析患者的常见并发症。流行病学资料显示，终末期肾脏病患者中30%～50%的患者表现出不同程度的PEM。PEM指的是由于蛋白质摄入减少、饮食蛋白质质量低下、疾病状态下营养需求增加或营养丢失所致的体内蛋白质和能量不足，导致不能满足代谢需要的状态。2008年国际肾脏营养和代谢学会明确提出了肾脏相关蛋白质-能量消耗的诊断标准（表12-1），其中包括血清生化指标、身体组分、肌肉量和饮食摄入四组参数及其推荐参考值，并规定当患者在四组参数中有任意三组存在至少1项低于推荐值即可诊断为蛋白质-能量消耗。

表12-1　蛋白质-能量消耗临床诊断标准

血清生化指标

　　血清白蛋白＜38g/L

　　血清前白蛋白（转甲状腺素蛋白）＜300mg/L（仅针对维持性血液透析患者）

　　血清胆固醇＜100mg/L

体重

　　BMI＜23kg/m²

　　非故意体重减轻：3个月＞5%或6个月＞10%

　　全身脂肪比例＜10%

肌肉量

　　肌肉消耗：肌肉重量下降3个月＞5%或6个月＞10%

　　上臂中部肌肉周径下降＞10%

　　肌酐标准化出现率

饮食摄入

　　非故意低饮食蛋白摄入：透析患者＜0.8g/（kg·d）或CKD2～5期非透析患者＜0.6g/（kg·d）至少2个月

　　非故意低热量饮食摄入：＜0.8g/（kg·d）至少2个月

第一节　维持性透析患者营养不良的原因及特点

维持性透析患者的营养不良与死亡和住院事件风险增加密切相关，而营养状态是慢性血液透析患者临床预后的重要预测因子。造成透析患者发生营养不良的原因是多方面的，一旦发生营养不良会出现一系列临床表现。

一、营养不良的原因

1.营养摄入不足　控制饮食、胃肠功能障碍、药物引起的不良反应、并发其他内科疾病、透析不充分等。

2.营养物质丢失过多　消化道出血；透析中营养物质的丢失（每次血液透析可丢失4～8g氨基酸）；使用生物不相容透析膜透析引起慢性炎症反应；透析液内毒素污染，导致慢性炎症反应；透析中感染导致菌血症等。

3.蛋白质分解代谢增多　并发其他内儿科疾病、代谢性酸中毒等。

二、营养不良的后果

患者营养不良发生的指标和患者病死率、发病率密切相关。患者伤口愈合减慢、抵抗力降低、增加感染的风险、身体不适易产生疲惫感。

三、营养不良的临床表现

PEM是一种发展较缓慢的营养缺乏病，临床上出现体质量下降、消瘦、皮下脂肪消失或有水肿、精神萎靡、容易疲乏、全身免疫力低下、常并发各类感染、全身组织器官发生代谢和功能紊乱，是导致感染、心血管并发症、生活质量下降及病死率增加的重要原因。

第二节　营养状态的评估

定期规范地评估透析患者营养状况至关重要。目前评价营养状况的方法较多，但每一种指标均有其局限性，因此需要监测数个指标进行综合评价，以提高评价的准确性。

一、询问病史

与患者交流，询问有无恶心、呕吐、食欲缺乏等胃肠道症状，体重有无减轻。如有则明确相关病因。

二、饮食评价

询问患者日常饮食状态及进食的种类，分析患者摄取食物的营养成分及量是否达标。

三、主观综合性营养评估

主观综合性营养评估（SGA）包括主观和客观对营养状况的评价。2000年，NKF-K/DOQI指南推荐SGA用于维持性透析患者的营养评估。SGA在一定程度上反映了患者的预后。临床上常用的方法为改良的SGA法（表12-2）。

表12-2　改良SGA法

内容	严重	轻-中度	正常
体重变化	1, 2	3, 4, 5	6, 7
6个月来体重（kg）下降（%）			
<5%：轻度，5%～10%：中度，>10%：重度			
近2周来有无改变			
饮食变化：有无饮食限制　持续时间	1, 2	3, 4, 5	6, 7
类型：接近固体　　足量液体			
低热量液体　　绝食			
皮下脂肪厚度	1, 2	3, 4, 5	6, 7
肌肉消耗程度	1, 2	3, 4, 5	6, 7

　　SGA评分：1.正常（评分以6，7为主或近期有明显改善）；2.轻-中度营养不良（评分以3～5分为主）；3.重度营养不良（评分以1～2分为主）

四、体格检查（人体测量法）

　　将患者实际体重与理想体重值相比较。

　　体重改变（%）＝［理想体重（kg）－实际体重（kg）］/理想体重（kg）×100%

　　人体测量能够为评定人体脂肪和蛋白质储量提供准确的方法。通过对肱二头肌或肱三头肌皮厚度的测量，来评估人体脂肪的含量；通过对上臂中部臂围的测量可以反映人体肌肉的含量。美国透析人群成人肱三头肌皮厚度参考值为9～13mm，女性14～19mm；上臂中部臂围男性29～30cm，女性27～28cm。如低于参考值的90%可判定为营养不良。我国的透析人群目前尚无相关的诊断标准。

五、生物阻抗

　　生物阻抗是根据患者在接受一个不断变化的电流时机体产生的电阻和电抗值来进行计算分析，以判断患者营养状态的方法。电阻反映机体含水量；电阻/电抗比率及其衍生图和时相反映机体肌肉含量，生物阻抗分析的图形角度与其他营养状态的指标密切相关。

六、双能X线吸收测量

　　最初用于骨密度的测量，目前临床用于准确测量身体各组成部分。方法较为简单，需要6～15 min即可完成测量。

七、实验室检查

　　1.血清清蛋白及前清蛋白　在轻-中度营养不良及输注清蛋白的情况下，用血清前蛋白进行营养评定。不同的测量方法可导致测量结果出现约20%的误差。慢性肾衰竭可出现前清蛋白升高的假象。多数学者提出，血液透析患者血清白蛋白降低是重要而可靠的预测患者死亡的危险因素。一项纳入12 000名血液透析患者的临床研究的Logistic回归分析提示：透析患者的血清白蛋白水平与死亡风险呈负相关。当血清白蛋白低于4.0g/dl时，与死亡关系更为密切。而大约2/3的透析患者都是低白蛋白水平。而且当血清白蛋白浓度由4.0g/dl降至3.5g/dl时，死亡率增加1倍；当其浓度继续降至3.0～3.5g/dl时，相对死亡风险会增加5倍。

2.透析前血清尿素氮水平　透析前血清尿素氮水平反映了尿素生成和排泄的平衡。维持性透析患者的透析前血清尿素氮水平若低于17.85mmol/L，则可能为蛋白质摄入不足。如果患者出现透析不充分时，即使营养不良患者透析前血清尿素氮水平也可维持在正常水平。

3.尿素氮排出量　正氮平衡时，尿素氮的摄入与排除相等。

4.总蛋白氮显现率　根据尿素氮排出量可以计算总蛋白氮显现率。

5.其他实验室指标　包括血清转铁蛋白和视黄醇结合蛋白等。

虽然临床维持性透析患者营养状态的评价有以上多种方法可以采用，但是患者的营养状态评估依然是临床上的一大挑战。现有的透析营养指南和国际肾营养和代谢学会（ISRNM）推荐意见如下：

NKF/KDOQI：

（1）所有患者均应常规监测：透析前血清白蛋白。透析后体重占标准体重百分比和nPNA%。

（2）有助于进一步确诊的方法有：透析前血清前白蛋白或血清前白蛋白稳定值，皮褶厚度，上臂肌围，双能X线吸收（DXA）。

（3）以下指标降低须严格评估蛋白能量营养状态：透析前血肌酐、尿素氮、胆固醇；肌酐指数。

欧洲最佳实践指南：

诊断营养不良的评估方法有：饮食评估，BMI，SGA，人体测量学。蛋白质氮标准化，血清白蛋白和血清前白蛋白，血清胆固醇，技术评估（生物电阻抗、双能X线吸收测量、近红外电抗）。

ISRNM：

以下4条中至少符合3条（不同项目）方可诊断为肾病相关性PEM的临床诊断：

（1）血清生化指标：血清白蛋白<38g/L，血清前白蛋白<300mg/L，血清胆固醇<2.58mmol/L。

（2）体重：BMI、无自主控制饮食体重减轻、总体脂百分比。

（3）肌肉质量：随着时间的推移肌肉质量下降，上臂肌围减少，肌酐标准化出现率。

（4）饮食摄入：无自主控制的蛋白和能量摄入减少。

第三节　营养不良的风险评估

营养不良是透析患者较为常见的问题之一，做好各种风险评估是采取预见护理措施的前提。

1.透析不够充分。美国透析研究协作小组（NCDS）研究指出，血液透析患者的营养状况与透析充分性密切相关。透析不充分会降低蛋白质摄入，导致营养不良，营养不良又可影响透析充分性。

2.透析时间及透析患者年龄。透析时间长者营养不良发生率显著长于透析时间短者，透析时间在12个月以内者大多营养状态良好，大于12个月者营养不良的发生率随时间延长而增高。年龄大者较年龄小者更突出，年龄大于60岁的老龄透析患者营养不良程度较重出现时间早于年轻患者。

3.营养成分丢失过多。由于血透本身会增加蛋白分解及氨基酸丢失，尤其是使用高通量透析器时，营养成分丢失增加，如果不重视优质蛋白的摄入，患者就会越来越瘦，营养状况越来越差。

4.盲目控制饮食。有些MHD患者的饮食存在误区：为控制透析间期体重的增长和防止生化指标的升高盲目地控制饮食、过分限制蛋白质，导致营养不良的发生。

5.MHD患者透析间期体重增长过多、透析之前发生心力衰竭、透析后期出现低血压等症状都可造成透析不充分，最终导致营养不良。

6.支持治疗缺乏。国内60%以上的MHD患者，由于受到家庭经济和其他条件的限制，不重视常规的营养补充和治疗，如左旋肉碱、促红细胞生成素、铁剂等不使用或使用剂量不足而导致贫血和营养不良。

7.其他因素：饮食受限、感染、胃肠道疾病，以及贫困、孤独、绝望、无人照料等社会心理因素，都可造成MHD患者的营养不良。

第四节　透析患者营养治疗及饮食摄入的原则

一、营养治疗原则

1.充分　摄入足够量的、有助于保证机体正常功能的各种营养素。

2.适度　为了健康，控制某些含有可能造成长期营养不良成分（如脂肪、胆固醇、蔗糖和盐等）的食物的摄入。

3.平衡　几乎没有一种食物含有人体所需的全部营养素，因此必须通过适当的搭配照顾到营养素的摄入平衡。

4.多样性　不应该每天吃同样的食物，单调的食物可能带来过量的毒素或污染物；食物中营养价值低的成分可以通过同时食用其他一些食物得以稀释；多样性可以增加进食的情趣，促进患者进食的乐趣。

5.控制能量　保证从食物中摄入的能量与活动中所消耗的能量相衡，避免超重和肥胖。

二、饮食摄入原则

1.透析患者的热量　国家卫计委发布的2017年新版《慢性肾脏病患者膳食指导》卫生行业标准推荐CKD 4～5期患者，若年龄≤60岁，热量摄入须维持在147kJ/（kg·d），若年龄＞60岁，热量摄入须维持在126～147kJ/（kg·d）。

2.蛋白质摄入量　K-DOQI指南建议：血液透析患者蛋白质摄入量应为1.2g/

（kg·d）；其中50%应为高生物质量蛋白质。《慢性肾脏病患者膳食指导》推荐普通透析患者蛋白质摄入量为1.0～1.2g/（kg·d），透析患者合并高分解代谢疾病患者为1.2～1.3g/（kg·d）。

3.脂肪　由脂肪提供的热量不超过每日总热量的30%，摄入量40～60g/d，其中饱和脂肪提供的热量不超过总热量的10%；多聚不饱和脂肪和饱和脂肪的比例接近2∶1，以避免甘油三酯和胆固醇浓度升高。

4.糖类　建议食用复合糖类为主的饮食，尤其是甘油三酯高、糖耐量异常的患者。

5.水、钠　透析患者每天液体的摄入量为前一日尿量＋500ml，一般每天不超过1000ml，以白开水最好。钠摄入量应＜2000mg/d（食盐＜5g），透析间期体重增长维持在干体重的3%～5%。控制好盐的摄入，即可以控制好水分的摄入。

6.钾　钾的摄入控制在每日2000mg以下，以防出现高血钾。

7.钙　透析患者因为维生素D的缺乏，钙的摄入量需要适当增加，但钙摄入量应≤2000mg/d，且需要检测钙的浓度，以防出现高钙血症。

8.磷　需要限制磷的摄入，以维持血磷水平在1.45～1.78mmol/L。

9.维生素　由于透析中水溶性维生素的丢失、患者摄入的减少及机体新陈代谢的改变需要，易导致患者出现水溶性维生素缺乏，需要增加维生素的补充。但维生素摄入过量也会给机体带来一系列危害，应适量补充。

第五节　透析患者营养不良的干预措施

一、加强心理护理，改善食欲

焦虑、忧郁、恐惧、悲哀等不良情绪，可引起交感神经兴奋，抑制胃肠蠕动和消化液的分泌，从而使患者食欲降低，进食减少，甚至厌食；而轻松愉快的心理状态则会促进食欲，保证营养的消化与吸收。因此，对血液透析患者，在饮食护理中，切不可忽视心理护理，促使患者精神愉快，提高对饮食疗法的依从性。

二、保证透析的充分性

充分透析是改善透析患者营养状况的前提，对营养不良的治疗至关重要。充分透析可以清除毒素，有助于改善胃肠道症状，纠正酸中毒及减轻胰岛素抵抗，因而较少蛋白质分解代谢。同时，有效的中、大分子毒素清除可以改善患者体内微炎症状态，对于维持患者良好的营养状态也有促进作用。使用高通量透析和血液透析滤过的治疗方式可清除更多的中、大分子毒素。血液透析联合血液灌流治疗终末期肾病患者可有效清除中、大分子炎症因子（瘦素：参与营养不良的发生），使患者的血红蛋白（Hb）升高，改善透析患者的贫血和营养状况。

目前认为，血液透析剂量至少应达到Kt/V＞1.2，最好达到1.3以上，PCR＞1.1g/（kg·d）。Lindsay等前瞻性分析了PCR＜1.0g/（kg·d）组的患者提高透析剂量的效果，结果表明：在一定范围内Kt/V增加，PCR明显升高，营养指标改善，病死率降低。透析中使用生物相容性好的透析膜能降低蛋白分解，改善食欲。

三、纠正贫血

贫血是影响透析患者营养状况的重要因素，须应用促红细胞生成素（EPO）、铁剂和叶酸来纠正。贫血改善后，可增加食欲，从而改善患者的营养状态。Tamg等开展了一项为期6个月的前瞻性研究表明：EPO能纠正氨基酸代谢的异常，提高必需氨基酸与非必需氨基酸的比例。

四、特殊药物的应用

透析中胃肠道外营养、胃肠动力药及碱性药物的应用、肉碱的补充均有利于营养不良的防治。

五、加强饮食管理

遵循饮食原则：摄入充足优质蛋白质、充足热量，控制脂肪和胆固醇摄入，限制液体摄入，限钾、限磷、限钠（盐）。提供各种饮食技巧。

1.保证蛋白质的"质量"摄入量　透析患者每日摄入的蛋白质中优质蛋白至少占50%以上。"优质蛋白质"，即含必需氨基酸种类齐全、数量充足、比例适当的蛋白质。动物性食物如鱼、肉、蛋、奶和大豆类中的蛋白均为优质蛋白质。计算蛋白质摄入量时应把主食、蔬菜、水果中的蛋白质考虑在内。烹调方法可采用清淡、少油、易消化吸收的烹调方法，如拌、蒸、炖、滑溜等，不宜煎炸、熏烤、腌制。

2.摄入充足的能量　只有能量摄入充足，身体才能有效地利用摄入的蛋白质保持充足的营养储存。否则，会使体内蛋白质因提供热量而分解，增加毒素。

热量来源于糖类和脂肪，主要以谷类食物为主，尽量少吃脂肪，特别是动物性脂肪。因长期血透常伴有脂肪代谢紊乱，应限制脂肪和胆固醇的摄入，以防加重高脂血症及动脉硬化。积极控制含长链脂肪酸食物的摄入，如牛油、猪油，以及巧克力、冰激凌、奶油等食品。应尽量摄取含中、短链脂肪酸的食物，如鸭油、鸡油、鱼油、植物油等。摄取量占总热量的25%更为合适。以60kg体重的人计算为例，每天需要总热量2100kcal中，脂肪的摄入量不应超过58.32g。

3.有效控制水、钠摄入　少食用含水量高的食物；饮食要清淡，不吃或少吃高盐食物，如酱菜、咸菜、熏肉；用带刻度的杯子，有计划地喝水；养成小口喝水、不一饮而尽的习惯；将部分水结成冰块，口渴时含在口中；不喝或少喝浓茶、咖啡，可在饮品中加入柠檬片或薄荷叶。控制钠盐摄入过量：尽量利用食物的本身味道；做菜时少放盐和酱油；含钠高的调味料，如味精、醋、番茄酱等，尽量少用；避免食用咸菜、咸蛋、酱类及各种腌制品；罐头食品、薯片等零食盐分高，须限制食用；菜汤和肉汤中含盐也高，应避免用来拌饭或大量饮用。可适当采用酸味，以及葱、姜、蒜、花椒等来调味，减少食盐的使用。

4.严格限制钾的摄入　因钾离子易流到水中，蔬菜可浸泡半小时以上或水煮3min再烹调，可减少摄入钾1/2～2/3；根茎类蔬菜应去皮，切成薄片，用水浸泡1d，不断更换水，可减少钾含量的1/2～2/3；水果加糖水煮后弃水，食果肉，可减少钾含量的1/2；

超低温冷藏食品比新鲜食品含钾量少1/3。如果在食用较多的蔬菜、水果后，发生口唇或指尖麻木、四肢无力等症状时，应警惕高血钾的发生。含钾高的食物：橘子、橙子、香蕉、干果、动物内脏、水产类、巧克力、咖啡等。

5.严格限制磷的摄入　进食多枚鸡蛋时，蛋黄只能吃一个；烹制肉类时，可以先将肉类放入水中煮沸，弃去肉汤，再烹制肉类食物；少喝肉汤，如鸡汤、排骨汤、鱼汤等。但是过度限磷会导致营养不良，用磷（mg）/蛋白质比值来衡量饮食中磷的负荷更为合适，可同时关注食物蛋白质和磷的水平。一项针对13例MHD患者的自身对照研究，予以每日225g鸡蛋清作为一餐之中的肉类替代品，结果显示：受试者血磷明显降低，同时血白蛋白水平明显上升。建议选择磷吸收率低、磷/蛋白比值低的食物，如鱼、肉、奶、蛋等；其中尽量减少虾、三文鱼、香肠、动物内脏、火鸡、冰激凌、奶昔等；限制摄入含有大量磷酸盐添加剂的食物，如咖啡、奶茶、碳酸饮料、袋装零食。

6.提高饮食治疗的依从性　针对有些患者食欲不佳、厌食的状况，需要评估其厌食的原因，制定干预措施。如鼓励患者少量多餐，改进烹饪方法，在食物中添加醋、葱等刺激食欲；胃肠运动减弱者，在保证安全的前提下，鼓励积极运动，必要时使用促进胃肠蠕动的药物。

7.每日推荐食谱　主食：300～400g；鸡蛋：1个；牛奶：1袋（200～250ml）；蔬果：500g；瘦肉：100g；盐：5g；油：25g。

六、指导患者适当运动

锻炼能增加代谢废物的排出，加强消化道血液循环，促进消化，在保护内瘘、不加重水肿的前提下，指导患者有计划、循序渐进地进行有氧运动。注意运动应量力而行，不宜做大运动量的锻炼。同时保证充足的睡眠及休息。

七、制定个体化的饮食干预方案

由于每位透析患者的年龄、饮食习惯、口味、身体状况及各种合并症的不同，需要根据患者的实际身体状况制定符合患者个体的饮食处方，以保证患者的营养摄入。基于透析患者个体的营养评估、饮食习惯、经济条件、治疗方案等因素综合考虑制定出个体化营养方案效果更好。定期评估（至少1个月）患者的营养状态，根据评估结果制定适合患者的营养干预方案，经过一段时间的跟踪随访，再次评估患者的营养状态，必要时及时调整方案。

第六节　习题与答案

【习题】

一、单项选择题

1.以下哪项被认为是反映蛋白质-热量营养不良及肥胖症的可靠指标（　　）

A.皮褶厚度

B.上臂肌围

C.体重

D.体重指数

E.血清白蛋白

2.透析患者透析间期每日体重增加不超过（　）kg，周末不超（　）kg
A.1，2
B.1，2.5
C.1.5，2.5
D.1.5，3
E.1，3

3.透析患者每日蛋白质摄入量应该达到（　）为宜
A.1.0g/kg
B.1.1g/kg
C.1.2g/kg
D.1.3g/kg
E.1.4g/kg

4.透析患者达到充分透析是改善尿毒症症状的前提，对营养不良的治疗至关重要，目前认为透析剂量Kt/V最好达到（　）以上
A.1.0
B.1.1
C.1.2
D.1.3
E.1.4

5.以下哪项指标是反映营养不良的一个早期指标（　）
A.血清白蛋白
B.血清前白蛋白
C.血清转铁蛋白
D.血清胆固醇
E.以上都不是

二、多项选择题

1.营养治疗的原则包括（　）
A.多样性
B.充分
C.适度
D.平衡
E.控制能量

2.以下哪种食物含磷较高（　）

A.火腿肠
B.鸡蛋白
C.咖喱粉
D.芝麻酱
E.鸡蛋黄

3.以下哪些是适合透析患者食用的"优质蛋白饮食"（　）
A.牛奶
B.鸡蛋
C.牛肉
D.豆制品
E.鱼

4.为了降低饮食中的含钾量，可以通过以下哪些措施来实施（　）
A.蔬菜放入水中煮熟，弃水
B.食物冷藏
C.土豆切片放入水中浸泡，频繁换水
D.多吃蛋白
E.多吃水果

5.透析患者使用左旋肉碱后可明显改善（　）
A.脂质代谢紊乱
B.胰岛素抵抗
C.纠正肾性贫血
D.减少心血管并发症
E.降低炎症状态

三、案例分析题

患者李某，维持性透析患者，由于考虑经济原因透析频率为5次/2周。患者平时为了控制体重增长，严格控制饮食摄入，包括水分、主食、蛋白质类等所有种类食物的摄入。患者近日自觉乏力，抵抗力下降，连续感冒2次，遂进行一系列化验检查，结果显示：透前血肌酐1059μmol/L，尿素氮25.9mmol/L，透后血肌酐465μmol/L，尿素氮10.6mmol/L，血清白蛋白34g/L，血红蛋白9.5g/L。

（1）请问该患者是否存在营养不良。

（2）如果存在试述其可能的原因。

【参考答案】

一、单项选择题

1.D　2.B　3.C　4.D　5.B

二、多项选择题

1.ABCDE　2.ACDE　3.ABCE　4.ABC

5.ABCDE

三、案例分析题

（1）患者血清白蛋白34g/L，存在营养不良。

（2）患者发生营养不良的原因有：①透析不充分。根据患者目前的病情透析处方应该达到每周透析时间12h以上，但患者只有每周10h，导致透析不充分，URR只有59%。透析不充分会降低蛋白质摄入，导致营养不良，营养不良又可影响透析的充分性。②患者营养物质摄入过少。因血透也会导致营养物质的丢失，因此须加大蛋白质摄入，每日蛋白质摄入量应达到1.2g/kg为宜。而患者为了控制体重严格限制各类食物的摄入，造成营养物质摄入不足。

参 考 文 献

［1］陈灏珠，林果为.实用内科学［M］.北京：人民卫生出版社，2009：910-911.

［2］梅长林.实用透析手册［M］.北京：人民卫生出版社，2015：305-314.

［3］王质刚.血液净化学［M］.4版.北京：北京科学技术出版社，2016：1489-1491.

［4］王莉，李贵森，刘志红.中华医学会肾脏病学分会《慢性肾脏病矿物质和骨异常诊治指导》［J］.肾脏病与透析肾移植杂志，2013，22（6）：554-559.

［5］Banner D，Boss，R Col man S，et al.Association of malnutrition-inflammation score with quality of life and mortality in hemodialysis patients：a 5-year prospective cohort study［J］.Am J of Kidney DIS，2009，53（2）：298-309.

［6］Fouque D，Kalantar-Zadeh K，Kopple J，et al.A proposed nomenclature and diagnostic criteria for protein-energy wasting in acute and chronic kidney disease［J］.Kidney Int，2008，73（4）：391-398.

［7］Pifer TB，McCullough KP，Port FK，et al.Mortality risk in hemodialysis patients and changes in nutritional indicators：DOPPS[J].Kidney Int，2002，62（6）：2238-2245.

［8］Savjca V，Ciolino F，Monardo P，et al.Nutritional status in hemodialysis patients：options for on-line convective treatment［J］.J Ren Nutr，2006，16（3）：237-240.

［9］Sharma RK，Sahu KM.Nutrition in dialysis patients［J］.J Indian Med Assoc，2001，99（4）：206-208，210-211.

［10］Taylor LM，Atalanta-Cadenza K，Marketeer T，et al.Dietary egg whites for phosphorus control in maintenance dialysis patients：a pilot study［J］.J Den Care，2011，37（1）：16-18.

［11］Trivedi H，Tan SH，Prowant B，et al.Predictors of death in patients on peritoneal dialysis：the Missouri Peritoneal Dialysis Study［J］.Am J Nephrol，2005，25（5）：466-473.

第13章

血液净化设备使用标准及维护

血液净化技术治疗需要依靠各种血液净化设备的正常运转来实施，在治疗过程中设备的任何单元稍有问题就会造成停机，影响治疗工作的正常进行。因此，做好各种血液净化设备的维护及管理至关重要。作为护理人员，要熟练掌握常用血液净化设备的使用标准、操作规程及日常维护。

第一节 血液透析机的使用标准及维护

一、血液透析机的结构和功能

血液透析机由体外血液循环通路、透析液通路及控制监测电路组成，即血路、水路及电路组成。

（一）体外血液循环通路（即血路）

体外血液循环通路是指血液由患者的血管内引出，经过血泵的驱动，到达透析器进行血液净化后再返回患者体内所形成的一个循环通路。

1.血液泵　是驱动血液在体外循环中流动的动力，泵速范围15～600ml/min。血路监测上出现任何报警，血泵就会自动停止。一般情况下，泵前压力监测是负值，泵后压力是正值。

2.肝素泵　输注抗凝剂，防止体外循环凝血。肝素泵一般在血泵的后面。肝素泵接口处的压力是正值，连接不紧密时，血液会在压力的作用下漏出，应加强观察。

3.压力监测　包括动脉压、滤器前压和静脉压。

4.空气监测及静脉夹　监测到静脉壶有空气或血液液面下降时会发出空气报警，同时血泵停转，静脉夹关闭，防止空气进入人体，保证患者的安全。

（二）透析液通路（即水路）

透析液通路是指透析液经过适当温度、浓度、压力、流速等一系列的调控后进入透析器，与透析膜内的血液进行弥散、对流、超滤等血液净化的过程所形成的通路。透析液通路包括加热/热交换、除气装置、配比装置、电导率监测、流量控制、旁路阀和隔离阀、超滤控制系统、漏血监测。

1.加热/热交换　加热的目的是能够满足机器设定的温度需求。一般为36～40℃。低于34℃和高于41℃会报警。

2.除气装置　除去透析液中的气体，防止附着透析膜表面影响透析效果，避免引起超滤控制系统的测量误差和干扰其他传感器装置工作，以及给患者带来安全隐患。

3.配比装置　将A、B浓缩液和反渗水按一定比例配比，生成透析液。

4.电导率监测　在两个电极间施加交变电压，测得流经液体的电导率。通过温度补偿，折算出25℃下的电导率。

5.流量控制　透析机透析液流量一般为300～800ml/min。常用流量为500ml/min。新型机器可以根据血流量按设定比例自动调节。

6.旁路阀和隔离阀　旁路阀的作用是将异常的透析液导入透析器下游。不让异常的透析液流经透析器，保障患者的安全。一旦透析液电导度、温度和pH出现波动，超出允许范围，旁路阀便开启。此外，单纯超滤、漏血报警时旁路阀也开启。旁路阀和隔离阀配合可以完全截断透析器膜外透析液的进出。

7.超滤控制系统　有压力控制（TMP）和容量控制（平衡腔、流量计控制）两种，现在普遍使用容量控制。容量控制的实现依赖于密闭系统与超滤泵。其中平衡腔可保持透析液的流速稳定，进出平衡腔的透析液流速是一样的，则经过超滤泵液体就来自于患者血液中。

8.漏血监测　监测透析器是否发生破膜。漏血＞0.5ml/min时，漏血检测器应能发出警报，同时关闭血泵，并阻止透析液进入透析器。漏血监测装置安装在透析器的下游。

（三）微电脑控制监测系统

微电脑控制监测系统是整个透析机的"大脑"，操作人员在机器面板上进行指令的输入，机器的"大脑"接收指令后处理来自体外血液循环通路及透析液通路的信号，按照预先编制的程序，进行无传感器或者有传感器控制。

二、血液透析机的使用标准及维护

（一）血液透析机的使用与保养制度

血液透析机必须要有国家食品药品监督管理总局颁发的注册证、生产许可证等。每台血液透析机分别建立独立的运行档案记录，便于查询管理。

1.血液透析机应该处于良好运行的工作状态。血液透析室要配备空调，保持中心的干燥、清洁。透析液要加盖，确保透析机器不被液体侵蚀。本单位专业工程师参与完成日常维护操作。每次透析后校准血液透析机的工作参数，每半年应该对血液透析机进行技术参数的校对，以保证机器的正常运转。

2.安装泵管时，保持管路干燥，以免血泵内滚轴生锈影响使用。预冲管路时避免将生理盐水滴洒到机器表面，以免液体从机器的缝隙渗入到内部，损坏机器装置。

3.操作人员应在每次治疗结束后，卸除所有管路系统，仔细检查每个压力传感器是否干净，并使用柔软、湿润的擦布，擦拭机箱的外部表面和带有底轮的机座。禁止使用化学清洗剂或化学消毒剂来清洗或擦拭机器的显示屏幕。

4.每次治疗结束后，如果没有可见污染时，用500mg/L的含氯消毒液擦拭机器外部。如有血液污染，应用1000～1500mg/L的含氯消毒液抹布擦净血液后，再用500mg/L的含氯消毒液擦拭。同时应对机器内部管路进行消毒。消毒方法按不同透析机厂家出厂说明进行消毒。

5.透析时如发生破膜、传感器渗漏，在透析结束时应对机器立即进行消毒，消毒后的机器方可再次使用。

6.每个月应该对设备消毒剂进行检测，包括消毒剂的浓度和设备消毒剂的参与浓度等。

7.为保障治疗的正常进行，每隔12个月必须对机器进行技术安全性检查，由计量单位专业人员进行检测，合格后标贴检测合格证明。

（二）血液透析机的操作流程

每种机器均需要制定规范的操作流程，护理人员在操作过程中严格执行操作流程。

1.费森尤斯透析机操作流程见图13-1。

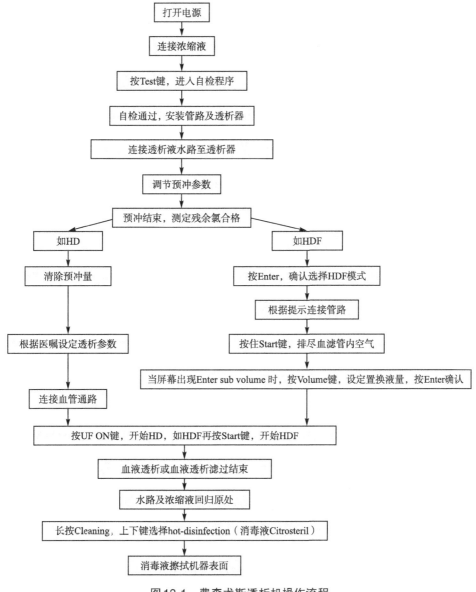

图13-1 费森尤斯透析机操作流程

2.威高DBB-06s透析机操作流程见图13-2。

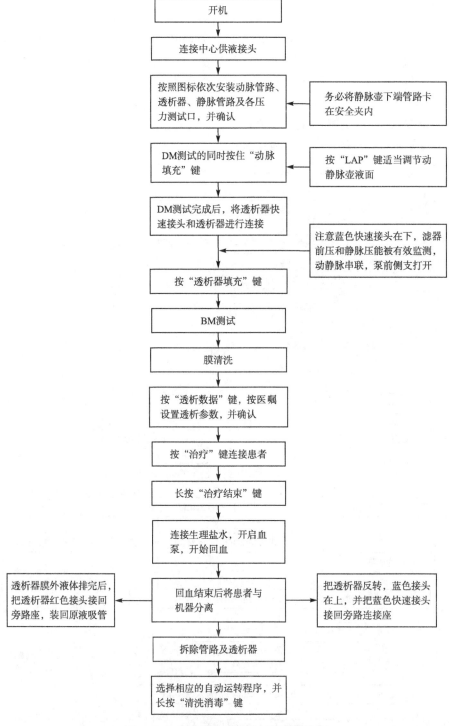

图13-2　威高DBB-06s透析机操作流程

（三）血液透析中对透析机器的监测及护理

血液透析过程中对机器监测的内容主要有体外循环的各个压力监测，如动脉压、滤器前压、静脉压、跨膜压；透析液电导度、温度监测，空气报警和透析器破膜。此外，还有机器运行过程中有无故障报警，机器周围是否有漏水情况。对于机器运行过程中出现的每一个报警，护理人员要理解其代表的意义，否则很难及时有效地处理各种警报，保证机器正常运转。

1.动脉压　动脉压反映的是血液从患者体内引出至血泵前的一段管路内的压力，正常是负值。如果负值绝对值变大，通常见于以下几种情况：动脉血流不足；患者血压下降，心搏出量减小；动脉端管路受压、扭曲，置管患者导管流量不佳、导管吸壁等；空气进入动脉血路；从动脉端输血、输液。长期动脉压监测对评估内瘘功能很有意义，动脉压绝对值明显增大提示内瘘功能下降。

2.滤器前压　部分品牌的透析机上会检测滤器前压，如威高日机装系列透析机，可反映透析器阻力情况，监测点位于血泵和透析器动脉端之间，一般是用管路动脉壶侧管链接传感器监测滤器前压。无肝素血液透析时，滤器前压的变化也可作为判断透析器凝血情况的一个参考。

3.静脉压　静脉压反映的是体外循环回路压力情况，压力升高提示回路受阻，见于静脉壶滤网凝血堵塞；静脉回路管道受阻；患者静脉狭窄血栓形成；患者内瘘受压。因此，发生静脉压高报警要检查静脉端管路是否受压、折叠；静脉壶滤网有无发生凝血堵塞；内瘘穿刺点是否发生血肿等异常情况，及时处理。长期静脉压力监测也可以作为评估内瘘功能的一个手段。导管患者静脉压持续高位，提示导管功能不良，可能是导管尖端移位或纤维蛋白鞘包裹，要及时汇报给医生处理，同时，本次透析可以选择外周静脉作为回路。如果出现静脉压低报警通常见于静脉针与管道连接松脱或静脉针滑出血管外；透析器凝血严重；血流量不足；静脉压传感器连接不当等。护理人员应检查体外循环管路的静脉部分各接口和连接处有无松脱或漏血；穿刺针有无滑脱；静脉传感器有无异常；减少血流量时先调整报警限值。

4.跨膜压　跨膜压反映的是透析器膜内外压力差情况，也是超滤的动力。无肝素血液透析时，短时间内跨膜压持续升高提示透析器凝血。

5.透析液电导度、温度　机器一旦出现透析液电导度和（或）温度报警，机器内部旁路阀便会工作，以保证不合格的透析液不经过透析器。没有透析液经过透析器，依靠弥散作用清除的小分子毒素就没法清除。所以，为了保证透析的充分性，一定要关注透析液报警并及时处理。冬季时机器自检过程中会报警低温，与房间温度低有关，一般在自检前执行一遍冲洗程序即可解决。如果在透析过程中报警透析液低温，且长时间不能解除报警，需要报修，并将患者移至备用机器上。机器自检过程中报警电导度一般见于浓缩液接错、浓度不对或浓缩液洗液泵故障，透析过程中电导度短时低限报警见于浓缩液吸空、浓缩液吸杆滤芯堵塞，电导度冲顶报警常见于机器透析用水供水压力不足、除气泵故障。上述警报经过处理，透析液电导度仍不能恢复正常范围，须报修并将患者移至备用机器上。

6.空气报警　原因：大量空气进入血路，动脉吸出不畅产生气泡，静脉管路与超声探头之间有空隙，静脉壶液平面过低，超声探头有污物。处理：大量空气多从动脉血路吸入，如接头松脱、输液等，要经常检查接头连接是否紧密，输液时要加强巡视，及时排除管路内空气，在动静脉壶处把空气抽出；动脉吸出不畅时要调整插管或内瘘针位置；如血中无气泡，重新安装静脉壶和管路，改变探测部位，使静脉壶或管路与空气探测器探头帖妥，也可用少许水或乳膏、霜剂填满管壁与探头之间的空隙；调高静脉壶液平面；清洁超声探头。

7.透析器漏血报警　机器显现"Blood leak"警报，常见于透析器破膜。出现漏血报警首先检查透析器是否真正破膜，可能是其他原因引起的误报警，如机器除气泵故障导致透析液里面混有气泡，漏血探测部位被脏污覆盖。如果经过处理警报仍不能消除，或真的发生透析器破膜，须按照透析器破膜紧急处理流程处理。探测器发生故障则需要专业工程师维修。

8.机器运行过程中常见报警　出现"Flow alarm"，及时报修并将患者移至备用机器上。出现跨膜压持续冲顶报警，须立即关闭透析液流量开关，给予患者重新称体重后再转至备用机器上。

9.机器周围情况　观察机器周围是否漏水，常见漏水部位在透析器和旁路快速接头连接处，或透析液进出透析机的地方，也有血液透析滤过治疗时补液管与机器补液口安装不紧密导致的置换液渗漏。上述情况均需要根据漏水情况严重与否决定是否将患者转至备用机器上，并根据漏水情况下调患者超滤目标。

第二节　连续性肾脏替代治疗机及血浆置换机的使用标准及维护

一、连续性肾脏替代治疗机及血浆置换机的维护与保养

1.连续性肾脏替代治疗机及血浆置换机要有国家食品药品监督管理局颁发的注册证、生产许可证等。

2.为保障治疗正常进行，每隔12个月必须对机器进行技术安全性检查，其维护和维修须由厂家指定的专业工程师来完成。维护内容参见厂家说明书。

3.本单位专业技师可参与完成日常维护操作，建立独立的运行档案记录。但在对机器进行维护操作之前，必须先切断机器的电源供应。

4.其余内容见血液透析机的使用与保养制度中第2、3、4。

二、连续性肾脏替代治疗机及血浆置换机的操作流程

见图13-3和图13-4。

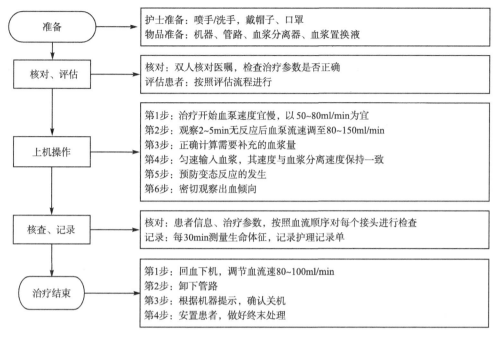

准备	护士准备：喷手/洗手，戴帽子、口罩 物品准备：机器、管路、血浆分离器、血浆置换液
核对、评估	核对：双人核对医嘱，检查治疗参数是否正确 评估患者：按照评估流程进行
上机操作	第1步：治疗开始血泵速度宜慢，以50~80ml/min为宜 第2步：观察2~5min无反应后血泵流速调至80~150ml/min 第3步：正确计算需要补充的血浆量 第4步：匀速输入血浆，其速度与血浆分离速度保持一致 第5步：预防变态反应的发生 第6步：密切观察出血倾向
核查、记录	核对：患者信息、治疗参数，按照血流顺序对每个接头进行检查 记录：每30min测量生命体征，记录护理记录单
治疗结束	第1步：回血下机，调节血流速80~100ml/min 第2步：卸下管路 第3步：根据机器提示，确认关机 第4步：安置患者，做好终末处理

图13-3 血浆置换操作流程

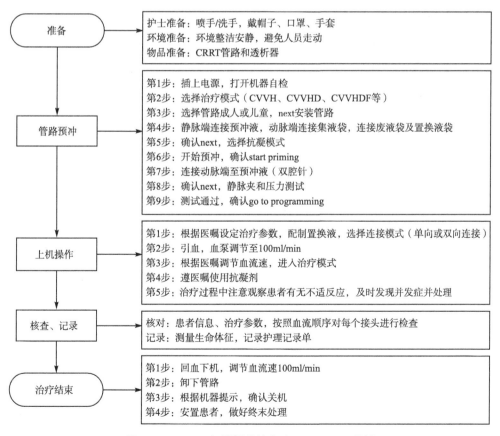

准备	护士准备：喷手/洗手，戴帽子、口罩、手套 环境准备：环境整洁安静，避免人员走动 物品准备：CRRT管路和透析器
管路预冲	第1步：插上电源，打开机器自检 第2步：选择治疗模式（CVVH、CVVHD、CVVHDF等） 第3步：选择管路成人或儿童，next安装管路 第4步：静脉端连接预冲液，动脉端连接集液袋，连接废液袋及置换液袋 第5步：确认next，选择抗凝模式 第6步：开始预冲，确认start priming 第7步：连接动脉端至预冲液（双腔针） 第8步：确认next，静脉夹和压力测试 第9步：测试通过，确认go to programming
上机操作	第1步：根据医嘱设定治疗参数，配制置换液，选择连接模式（单向或双向连接） 第2步：引血，血泵调节至100ml/min 第3步：根据医嘱调节血流速，进入治疗模式 第4步：遵医嘱使用抗凝剂 第5步：治疗过程中注意观察患者有无不适反应，及时发现并发症并处理
核查、记录	核对：患者信息、治疗参数，按照血流顺序对每个接头进行检查 记录：测量生命体征，记录护理记录单
治疗结束	第1步：回血下机，调节血流速100ml/min 第2步：卸下管路 第3步：根据机器提示，确认关机 第4步：安置患者，做好终末处理

图13-4 CRRT机器操作流程（AQUARIUS型）

第三节　血液透析水处理设备的使用标准及维护

一、血液透析水处理技术

患者每周需要接触透析用水量高达400 L，水质直接关系到透析治疗效果和患者生命安危。透析用水是引发多种透析并发症的重要原因，因此透析用水的水质安全是保障透析治疗效果的关键环节。满足治疗相关标准的透析用水离不开设计合理、维护良好的水处理设备。水处理设备主要由前级处理系统和反渗机系统组成。

（一）前级处理系统

前级处理系统一般包括粗过滤器（选用）、砂滤罐、活性炭罐、树脂软化装置和微过滤（选用）。

1. 粗过滤器　精度10μm。作用：初步过滤自来水中的杂质，保护前级增压泵。

2. 砂滤罐　作用：去除原水中的固体颗粒性及胶状杂质。其内部填充各种粗细的砂粒，可去除5～500μm的颗粒，如原水中的泥、沙等。填料除砂外，可加入其他吸附填料（例如锰砂除铁或活性炭吸附清除氯和氯胺）。过滤器前后必须装有水压表。水处理室工程师每天检查过滤器前后水压并记录，确认前后压力下降正常（＜10psi或0.69bar或0.7 kg/cm^2）和无漏水。

3. 活性炭罐　利用活性炭吸附填料清除水中氯味，颜色；除去水中游离氯、氯胺和部分气体；吸附低分子有机物，杀菌，清除自然或人造有机化合物如除草剂、杀虫剂和工业溶剂。因为反渗作用不能清除自由氯和氯胺，而透析液中过量的氯和氯胺可引致患者溶血和死亡，因此，活性炭罐容量设计必须结合当地水质情况，推荐使用两个活性炭罐串联，从而保证水中总氯达到标准。每天检查活性炭吸附滤器前后水压并记录，确认前后压力下降正常（＜0.69bar or＜10psi）和无漏水。每天运行15 min后检测活性炭吸附滤器后的总氯浓度（YY/T 1269—2015），总氯浓度必须≤0.1mg/L（YY 0572—2015）。活性炭吸附滤器后的总氯检测浓度超标必须更换活性炭填料，定时反冲（backwash），把沉积污垢反方向冲走，或在前后压力下降＞10psi时必须反冲。

4. 树脂软化装置　包括树脂罐和盐水桶，主要作用是用离子交换树脂清除水中的硬水离子如钙镁离子（交换出钠离子），防止结垢，保护反渗膜。软水器前后必须装有水压表，出口应安装取样口。当树脂中用于再生的钠离子都被钙镁离子置换掉后就失去软水效果，需要进行再生。每天检测软水器后的水硬度并记录，确认软水器再生是有效的（YY/T 1269—2015）。软化器的出水的硬度监测宜在每天治疗结束时进行，确保其符合标准要求，水硬度应≤17.1mg/L，样品出口应保持开启，放水至少60s后再取样（YY/T 1269—2015）。盐水罐只可使用精制的小球状的盐块（AAMI，2014），每天检查罐内未溶解的盐块。

5. 微过滤　过滤微粒5μm，过滤前级处理中产生的颗粒，尤其是来自活性炭里的颗粒及脱落的树脂颗粒。

（二）反渗机系统

反渗机系统由反渗泵、反渗膜、热消毒系统、压力表和流量表、检测和控制装置组成。反渗装置是水处理的核心部分，可清除水中绝大多数的单价离子、二价离子、大的有机物（＞200Da）、水中90%以上的溶解固体（有机或无机污染物、细菌、致热原和微粒物）。

二、水处理设备的维护与监测

1.水中污染物的种类　包括微生物与化学污染物。很多研究组织已经确认热原反应是由源于革兰阴性细菌的脂多糖和内毒素所引起；血液透析中已证明毒性的化学污染物有铝、总氯、铜、铅、氟化物等（表13-1、表13-2）。化学污染物情况至少每年测定1次，软水硬度及总氯检测每天进行1次。

表13-1　透析用水中有毒化学物和透析溶液电解质的最大允许量

污染物	最高允许浓度（mg/L*）
血液透析中已证明毒性的污染物	
铝	0.01
总氯	0.1
铜	0.1
氟化物	0.2
铅	0.005
硝酸盐（氮）	2
硫酸盐	100
锌	0.1
透析液中电解质	
钙	2（0.05mmol/L）
镁	4（0.15mmol/L）
钾	8（0.2mmol/L）
钠	70（3mmol/L）

*除非其他注明

表13-2　透析用水中微量元素的最大允许量

污染物	最高允许浓度（mg/L）
锑	0.006
砷	0.005
钡	0.1
铍	0.000 4
镉	0.001
铬	0.014
汞	0.000 2
硒	0.09
银	0.005
铊	0.002

2.水质监测的标准 根据《血液透析及相关治疗用水》标准（YY 0572—2015），内毒素检测至少每3个月1次，要求内毒素＜0.25Eu/ml；干预水平是最大允许水平的50%。每台透析机每年至少检测1次；细菌培养应每月1次，要求细菌数＜100cfu/ml；干预水平是最大允许水平的50%。每台透析机每年至少检测1次。

3.反渗膜及前级填料维护与更换 砂滤罐根据用水量每周反洗1～2次，一般每年更换1次。活性炭过滤器反洗的周期为1～2次/周，建议每年更换1次；树脂软化装置阳离子交换树脂一般每1～2年更换1次，再生装置其再生周期为每2 d再生1次；柱状过滤器过滤精度为5～10μm，一般2个月更换1次，反渗透膜每2～3年更换1次。

4.水处理系统消毒 消毒方式有化学消毒与热消毒。化学消毒一般每季度1次，或根据水质监测结果决定消毒间隔。常用消毒剂为浓度不超过2‰的过氧乙酸，适用范围是管道和反渗膜，一般浸泡30min，然后用透析用水冲洗整个系统，保证系统残留过氧乙酸浓度小于0.1mg/L。热消毒一般1～2次/周，需要专用的耐高温管路，一般保持80℃以上30min。目前也有高压蒸汽用于消毒整个透析用水供水管路的设备可供选择。推荐使用每周热消毒加每季度化学消毒相结合的方式来控制透析用水微生物水平。

5.透析用水的检测 应在透析装置和供水回路的连接处收集水样，取样点应在供水回路的末端和透析用水进入机器的入口处。目前，一般透析机通过一根软管与供水管路连接。连接软管平时无法经常消毒，容易滋生细菌，而采用"U"形连接管可以形成局部循环，避免无效腔。

三、血液透析水处理的管理

（一）水处理室工作制度

1.在科主任领导下，由血透室工程技术人员负责管理。

2.每天检查水处理系统各环节工作是否正常，发现异常立即处理解决，保证水处理正常工作，保证血透室工作正常安全进行。

3.每天观察并记录设备运行的有关技术数据，如一、二级反渗机水压、电导率、流量。

4.每日检测并记录水质状况，如软水硬度、余氯。

5.每年做好化学污染物的检测（外送），并存档。

6.根据用水量和水质数据设定水处理设备的自动冲洗程序，包括沙滤、软化、活性炭冲洗。及时加盐进行树脂软化再生，并按要求定期更换前、后级滤芯。

7.定期对水处理反渗膜、储水桶和供水管路进行清洗和消毒。热消毒每周1～2次，化学消毒每年4～5次，做好消毒和残余量的测试和记录。

8.按照要求定期更换反渗膜和前级预处理，包括石英砂、活性炭、树脂。

9.日常工作中保持室内整洁，经常巡视，做好水处理室的安全工作。

（二）水处理设备操作规范

1.根据不同厂家提供的操作说明制定水处理设备操作流程。

2.每日监测设备运行情况，观察有无故障发生，如发现异常，及时处理。

3.设有运行紧急停止按钮，以供紧急停止水处理设备使用。

4.制定水处理设备发生故障应急预案，并定期组织科室医务人员演练。

（三）水处理设备维护制度

1.由血透中心工程师负责水处理设备维护。

2.依据厂商说明或根据水质监测结果维护保养。

3.出现无法解决的技术问题，工程师及时联系厂商解决。

4.水处理工程师根据相关要求维护水处理设备。

（四）设备管理

1.建立水处理设备档案，包括厂家"三证"。

2.水处理工程师负责每日运行参数记录，更换前级处理及反渗膜等维护记录。

3.建立机器发生故障应急预案。如果发生故障，在确保透析用水安全的情况下，启动应急方式并联系厂商售后进行维修。

4.发生停水、停电时按照相关应急预案处理。

第四节　习题与答案

【习题】

一、单项选择题

1.从原水经过一系列水处理方法制成反渗水，其中经过的方法不包括（　）

A.砂滤

B.活性炭吸附

C.软化

D.反渗透装置

E.透析液配制

2.目前水处理的消毒方式中推荐的是哪一种消毒方式（　）

A.化学消毒

B.热消毒

C.臭氧消毒

D.以上都是

E.以上都不是

3.透析液中过量的（　）可导致患者溶血和死亡

A.氯和氯胺

B.钙离子

C.镁离子

D.细菌

E.内毒素

4.透析中泵前动脉压减少为负值，提示（　）

A.动脉血流量不足

B.静脉回路受阻

C.透析器凝血

D.以上都是

E.以上都不是

5.透析机中的钠曲线功能不包括（　）

A.降低低血压

B.降低失衡反应

C.增加心血管系统稳定性

D.提高钠水的清除

E.减少口渴

二、多项选择题

1.正确进行血液透析机清洗操作的是

（ ）

A.操作人员应在每次治疗完成后，拆除所有的管路系统

B.仔细检查每个压力传感器是否干净，确认无任何异物沾附在表面

C.使用柔软、湿润的擦布，擦拭机箱的外部表面和带有底轮的机座

D.使用化学清洗剂或化学消毒剂来清洗或擦拭机器的显示屏幕

E.透析机器每日彻底清洗1次

2.透析机器的基本结构由（ ）组成

A.血路

B.水路

C.电路

D.透析液供给系统

E.以上都是

3.血液透析机器的旁路阀的作用包括（ ）

A.将不合格的透析液直接导入透析器下游

B.单纯超滤时使透析器中的弥散功能停止

C.调节透析液流量

D.以上都不是

E.以上都是

4.机器显现"Blood leak"报警，常见于以下哪些情况（ ）

A.透析器破膜

B.机器除气泵故障导致透析液里面混有气泡

C.漏血探测部位被脏污覆盖

D.血流量不足

E.以上都是

5.以下哪些为水质监测的标准（ ）

A.化学污染物情况至少每年测定1次

B.软水硬度及总氯检测每天进行1次

C.内毒素检测至少每月3个月1次

D.细菌培养每月1次

E.细菌培养及内毒素监测结果超过标准

值及时干预

三、案例分析题

患者，女，48岁，维持性血液透析10年，于2017年11月23日早上08：00在血透中心行动静脉内瘘穿刺透析治疗，治疗机器为费森尤斯4008S型透析机，透析液流量为500ml/min，透析器为威高HF15,膜面积1.5mm²，超滤系数48ml/（mmHg·h）。透前体重为61.5kg，干体重为60kg，医嘱开立透析超滤量为1500ml。内瘘穿刺成功后责任护士常规引血上机，引血过程中机器报警显示"flow alarm"，频繁跨膜压高压报警，电导度光标漂浮不定，责任护士经过检查，无管路扭曲，管路静脉端夹子、废液袋夹子均打开，内瘘静脉穿刺点无异常。3min后，责任护士见未能消除警报，遂将患者移至备用机器上，通知工程师维修故障机器。工程师发现在机器的透析器接头红色端口内有接头内部脱落的小钢珠堵住透析液回路，将小钢珠移除后，机器警报消除，正常完成消毒程序。患者在备用机器上平稳治疗4h后，称体重为61.7kg，透中进食大约200g。

（1）请分析患者透析后体重没有降低的原因。

（2）如何避免？

【参考答案】

一、单项选择题

1.E 2.B 3.A 4.A 5.E

二、多项选择题

1.ABCDE 2.ABC 3.AB 4.ABC

5.ABCD

三、案例分析题

（1）原因：透析器发生了反超，机器报警"flow alarm"，频繁跨膜压高压报

警提示机器水路存在问题，后面工程师在透析器接头红色端口内发现有接头内部脱落的小钢珠堵住了透析液回路也证明了此分析。费森机器的平衡腔的功能是保证透析液出入透析器流量稳定，本例中机器透析液流量为500ml/min。透析液以500ml/min从透析器接头蓝色端口进入透析器，本应该从红色端口回到机器内部，然后作为废液排除，现在红色端口被脱落的钢珠堵住，此时透析液便在压力作用下进入膜内，最终进入患者体内。3min内有1500ml透析液进入从透析器膜外进入膜内。而患者超滤量为1500ml，所以患者透析后体重没有降低。

（2）透析器及管路预冲时注意观察机器有无异常报警，尤其是压力报警，发现异常，应该将患者移至备用机器上，不能盲目上机；接机过程中出现"flow alarm"，出现跨膜压持续冲顶报警，须立即关闭透析液流量开关，予患者重新称体重后再转至备用机器上；对机器旁路接头进行定期保养与维护，降低透析过程中故障发生率。

参 考 文 献

［1］梅长林，蒋炜，赵伟.中国连锁血液透析中心临床实践指南［M］.北京：人民卫生出版社，2016：32-33；330-331.
［2］梅长林.实用透析手册［M］.北京：人民卫生出版社，2015：23-28.
［3］《血液透析和相关治疗用水》（YY 0572—2015）
［4］《血液透析和相关治疗用水处理设备常规控制要求》（YY/T 1269—2015）
［5］《血液透析及相关浓缩物》（YY 0598—2015）

第14章

透析液及透析用水质量及监测

第一节 概　述

血液透析治疗过程中需要大量水的参与，因此血液透析患者每周接触的水为 $300 \sim 400L$。血液透析治疗用水由透析浓缩液和大量的反渗透水组成。浓缩液通常为商业化生产，成分稳定，但反渗透水的成分和质量却可能有较大的差别，因为反渗透水是饮用水（自来水）经过一系列工序净化而成。由于透析膜对透析液中的有毒物质不具备选择性，血液透析用水中所含的有害物质，不但影响透析液电解质浓度，对血液透析设备造成损害，更严重的是有害物质会通过透析膜扩散进入患者体内，造成透析患者发生急性和慢性并发症。因此，血液透析用水的水质直接关系到血液透析的疗效。

一、化学污染物

1.按主要来源分类

（1）自然界存在的化学物质：所有的天然水中都含有一系列的有机和无机化学物质。

（2）工业生产和人类生活所产生的化学物质：可以通过排放直接进入饮用水中，也可以在材料的使用和处理过程中形成扩散源，间接进入饮水中。

（3）农业生产中的化学物质：主要包括各种农药和化肥。

（4）饮用水处理工作中或与饮用水接触的材料中使用的化学物质：包括消毒剂的残留物、消毒剂副产品，以及饮用水处理过程中使用的硫酸铝和氢氧化钙等化学物质。

（5）为保证公共卫生，在水中添加的杀虫剂及其代谢产物。

2.按主要的化学污染物分类

（1）血液透析中确认有毒性的污染物。这些化学物包括铝、铜、氟离子、铅、硝酸根和硫酸根离子及锌。

（2）透析液中正常存在的电解质浓度的偏差。如钾、钠、钙和镁。

（3）微量元素。如锑、砷、钡、铍、硼、镉、铬、钴、碘、铁、锰、汞、钼、镍、硒、银、碲、铊和钒。

（4）有机化合物和"新兴与高关注度物质"。有机化合物如三氯乙烯、多环芳烃和农药。新兴与高关注度物质如内分泌干扰物和药品。

（5）消毒剂、防腐剂及其副产品。如次氯酸钠、过氧化氢、氯胺、甲醛、过氧乙酸、二氧化氯、臭氧和叠氮化钠。消毒副产品是化学消毒剂和存在于水中的物质在发生相互化学作用的过程中产生的。

（6）放射性核素。如40钾、226镭、228镭、234铀、238铀和210铅等。

3.血液透析中确认有毒性污染物对人体的危害

（1）氯和氯胺：残余氯是指水中含氯化合物与游离氯的总和。含氯化合物如一氯胺、二氯胺，是氯与存在于水中的氨化合反应而生成。有效氯是用作饮用水的消毒，杀死水中的细菌、病毒和真菌。患者接触高浓度的氯胺，可发生溶血导致的急性贫血。

（2）铝：铝盐作为絮凝剂在饮用水处理厂被广泛应用，可降低有机物、颜色、浊度和微生物的含量。超量可引起铝中毒，产生的并发症有铝脑病、铝相关骨病、抵抗红细胞生成素的小细胞低色素性贫血。

（3）铜：铜被广泛用于制造管路、阀门及其他配件，并存在于合金或涂层中，因而供水系统中有铜的残留物。硫酸铜可用于自来水中去除藻类。超量时红细胞和游离铜接触可发生急性溶血，引起发热、严重贫血、肝损伤。

（4）氟：以氟化物的形式存在于许多矿物质中，基于公共健康措施的考虑，氟化物会被人为添加到饮用水中以预防龋齿。氟可以直接干扰多种细胞代谢过程，氟化物与钙、镁离子结合，而降低血清钙、镁的水平。临床表现为恶心、呕吐，开始心脏兴奋性增高，继而出现缓慢性心律失常，甚至手足抽搐。

（5）硝酸盐：由于有机肥料的使用，污染了地下水。高浓度的硝酸盐可诱发正铁血红蛋白血症，引起发绀和血压下降。

（6）锌：锌是将近70种酶的基本成分，引起透析用水污染的来源与电镀的水箱和水管中锌的释放有关，含量超标可引起发热、恶心、呕吐和严重贫血。锌缺乏的现象是由于透析引起锌的丢失或口服硫酸亚铁影响肠道对锌的吸收。锌缺乏的主要症状是智力障碍、精神抑郁症、视力障碍、伤口不愈合等。

4.有机化合物　有机物包括许多液态、气态、固态的化合物。随着消费品化学成分的复杂性增加，现代社会废弃物的控制和处理问题日益严重，工业和人类生活用水增加在不同程度上促进了有毒有机物污染水。

5.消毒剂、防腐剂及其副产品对人体的危害　水处理中最常用的消毒剂和防腐剂有次氯酸钠、过氧乙酸、氯胺、甲醛、过氧化氢、臭氧，以及在频繁消毒期间/之后出现的相关副产品。这些化学物质相对是氧化剂，并导致红细胞破裂溶血。

6.放射性核素　多种途径均可造成水中存在放射性核素，如来自核燃料循环设施的排放，以及医药和工业中以开放方式生产使用的工业放射性核素的排放。

二、微生物污染

透析用水及透析液的微生物污染最常见于对设备、机器及供水系统消毒不充分所致。

1.微生物污染的衍生物及其生物活性

（1）致热原：革兰阴性菌是透析用水及透析液的主要污染微生物。这些细菌是许多致病物质的来源，这些物质足够小，甚至可以通过透析膜进入血液。这些细菌的衍生物具有引起患者发热的能力，因此也被称为致热原。

（2）内毒素：血液透析中最重要的外源性致热原是革兰阴性菌的细胞壁成分，被称为内毒素或脂多糖。

（3）内毒素的活性片段：内毒素通过刺激血细胞合成介质分子来显示生物活性，这些介质在局部或血液循环中发挥作用，同时引起多种生理反应。

（4）肽聚糖和胞壁肽：肽聚糖是革兰阳性菌细胞膜的主要成分，它们也存在于革兰阴性菌细胞膜上，在透析液中可被碳酸氢钠、细菌的水解酶或自发溶解为一些片段。具有生物活性的最小肽聚糖片段是胞壁酰二肽，与内毒素具有协同作用。

（5）外毒素：外毒素是由生长中的细菌分泌的，如假单胞菌属。

2. 微生物污染的临床后果　具有生物活性的细菌片段在血液透析时有机会进入患者的血液，因而造成透析患者短期及长期的临床后果。

（1）短期效应：微生物污染透析液后典型的短期效应是致热原反应。透析中致热原反应定义为对一个开始透析治疗前没有感染症状及体征的无发热患者，透析中体温升高超过37.8℃，这种反应可能没有症状，或出现寒战、发热、肌肉痛、恶心、呕吐或低血压甚至血流动力学不稳定等相关症状。

（2）长期效应：透析液污染后细胞因子诱导的直接作用是发生透析相关淀粉样变。透析相关淀粉样变是长期透析患者的一种全身并发症，该并发症以全身关节痛、肩胛肱骨周围关节炎、骨囊肿、病理性骨折及腕管综合征为特点。透析治疗开始时年龄较大（＞40岁）及透析龄长（＞8年）与发生透析相关的淀粉样变呈正相关。β_2-微球蛋白是这些淀粉样物质的主要成分。

三、生物膜及生物淤积

微生物可以以两种不同的形式生长：在生物膜内作为固着细胞附着在物体的界面或表面上，或在液相中以浮游微生物的方式在水中自由播散。生物膜是指聚集的微生物活体，可发生在固体-液体、固体-空气及液体-空气的交接面。大多数微生物能形成生物膜，地球上99%以上微生物都以这种积聚的方式生存。生物膜可导致生物淤积，堵塞过滤器，污染处理过的水。

第二节　透析液及透析用水的质量标准

在广泛应用高通量透析器之前，透析液的质量未得到重视。随着致热原反应的报道和长期透析副作用的探讨，人们意识到了透析液质量的重要性；另一方面，随着国际上应用超纯透析液后使临床获益诸多，也意识到提高透析液纯度的重要意义。一些新的分析技术也发现自来水和透析液中的污染在增加，因此要求血液透析的水处理设备改进与提升清除所有不同类型的污染源的能力，以制备适用于透析的超纯水，最好达到注射用水标准。

通常健康的成年人（通过摄入）每周暴露于水的量10～12L，水通过胃肠道的选择屏障，其中的部分有毒物质通过肾清除。而血液透析患者每周透析3次，每次4h，每周暴露于360L以上的透析液中，透析液及透析用水中的污染物（如果存在）可能会通过透析器膜，而受损的肾功能不能维持污染物的正常平衡。为了避免给血液透析患者带来额外的健康风险，保证透析液及透析用水的质量标准至关重要。

一、透析液成分和临床意义

1.**钙和镁** 钙和镁是影响水硬度的主要的可溶性金属离子。钙的重要性不仅是因为钙是骨骼主要的矿物质成分，还因为钙是细胞内主要的离子信使，用以激活和调节多种生化和生理过程；镁是细胞内液中第二常见的阳离子，是骨骼形成的重要成分，也是运输和新陈代谢所需燃料时必不可少的物质。水处理树脂失效时可导致透析患者血浆中钙和镁超标，导致患者出现"硬水综合征"，典型症状是恶心、呕吐、高血压、出汗、渐进性嗜睡和虚弱、头痛、癫痫发作、混乱、记忆丧失和判断缺陷。意外发生的高镁血症进一步表现为皮肤灼烧感。

2.**钾** 钾广泛存在于环境中，所有自然水体都含有钾。饮用水处理厂会使用高锰酸钾作为氧化剂对水进行处理，因此饮用水中存在浓度可观的钾。血钾水平正常在某些方面至关重要：细胞内高钾离子浓度是许多细胞功能良好运行的基本条件，例如细胞生长、DNA和蛋白质合成、许多酶系统、维持细胞体积和正常酸碱平衡。正常的跨细胞膜钾浓度梯度对健康细胞正常极化至关重要，极化状态时的膜静息电位负责维持包括心脏在内的兴奋性和肌肉收缩。正常血浆钾浓度范围$3.5 \sim 5.0$mmol/L。高钾血症会导致缓慢性心律失常，甚至发生心脏骤停。肌肉无力和周围感觉障碍甚至瘫痪都是神经肌肉传导障碍的表现，可能意味着血钾水平增高。溶血是透析导致高钾的一个重要原因。使用低钾透析液治疗和长时间或高强度的透析治疗也可导致低钾血症。低钾血症可引起患者发生快速心律失常，这在老年患者或患有心脏疾病的患者（冠心病、高血压性心脏病、洋地黄治疗、高钙血症、低镁血症、代谢性酸中毒）中更易发生。

3.**钠** 钠盐在饮用水中存在多种浓度，水在软化过程中或工业盐水排放会显著增加饮用水中钠的含量。钠离子是细胞外液量和张力的主要决定因素。因为钠可以很容易地穿过透析器膜，透析液钠浓度对透析过程中患者的心血管稳定性起非常重要的作用。钠的摄入、透析间期体重增加、透析时长和体内总含水量都是参与这一平衡的因素。透析液钠浓度$138 \sim 145$mmol/L。当血清钠浓度>150mmol/L，也即是严重高钠血症时，会导致水从细胞内转运到细胞外，从而引起细胞内脱水，可发生恶心、呕吐、潮热、头痛、定向力障碍、癫痫、痉挛和昏迷。当血清钠<130mmol/L，即是严重低钠血症，可致低血浆渗透压导致水进入细胞内，继而引发水负荷过重、脑水肿和溶血。

4.**氯** 大部分透析液中的氯浓度$98 \sim 112$mmol/L，因此钠、钾、钙、镁常以氯化物形式存在于浓缩液中。透析液中的氯浓度决定于总阴离子电荷，调整钠浓度时，氯浓度也随之变化。由于氯离子浓度过高不利于纠正酸中毒，因此，必要时透析液钠离子增加可用少量醋酸钠或碳酸氢盐代替。

5.**缓冲液** 正常血液pH为$7.35 \sim 7.45$，稳定的pH对维持体内生理功能是非常重要的，保持体内pH稳定的机制是缓冲液的作用。纠正尿毒症患者的代谢性酸中毒是透析的基本目标之一，而碳酸氢盐是最主要的缓冲液，透析液中的碳酸氢根可直接补充血浆中的碳酸氢根不足，迅速纠正酸中毒。在碳酸氢盐透析中透析液的碳酸氢盐浓度多为

30～35mmol/L，为维持溶液的化学稳定性，可在透析液中加入一定量的醋酸，这些醋酸在很小范围内，作用于碱平衡。当透析液碳酸氢盐水平超过35mmol/L时，存在着透析后碱中毒的风险。急性碱中毒可导致低氧血症，出现恶心、呕吐、昏迷等症状，也有类似软组织钙沉积的慢性作用。

二、透析用水及透析液的质量标准

透析用水是经过处理后达到了化学物质和微生物标准的水，适用于血液透析过程，包括透析液制备，透析器复用，浓缩液制备，以及在线对流治疗的置换液制备。

透析浓缩液：是多种盐混合的酸性浓缩物和碳酸氢钠浓缩物，两者混合并用透析用水稀释后生成透析用透析液。

透析液：含电解质、缓冲碱和葡萄糖的水溶液，在血液透析过程中，用于与血液交换溶质。

超纯透析液：高度纯化的透析液，可用于对流治疗。

在线生成的置换液：在血液滤过和血液透析滤过治疗中，输注入患者体内或预冲血路管的液体。

1.透析用水的质量标准　早期对透析用水的要求局限于软化水，以用于防止硬水综合征。后来随着水处理设备的发展，开始使用反渗透和离子交换装置，防止透析性铝中毒。现在提倡透析中使用超纯水，因为人们逐渐认识到血液透析作为一种长期的肾脏替代治疗方法，患者的生存期限越来越长，对透析用水的要求越来越高。如在长期透析的患者中，由于β_2-微球蛋白淀粉样变引起的肾性骨病和其他的长期透析并发症的增加；此外，血液透析引发的生物不相容性，作为潜在的危险因子正在增长，水的污染促进炎性介质的释放，导致微炎症反应；现代透析技术对透析液的要求很高，而采取在线生产置换液的方式，对透析用水和透析液中的微生物要求更加严格。只有高纯度的透析用水才是我们透析的最终要求。

（1）微生物透析用水的细菌总数不超过100cfu/ml，干预水平应建立在系统微生物动力学知识之上，通常，干预水平是最大允许水平的50%。透析用水中的内毒素含量应不超过0.25Eu/ml，必须建立干预水平，通常，干预水平是最大允许水平的50%。

（2）化学污染物：见第13章表13-1、表13-2。

（3）不溶性颗粒和纤维：水中含有大量的不溶性颗粒、纤维和胶体，像沙子和泥土等。在水处理过程中要通过过滤器去除，防止损伤设备和反渗膜。

2.透析液的质量标准　水处理功能欠缺或维护不良不规范，可成为透析液的污染源。透析液中的微量元素对接受慢性血液透析患者存在着潜在的危险，其中铝可导致透析相关脑病、骨软化和对EPO抵抗性贫血，而引起越来越多的关注。早期认为，铝的污染来自于未充分处理的透析用水，如今，透析液中铝的存在常常是来自于浓缩透析液的干粉，与口服摄入的水相比，血液透析患者暴露于更大量的透析液中。因此，即便是很小剂量的微量元素，也可导致长期蓄积中毒。用于水处理的使用系统，因细菌感染、系统故障或系统老化，均可成为透析液污染的潜在来源。一般情况下，不管处理的水质有多好，在最终透析液中都可发现相当剂量的化学和微生物污染。除了水处理系统以外，透析液污染还依赖于一些其他因素，如储存容器、管路、透析机和重复使用的透析器均可能是细菌污染的部位。水的滞留，管路布置不合理及消毒不够，均可导致透析液的污染，污染也有可能因为浓缩液的质量和超过保质期。

（1）透析用水：配制浓缩液的水必须符合 YY 0572—2015 的规定。

（2）性状：浓缩液或干粉配制成的浓缩液应无可见异物，颜色应不深于1号黄色比色液。

（3）溶质浓度：在保质期内，钠离子的浓度应为标示量的97.5%～102.5%，其他溶质的浓度为标示量的95%～105%。

（4）微生物限度：含碳酸氢盐的浓缩液（或干粉按使用比例配制成浓缩液后）的细菌总数应不大于100cfu/ml，真菌总数应不大于10cfu/ml，大肠埃希菌应不得检出。

（5）内毒素限量：应＜0.5Eu/ml。

（6）装置：浓缩物的装置应不小于标示装置。干粉应为标示装量的98%～102%。

（7）微粒污染：浓缩液稀释为透析液后的不溶性微粒状况：≥10μm的微粒应不大于25个/ml，≥25μm的微粒应不大于3个/ml（浓缩液应当经过1μm的过滤器过滤，过滤器应使用无纤维释放且不含已知的对人体有损伤的材料的膜）。

第三节 透析液及透析用水的监测

透析液及透析用水的监测包括计划和日常监测活动，目标是实现系统管理和确保透析用水和透析液达到质量要求。监测的频率应基于尽早发现故障的目的来设定。监测参数可分为三类：化学参数、微生物参数和运行参数。

一、运行监测

储罐液位　1000～1100mm

水温　　15～35℃

水pH　　5～7

水硬度　≤17 mg/L

水中总氯含量　0.1mg/L

水电导率/电阻率/溶解固体总量　反渗水电导率≤10μs/cm

反渗透脱盐率和回收率　　脱盐率97%、回收率60%

各个点的出水流量和压力变化　根据经销商的要求

另外，通过检查透析液及透析用水供应系统的外观来评估可能存在的功能异常，观察整个循环系统有无渗漏来确定系统的完整性。

二、化学物质质量监测

为了维持透析液的化学物水平达到标准，需要监测水处理系统，并定期评估化学污染物水平。要建立并保存检测记录和设备维护记录档案。

1.取样　用于化学分析的自来水、预处理水和反渗水的取样，必须在正确的取样点、使用正确的容器及遵照已证实的取样程序进行取样，以避免外源性污染。

（1）在收集任何标本之前，水处理系统持续运行至少30min。

（2）如果实验室不提供但又需要某种特殊的样本容器，推荐可使用塑料容器盛放需要分析金属含量的样本，用深色玻璃容器盛放需要分析有机物含量的样本。

（3）取样环境应避免粉尘或灰尘，以减少样本的外源性污染。这在测定铝的时候尤其重要。

（4）丢弃1L待测水，用待测水清洗容器至少3遍。操作者应当保证收集足够的样本量。

（5）避免在容器内形成空气气泡。

（6）应特别关注铝的分析；使用硝酸来避免外源性污染。如果操作者戴手套，在取样前先用水冲洗手套。

（7）取样后，化学分析应在24h内完成。

2.标记　为确保样本的准确性，取样后立即给样本贴上唯一的标签十分重要。标签上需要包括如下信息：

（1）透析中心名称和地点。

（2）取样日期和时间。

（3）液体类型，如软水、反渗水等。

（4）送检目的，如全部化学成分分析、检测特定的元素。

（5）取样点，如何种阀门取样。

（6）责任人姓名，如取样的操作者。

3.监测　见表14-1。

表14-1　水处理设备运行质量监测

监测对象	监测项目	监测频率	标准
树脂罐	原水的软化	每天透析结束	17mg/L
活性炭罐	总氯或游离氯	每天治疗前水处理设备运行15min	0.1mg/L
软化水盐桶	桶内未溶解盐的程度和盐溶液的供应量	每天透析结束	保持盐桶内盐水处于饱和状态，软化水盐桶内有未溶解的盐
反渗透装置	处理水的电导度	每天持续	<10μs/cm
	处理水和浓缩水的流量		根据水处理商家要求
水分配输送系统	菌落数	每月	≤100cfu/ml 干预水平是最大允许水平的50%
	细菌内毒素	每3个月	≤0.25Eu/ml 干预水平是最大允许水平的50%

引自：中华人民共和国医药行业标准YY/T 1269—2015血液透析和相关治疗用水处理设备常规控制要求

三、微生物质量监测

透析用水及透析液微生物质量要定期监测，其目的是监测消毒方案的有效性，而不是为了提示何时该消毒。监测频率一般是每月1次。如果水或透析液有微生物污染的证据，应增加监测频率，同时也应针对实际情况调整取样。

1. 取样 微生物分析的取样应包括自来水、预处理水、反渗水、透析液。在设计好的取样点取样，严格遵守程序，避免外源性污染。

（1）所有点的取样应该在经过适当处理的取样阀门处，使用正确的容器（如灭菌/无致热原的瓶子）取样。反渗水也可以在机器厂家提供的取样口采样。

（2）透析液采样必须在新鲜透析液的取样口或制造厂家提供的合适位置。取样前，系统和设备至少运转30min。

（3）取样过程中，需要佩戴无菌的乳胶或乙烯基手套，在每一个取样点须使用新手套。

（4）取样时应使用样本瓶、戴口罩，注意避免空气流动带来的污染，如关闭空调、电扇，关门。最好避免不必要的人出现在现场。

（5）水处理系统取样的阀门在取样之前至少冲洗60s约1L反渗水；取样前打开无菌瓶盖，接满样品后迅速盖紧瓶盖，不要触碰瓶盖内侧或瓶口内侧，以免污染样品；采样后采样瓶上立即贴标签并冷藏；24h内样本送至微生物实验室。

（6）透析液取样：在采集样本之前，外部取样阀必须用适当的消毒剂进行消毒；观察消毒接触时间；使用注射器收集至少25ml样本并丢弃；重复取样现场消毒；样本应在24h内送到微生物实验室。

2. 标签 为了保证样本与取样口或机器的一致性，在取样后立即使用唯一的标签标记该样本。

（1）透析中心名称和地点。

（2）取样日期和时间。

（3）液体类型，如预处理水、反渗水、透析液。

（4）送检目的，如菌落数、内毒素、透析液的生化。

（5）取样点，如取样阀门、透析机序列号。

（6）责任人姓名，如取样的操作者。

3. 监测方案 包括微生物参数、取样点和频率，监测结果评估及纠正措施。首先根据检测结果来分析，超过干预水平，但小于最大允许水平，应进行彻底消毒，然后进行重新评估，以评估纠正措施的有效性。如果重复出现同样的问题，必须采取其他措施，如改变消毒方法或改变系统组件。在消毒后再验证时，应该在消毒24h后取样。在任何情况下，微生物检测结果如果超过最大允许水平，必须立即采取措施，避免对患者产生危害。在这种情况下，透析机上使用细菌内毒素过滤器有明显的益处。

第四节　习题与答案

【习题】

一、单项选择题

1. 透析用水的化学污染物情况至少（　　）

测定1次

A.每天

B.每周

C.每月

D.每季度

E.每年

2.按照AAMI标准，透析用水中铝最大允许浓度为（　），过量对人体的毒性作用有（　）

A.0.01mg/L，脑病、痴呆、骨病

B.0.001mg/L，恶心、呕吐、昏迷

C.0.1mg/L，低血压、酸中毒、休克

D.0.01mg/ml，贫血、脑病、骨病

E.0.01mg/ml，脑病、痴呆、骨病

3.水处理设备系统中反渗机部分标准产水量是指水温（　）时的产水量，水温下降1℃，产水下降（　）

A.15℃，3%

B.20℃，5%

C.25℃，3%

D.30℃，5%

E.15℃，5%

4.水处理设备系统的消毒一般遵循厂家给予的设备要求进行，原则上（　）一次

A.每周

B.每月

C.每2个月

D.每季度

E.每半年

5.《血液透析及其相关治疗用水》YY 0572—2015水处理设备系统中余氯和水硬度的检测应多长时间一次（　）

A.每天

B.每周

C.每月

D.每季度

E.每半年

6.水处理设备系统中检测余氯的部位在（　）

A.原水中

B.活性炭罐后

C.软化罐前后

D.一级反渗膜前后

E.二级反渗膜前后

7.水处理设备系统中水硬度检测部位在（　）

A.原水中

B.活性炭罐后

C.软化罐后

D.一级反渗膜后

E.二级反渗膜后

8.反渗水的细菌培养和内毒素检测部位在（　）

A.回水管末端

B.活性炭罐前后

C.软化罐前后

D.一级反渗膜前后

E.二级反渗膜前后

9.水处理设备系统中软水硬度的检测时间应在（　），数值为（　）

A.透析治疗前，＜17.1mg/L

B.透析治疗后，＜17.1mg/L

C.反冲前，＜17.1mg/L

D.反冲后，＜17.1mg/L

E.每日开机时

10.《血液透析及其相关治疗用水》YY 0572—2015实施时间为（　）

A.2015年1月1日

B.2015年7月1日

C.2016年1月1日

D.2016年7月1日

E.2017年1月1日

11.《血液透析及其相关治疗用水》YY 0572—2015标准中，透析用水中细菌菌落数为（　），干预标准为（　）

A.＜200cfu/ml，100cfu/ml

B.＜100cfu/ml，50cfu/ml

C.＜50cfu/ml，25cfu/ml

D.＜200cfu/L，100cfu/L

E.＜100cfu/L，50cfu/L

12.《血液透析及其相关治疗用水》YY 0572—2015标准中，透析用水中内毒素含量为（　），干预标准为（　）

A.＜2Eu/ml，1Eu/ml

B.＜1Eu/ml，0.5Eu/ml

C.＜0.5Eu/ml，0.25Eu/ml

D.＜0.25Eu/ml，0.125Eu/ml

E.＜0.125Eu/ml，0.03Eu/ml

13.透析用水中内毒素超标对人体的毒性
作用是（　）

A.低血压、休克

B.贫血

C.恶心、呕吐

D.透析相关淀粉样变性

E.骨软化

14.透析用水中微生物致热源对人体的毒
性作用是（　）

A.发热、低血压

B.呕吐、头痛

C.溶血、贫血

D.酸中毒

E.贫血、休克

15.《血液透析及其相关治疗用水》YY
0572—2015标准，超纯水中内毒素不
应超过（　）

A.0.5Eu/ml

B.0.05Eu/ml

C.0.4Eu/ml

D.0.04Eu/ml

E.0.03Eu/ml

16.透析用水中氟超标对人体的毒性作用
是（　）

A.贫血

B.脑病

C.骨病

D.高血压

E.骨软化

17.水处理设备主机及送水管路化学消
毒，常用标准过氧乙酸的有效浓度为
（　）

A.0.02%～0.03%

B.0.2%～0.3%

C.0.03%～0.04%

D.0.3%～0.4%

E.0.5%～0.6%

18.水处理设备系统中考虑砂滤罐堵塞，
砂罐前后压力差（　）

A.＞0.5kgf/cm²

B.＞1kgf/cm²

C.＞1.5kgf/cm²

D.＞2kgf/cm²

E.＞2.5kgf/cm²

19.水处理设备系统中，监测水中总氯含
量应在（　）

A.透析治疗前

B.透析治疗后

C.机器消毒后

D.开始治疗前，水处理设备运行
15min后

E.反冲结束

20.透析液成分与人体内环境相似，主要
有哪4种阳离子（　）

A.钾、钠、钙、镁

B.钠、铁、钙、镁

C.钾、钠、钙、铁

D.钾、钙、镁、铁

E.钾、钠、铁、锌

二、多项选择题

1.水处理设备的主要部件有（　）

A.加入含氯消毒剂

B.活性炭吸附

C.树脂软化

D.反渗装置

E.沙滤

2.水处理设备微生物超标造成的临床远期
影响有（　）

A.免疫缺损状态

B.β₂-微球蛋白淀粉样变性

C.对促红细胞生成素反应性降低

D.血管粥样硬化

E.分解代谢状态

3.关于反渗水和透析液细菌学内毒素检测标准以下正确的是（ ）

  A.反渗水和透析液每季度检测一次内毒素，正常值分别＜1Eu/ml和＜2Eu/ml

  B.反渗水和透析液每月检测一次内毒素，正常值＜2Eu/ml

  C.反渗水和透析液每月检测一次细菌菌落，正常值＜100cfu/ml，＞50cfu/ml时，寻找原因采取干预及质量持续改进措施

  D.反渗水的采样部位为反渗水输水管路的末端

  E.透析液细菌培养每月1次，每台透析机每年至少检测1次

4.水处理设备系统使用钠型阳离子交换树脂，可以交换水中的离子有（ ）

  A.钙离子

  B.铁离子

  C.镁离子

  D.氯离子

  E.钾离子

5.水处理系统的日常监测包括（ ）

  A.定期监测记录压力参数

  B.定期检测余氯、硬度水平

  C.定期检测反渗水细菌培养

  D.定期检测反渗水内毒素

  E.定期校正自动反冲阀头时间

6.水处理设备系统活性炭罐的监测与维护要点有（ ）

  A.每天患者治疗开始前

  B.水处理设备运行至少15min后

  C.总氯含量＜0.1mg/L

  D.建议每周至少反冲2～3次

  E.新更换活性炭后应加强总氯监测

7.水处理设备系统水硬度超标常见原因有（ ）

  A.盐缸加盐不及时

  B.盐水未饱和

  C.树脂罐容量不合理

  D.没定期再生

  E.消毒不彻底

8.透析用水中钠离子浓度超标患者会产生的症状有（ ）

  A.头痛

  B.溶血

  C.高血压

  D.心率加速

  E.心律失常

三、简答题

1.某透析中心3名规律性透析患者，行血液透析滤过治疗，Ts1.6U滤器，后置换20～22L，上机0.5～1h出现畏寒、发热、恶心、呕吐，患者可能的诊断是什么？如何处理？如何预防？

2.已知某透析中心水处理系统管路的总容积是250L，拟用0.2%的过氧乙酸溶液进行系统消毒，需要多少15%的过氧乙酸溶液？过氧乙酸配制使用注意事项是什么？简述主要操作流程。

3.试举例5种透析用水中，化学污染物超标对人体的毒性作用。

4.夏季，长江中下游某城市血液净化中心，50名维持性血液透析患者治疗后出现头晕、乏力、恶心、呕吐、腰痛等不适伴血压下降，部分患者尿液呈酱油色。查血常规，血红细胞、血红蛋白均有不同程度下降。患者出现了什么并发症？发生的原因是什么？如何预防？

【参考答案】

一、单项选择题

1.E　2.A　3.C　4.D　5.A　6.B　7.C
8.A　9.B　10.E　11.B　12.D　13.D
14.A　15.E　16.E　17.B　18.A　19.D
20.A

二、多项选择题

1.BCDE 2.ABCDE 3.CDE 4.ABCE
5.ABCDE 6.ABCDE 7.ABCD
8.ACD

三、简答题

1.诊断：患者出现了致热原反应，可能原因是透析器、透析管路预冲无菌操作不严，置换液污染，内毒素超标。本案例3例患者同为血液滤过治疗，同时出现相同症状考虑置换液污染。

处理：立即停止血液滤过治疗，遵医嘱急查患者血常规、留取标本做透析液、置换液细菌培养、内毒素检测，给予对症治疗，降温处理并进行心理护理、做好病情观察；症状严重提前下机，留取血培养标本。通知工程师，上报主任、护士长，必要时汇报感控科、医务处。查找原因，落实整改措施，书写书面报告。根据透析液内毒素检测结果，决定机器能否继续使用。

预防：

（1）制定透析用水、透析液、置换液感控监测、机器使用维护等制度、流程、操作规范、应急预案。

（2）做好透析用水及透析液的质量监测与管理，每月细菌培养：透析液<50cfu/ml，置换液$<1\times10^{-6}$cfu/L，内毒素<0.03Eu/ml。

（3）做好血滤机器的使用与维护，每班次消毒，开启内毒素过滤器自检程序，每日监测透析液流量，及时更换内毒素过滤器。

（4）严格执行血滤机上机操作规范，严格无菌操作。

（5）做好浓缩A、B液的质量控制。桶装B液现配现用，规范消毒B液桶。如使用集中供液B液系统应定期严格消毒、监测，推荐使用集中A液系统＋成品B液。

2.设15%过氧乙酸用量为X，管路容积250L、循环用水100L（无水箱时无须加循环用水），则$0.2\%\times350=15\%X$，$X=4.7$L，需15%过氧乙酸4.7L。

过氧乙酸配制使用注意事项：

（1）过氧乙酸有一元剂型和两元剂型。一元剂型在配制前先用过氧乙酸有效浓度试纸测定原液实际浓度，根据实际浓度计算用量。二元剂型使用前应将A液、B液按比例混匀，静置$24\sim48$h后使用。不得将A、B液直接倒入水中稀释使用。

（2）过氧乙酸不稳定，稀释液分解快，常温下使用不超过2d，应现配现用，容器应加盖。

（3）过氧乙酸是强氧化剂，不宜使用金属容器及脱瓷的搪瓷容器，以免腐蚀，应盛于有盖塑料容器，盛装量不超过4/5，避免因分解使氧压增高，造成瓶塞顶开或玻璃瓶爆裂。

（4）高浓度过氧乙酸具有强腐蚀性和刺激性，配制时注意个人防护，穿防水围裙，戴手套、面罩，不慎溅入眼睛和皮肤应立即用大量流动水冲洗。

（5）有机物对过氧乙酸影响较大，被血液、脓液污染的物品，消毒时应延长作用时间。

（6）过氧乙酸溶液勿与其他药品或有机物随意混合，以免剧烈分解发生爆炸等危险。

水处理消毒流程：反渗水100L＋15%过氧乙酸4.7L，输入水处理系统，悬挂消毒标识，循环30min，浸泡30min，再次循环30min，反渗水冲洗3～4次，约2h，在管路的出水口、中段、回水口，使用过氧乙酸残余试纸确认无消毒液残留（<1mg/L），消毒完成，取下标识牌。

3.

（1）中氯（氯胺）超标可引起溶血、贫血、甲基血红蛋白血症。

（2）铝超标可引起小细胞性贫血、脑病、骨病。

（3）内毒素超标可引起透析相关性淀粉样变性。

（4）钙镁超标可引起头痛、高血压、恶心、呕吐、虚弱。

（5）微生物致热原超标可引起发热、恶心、呕吐、低血压、休克等。

（6）氟超标可引起骨软化。

（7）钠超标可引起高血压、肺水肿、口渴、头痛、昏迷。

（8）硝酸盐超标可引起恶心、低血压、溶血、甲基蛋白血症、发绀。

（9）硫酸银超标可引起恶心、呕吐、酸中毒。

（10）铜超标可引起恶心、头痛、溶血、贫血、肝炎。

4.患者出现了溶血。

原因：

（1）反渗水中氯超标。

（2）透析液低渗：透析液配方错误、配比错误、机器故障。

（3）透析液受其他物质污染，如硝酸盐、游离铜。

（4）透析液温度过高。案例中多例患者同时出现，血透机器运行正常，考虑氯超标导致溶血。检测反渗水中余氯含量＞0.1mg/L可明确诊断。活性炭罐失功，可能是到期未更换、管路密封不严、活性炭罐故障。

预防：建立水处理系统的管理与监测制度，严格遵照执行。每日治疗开始前测定反渗水中余氯含量应＜0.05mg/L，治疗后执行反冲程序2～3次/周，1～2年更换炭填充材料，更换后应加强监测。

参 考 文 献

[1] 王质刚.血液净化学［M］.3版.北京：北京科学技术出版社，2010：247-289.

[2] 王质刚.血液净化学［M］.4版.北京：北京科学技术出版社，2017：14-22.

[3] 中华人民共和国医药行业标准YY 0572—2015血液透析和相关治疗用水.

[4] 中华人民共和国医药行业标准YY 0598—2015血液透析及相关治疗用浓缩物.

[5] 中华人民共和国医药行业标准YY/T 1269—2015水处理设备的监测规范

[6] Carlo Boccato，David Evans，Rui Lucena，et al. 左力，译.水和透析液质量管理指南［M］.北京：北京大学医学出版社，2017.

第15章

血液净化质量管理的标准与指南

我国慢性肾脏病患者人数逐年攀升，根据2012年公布的《我国慢性肾病流行病学调查》数据显示，我国成人慢性肾病发病率高达10.8%，在未来10年内，慢性肾脏病增长率将超过17%。慢性肾脏病导致尿毒症而接受血液净化治疗，给社会、家庭带来沉重负担。截至2014年年底，我国在透血液透析患者达34万。随着血液透析患者不断增加，从业人员队伍不断扩大，如何提高血液净化水平和患者生活质量，已经成为政府和广大血液净化工作者共同关注的内容。因此，国家卫生部于2010年颁布了《血液净化标准操作规程》，国家卫生计生委（现更名为国家卫健委）也发布了《国家卫生计生委医政医管局关于征求血液透析中心基本标准和管理规范意见的函》等文件。相信随着相关管理文件的陆续出台，将会促进我国血液净化技术不断健康有序地发展。本章着重介绍血液净化质量管理的标准和相关指南规范。

第一节　血液净化质量管理标准

为进一步完善医疗服务，提高血液净化护理质量，有效组织开展护理质量管理与控制工作，确保血液净化护理质量与安全，将从以下九个方面介绍血液净化质量管理标准，主要分为：①诊疗科目设置；②科室设置要求；③工作人员规定；④房屋和设施要求；⑤空间分布布局；⑥基本设备配备；⑦规章制度管理；⑧注册资金要求；⑨其他信息。

一、诊疗科目设置

主要为肾病学专业、医学检验科（也可委托其他医疗机构检验科或医学检验所承担检验任务）。

二、科室设置要求

血液透析室，药剂科、检验科、消毒供应室（可以委托其他医疗机构承担相应的服务）。

三、工作人员规定

血液净化室（中心）必须配备具有资质的医生、护士。透析室工作人员应通过专业培训达到从事血液透析的相关条件方可上岗。

（一）医生

1.血液净化室（中心）应由肾脏病专业的主治医生及以上的人员负责，具有血液净化从业资质的医师从事血液净化室（中心）的日常医疗工作。

2.长期血管通路的建立手术必须由二级及以上医院、具有相应资质的医生进行。

（二）护士

1.血液净化室（中心）应当配备具有血液净化从业资质的护士长（或护士组长）和护士。护士配备应根据透析机和患者的数量及透析布局等合理安排，每个护士最多同时负责 5～6 台透析机的操作及观察。

2.护士应严格执行操作规程，执行透析医嘱，熟练掌握血液透析机及各种血液透析通路的护理、操作；透析中定期巡视患者，观察机器运转情况，做好透析记录。

（三）工程技术人员

1.拥有20台以上透析机的血液净化室（中心）应至少配备专职工程技术人员 1 名。拥有20台以下透析机的血液净化室（中心），可由所在单位工程技术人员兼任。

2.工程技术人员需要具有中专以上学历。

3.工程技术人员应具备机械和电子学知识及一定的医疗知识，熟悉血液净化室（中心）主要设备的性能、结构、工作原理和维修技术，并负责其日常维护，保证正常运转；负责执行透析用水和透析液的质量监测，确保其符合相关质量的要求；负责所有设备运行情况的登记。

四、房屋和设施要求

（一）设备间使用面积与间距要求

每个血液透析单元由1台血液透析机和1张透析床（椅）组成，使用面积不少于$3.2m^2$；血液透析单元间距能满足医疗救治及医院感染控制的需要。

（二）护士工作站的常规设置

透析治疗区内设置护士工作站，便于护士对患者实施观察及护理技术操作。

（三）水处理间面积要求

水处理间的使用面积不少于水处理机占地面积的1.5倍。

（四）其他区域面积需要

治疗室等其他区域面积和设施能够满足正常工作的需要。

五、空间分布布局

（一）血液透析功能分区

布局和流程应当满足工作需要，符合医院感染控制要求，区分清洁和污染区，具备相应的工作区，包括普通血液透析治疗区、隔离血液透析治疗区、水处理间、治疗室、候诊室、接诊室、储存室、污物处理区和医务人员办公区等基本功能区域。开展透析器复用的，还应当设置复用间。

（二）辅助功能区安排

主要分为医疗费用结算，以及药房、检验室及消毒供应室等。

（三）管理区设置

病案、信息、医院感染管理等医疗质量安全管理部门。

六、基本设备配备

（一）基本设备

至少配备5台血液透析机；配备满足工作需要的水处理设备、供氧装置、负压吸引装置，必要的职业防护物品；开展透析器复用的，应当配备相应的设备。血液透析机和水处理设备应符合国家食品药品监督管理总局公布的Ⅲ类医疗器械要求。

（二）急救设备

配备符合要求的基本抢救设备，配备心脏除颤器、简易呼吸器、抢救车及相关药品，将发生血液透析急性并发症的患者安全、快速转运到合作医疗机构的运输车辆。

（三）信息化设备

具有信息报送和传输功能的网络计算机等设备。

七、规章制度管理

明确规章制度。建立质量管理体系，制定各项规章制度、人员岗位职责。规章制度包括患者收治标准，急、慢性并发症转诊制度，感染控制及消毒隔离制度，透析液和透析用水质量监测制度，医院感染监测和报告制度，设备设施及一次性物品的管理制度，患者登记和医疗文书管理制度，医务人员职业安全管理制度等。

（一）透析病历登记及管理

透析病历管理必须符合卫生部批准的中华医学会肾脏病学分会制定的透析登记管理要求。必须配备电脑及上网条件。透析病历由医疗机构按相关要求统一保存。

（二）透析器复用的管理

经国家食品药品监督管理总局批准的可复用透析器才可重复使用，复用必须遵照卫生部委托中华医学会制定的《血液透析器复用操作规范》进行操作。乙肝和丙肝病毒、HIV 和梅毒感染患者不得复用透析器。

（三）血液净化中心感染控制的管理要求

1.从事血液透析工作人员应严格贯彻执行卫生部《医院感染管理规范（试行）》《消毒管理办法》和《消毒技术规范》等有关规范。

2.清洁区应当保持空气清新，每日进行有效的空气消毒，空气培养细菌应＜500cfu/m^3。

3.为防止交叉感染，每次透析结束应更换床单，对透析单元内所有的物品表面（如透析机外部、小桌板等）及地面进行擦洗消毒。

4.物品表面细菌数＜10cfu/cm^2。明显被污染的表面应使用含有至少500mg/L的含氯消毒剂（如5%的家庭漂白剂按1∶100稀释）消毒。

5.乙型和丙型肝炎患者必须分区分机进行隔离透析，并配备专门的透析操作用品车。护理人员相对固定。

6.新入血液透析患者要进行乙型肝炎病毒、丙型肝炎病毒、梅毒螺旋体及艾滋病病毒感染的相关检查。对于HBsAg、HBsAb及HBcAb均阴性的患者建议给予乙肝疫苗的接种。对于HBV抗原阳性患者应进一步行HBV-DNA及肝功能指标的检测；对于HCV抗体阳性的患者应进一步行HCV-RNA及肝功能指标的检测。每6个月复查乙型肝炎和丙型肝炎病毒标志，每年复查梅毒螺旋体和HIV感染指标。

7.透析管路预冲后必须在4h内使用，否则要重新预冲。

8.重复使用的消毒物品应标明消毒有效期限，超出期限的应当根据物品特性重新消毒或作为废品处理。

9.严格执行一次性使用物品（包括穿刺针、透析管路、透析器等）的规章制度。

10.透析废水应排入医疗污水系统。

11.废弃的一次性物品具体处理方法参见中华人民共和国卫生部（现更名为国家卫健委）2002年11月颁布的新版《消毒技术规范》。

八、注册资金要求

注册资金不少于500万元人民币。

九、其他信息

（一）建立要求

建立血液透析室（中心）的单位或者个人必须符合《医疗机构管理条例》（中华人民共和国国务院令第149号）。

（二）血液透析中心的急性并发症救助服务

血液透析中心10km范围内必须有二级以上综合医院，并与其签订血液透析急性并发症医疗救治的医疗服务协议，二级以上综合医院具有救治急性并发症诊疗能力，开通绿色通道。

（三）血液透析中心的慢性并发症救助服务

血液透析中心必须与开展血液透析的三级综合医院签订血液透析慢性并发症的医疗服务合作协议，三级综合医院具有慢性并发症治疗能力，开通绿色通道。

第二节　血液净化质量管理指南

一、质量管理

1.血液净化中心应当建立医疗质量管理的相关制度，定期开展医疗质量控制工作，持续改进医疗质量。

2.血液透析中心应当严格按照血液透析技术操作规范开展相关工作，建立合理、规范的血液透析治疗流程，制定严格的接诊制度，施行患者实名制管理。

3.至少有1名肾脏病学高级专业技术任职资格的医生（可以多点执业）不少于每周1次的定期巡查。

4.血液透析中心应当配备护士长或者护理组长，负责各项规章制度的督促落实和血液透析室的日常管理。护士长应当由具备一定透析护理工作经验的中级以上专业技术职务任职资格的注册护士担任。

5.血液透析中心医师负责筛选符合诊疗条件的患者，制定和调整治疗方案，评估透析质量，初步处理出现的并发症，并负责将不符合诊疗条件的患者安全转诊到协议综合医院，按照相关规定做好相关记录。

6.血液透析中心护士协助医师实施患者透析治疗方案，观察患者情况及机器运行情况，严格执行核对制度、消毒隔离制度和各项技术操作规程。

7.血液透析中心应当根据透析机和患者的数量以及透析环境布局，合理安排护士，每名护士每班负责治疗和护理的患者应当相对集中，且数量不超过5名。

8.血液净化中心技师负责透析设备日常维护，保证正常运转，定期进行透析用水及透析液的监测，确保其符合质量要求。

9.血液净化中心根据工作需要，可以配备血液透析器复用工作人员，血液透析器复用工作人员必须经过专业培训，掌握有关操作技术规程。

10.设置药剂科、检验科及消毒供应室等辅助功能单元的血液透析中心，应当配备具有相应资质的卫生专业技术人员，按照相应的规范开展工作。

11.血液净化中心应当建立血液透析患者登记及医疗文书管理制度，加强血液透析患者的信息管理。

12.血液透析中心应当建立良好的医患沟通机制，按照规定对患者进行告知，加强沟通，维护患者合法权益。

13.血液透析中心应当建立透析液和透析用水质量监测制度，确保透析液和透析用水的质量和安全。

14.血液透析中心应当按照规定使用和管理医疗设备、医疗耗材、消毒器械和医疗用品等。

15.血液透析中心应当为透析设备建立档案，对透析设备进行日常维护，保证透析机及其他相关设备正常运行。

二、质量管理的指南

（一）单次血液透析充分性评价指标与标准

推荐单次血液透析的尿素清除率：单室尿素清除率（spKt/V）≥1.2；尿素下降率（URR）≥65%；尿素清除率监测频率：推荐每3个月1次，建议每月1次。

（二）体液、酸碱平衡与电解质的指标与标准

血液透析患者应干体重达标。推荐透析间期体重增长率＜5%干体重；推荐透析前CO_2或HCO_3^-≥20mmol/L，且＜26mmol/L。

（三）血液透析患者的医疗质量指标与标准

1.血压管理　推荐血压控制目标：透析前收缩压（SBP）＜160mmHg（含药物治疗状态下）。

2.血清白蛋白（Alb）水平　推荐血清Alb≥35g/L；建议有条件者血清Alb≥40g/L。

3.血红蛋白（Hb）水平　推荐Hb≥100g/L，且＜130g/L；建议Hb水平维持于110～130g/L。

4.血清钙、磷、甲状旁腺素（iPTH）水平　透前校正血钙：2.10～2.75mmol/L；透前血磷：1.13～1.78mmol/L；透前血iPTH：150～300ng/L。

三、感染预防与控制

1.血液透析中心应当加强医源性感染的预防与控制工作，建立并落实相关规章制度和工作规范，科学设置工作流程，降低发生医院感染的风险。

2.血液透析中心的建筑布局应当遵循环境卫生学和感染控制的原则，做到布局合理、分区明确、标识清楚，符合功能流程合理和洁污区域分开的基本要求。

3.血液透析中心应当分为血液透析功能区、辅助功能区和管理区。血液透析功能区，包括普通血液透析治疗区、隔离血液透析治疗区、水处理间、治疗室、候诊区、接诊区、储存室、污物处理区和医务人员办公区等基本功能区域；辅助功能区，包括医疗费用结算，以及药房、检验室及消毒供应室等；管理区包括病案、信息、院感管理等医疗质量安全管理部门。

4.血液透析中心的工作区域应当达到以下要求

（1）透析治疗区、治疗室等区域应当达到《医院消毒卫生标准》中规定Ⅲ类环境的要求。

（2）患者使用的床单、被套、枕套等物品应当一人一用一更换。

（3）患者进行血液透析治疗时应当严格限制非工作人员进入透析治疗区。

（4）血液透析中心应设有隔离透析治疗间或者独立的隔离透析治疗区，配备专门治疗用品和相对固定的工作人员，用于对需要隔离的患者进行血液透析治疗。

（5）血液透析中心应当按照《医院感染管理办法》，严格执行医疗器械、器具的消毒工作技术规范，并达到以下要求：

1）进入患者组织、无菌器官的医疗器械、器具和物品必须达到灭菌水平。

2）接触患者皮肤、黏膜的医疗器械、器具和物品必须达到消毒水平。

3）各种用于注射、穿刺、采血等有创操作的医疗器具必须一用一灭菌。血液透析中心使用的消毒器械、一次性医疗器械和器具应当符合国家有关规定。一次性使用的医疗器械、器具不得重复使用。

（6）每次透析结束后，应当对透析单元内透析机等设备设施表面、物品表面进行擦拭消毒，对透析机进行有效的水路消毒，对透析单元地面进行清洁，地面有血液、体液及分泌物污染时使用消毒液擦拭。

（7）血液透析中心应当根据设备要求定期对水处理系统进行冲洗消毒，并定期进行水质检测。每次冲洗消毒后应当测定管路中消毒液残留量，确保安全。

（8）医务人员进入透析治疗区应当穿工作服、换工作鞋。医务人员对患者进行治疗或者护理操作时应当按照医疗护理常规和诊疗规范，在诊疗过程中应当实施标准预防，并严格执行手卫生规范和无菌操作技术。

（9）血液透析中心应当建立严格的接诊制度，对所有初次透析的患者进行乙型肝炎病毒、丙型肝炎病毒、梅毒螺旋体、艾滋病病毒感染的相关检查，每半年复查1次。

（10）乙型肝炎病毒、丙型肝炎病毒、梅毒螺旋体及艾滋病病毒感染的患者应当分别在各自隔离透析治疗间或隔离透析治疗区进行专机血液透析，治疗间或者治疗区、血液透析机相互不能混用。

（11）血液透析中心应当严格按照血液透析器复用的有关操作规范，对可重复使用的透析器进行复用。

（12）血液透析中心应当建立医院感染控制监测制度，开展环境卫生学监测和感染病例监测。发现问题时，应当及时分析原因并进行改进；存在严重隐患时，应当立即停止透析工作并进行整改。

（13）血液透析中心发生经血液透析导致的医院感染暴发，应当按照《医院感染管理办法》及有关规定进行报告。

（14）血液透析中心的医疗废弃物按照《医疗废物管理条例》及有关规定进行分类和处理。

四、人员培训和职业安全防护

1.血液透析中心应当制订并落实工作人员的培训计划，使工作人员具备与本职工作相关的专业知识，落实相关管理制度和工作规范。

2.血液透析中心应加强血液透析室医务人员职业安全防护和健康管理工作，要的防护用品，定期进行健康检查，必要时，对有关人员进行免疫接种，保障医的职业安全。

3.血液透析中心工作人员在工作中发生被血液污染的锐器刺伤、擦伤等伤害时，应当采取相应的处理措施，并及时报告机构内的相关部门。

参 考 文 献

［1］陈香美.血液净化标准操作规程（2010版）.北京：人民军医出版社，2010：13-15.

［2］王质刚.血液净化学［M］.3版.北京：北京科学技术出版社，2010：1533-1555.

［3］中国医师协会肾脏病医师分会血液透析充分性协作组.中国血液透析充分性临床实践指南［J］.中华医学杂志，2015，95（34）：2748-2753.

［4］Zhang L，Wang F，Wang L，et al.Prevalence of chronic kidney disease in China：a cross-sectional survey［J］.Lancet，2012，379（9818）：815-822.